YOGA
for Real Life –
für jeden!

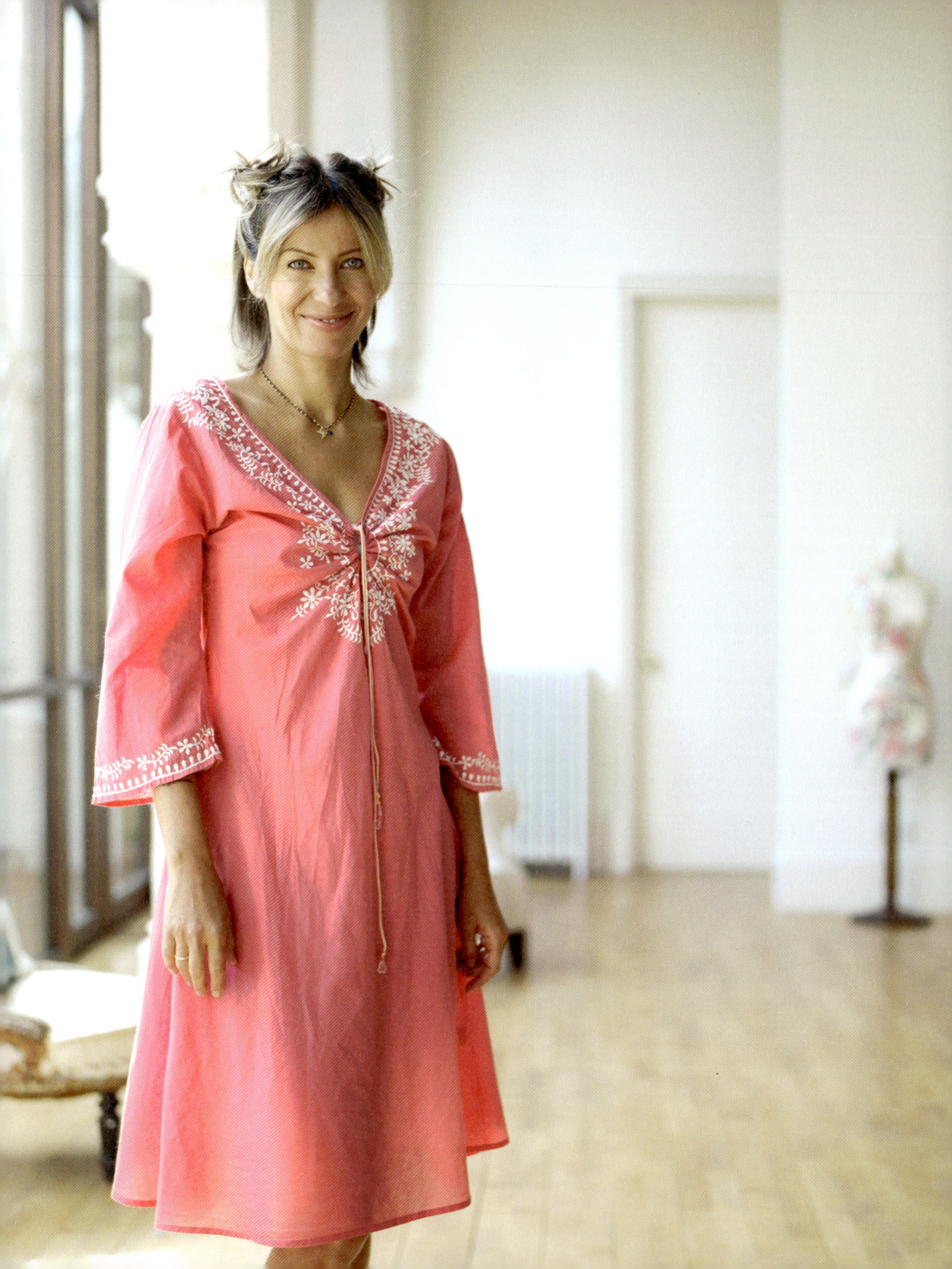

Yoga
for Real Life –
für jeden!

Maya Fiennes
und Sheryl Garratt

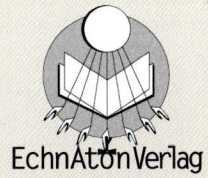

EchnAton Verlag

Titel der Originalausgabe:
»Yoga for Real Life«
First published by Atlantic Books,
an imprint of Grove Atlantic Ltd.

Copyright © Maya Fiennes, 2010
Photography copyright © David Loftus, 2010
Design by Ghost Design

Wir danken dem Dachverband e.V. Fünf »Tibeter«® für die
freundliche Abdruckgenehmigung der Originalbeschreibung
der Fünf »Tibeter«®. Quellenangabe: www.fuenf-tibeter.org

Aus dem Englischen von Peter Herrmann
1. Auflage: Oktober 2011

Deutsche Ausgabe: © EchnAton Verlag Diana Schulz e.K.
Gesamtherstellung: Diana Schulz
Lektorat: Angelika Funk
Druck: AALEXX Buchproduktion GmbH

ISBN: 978-3-937883-40-3
www.echnaton-verlag.de

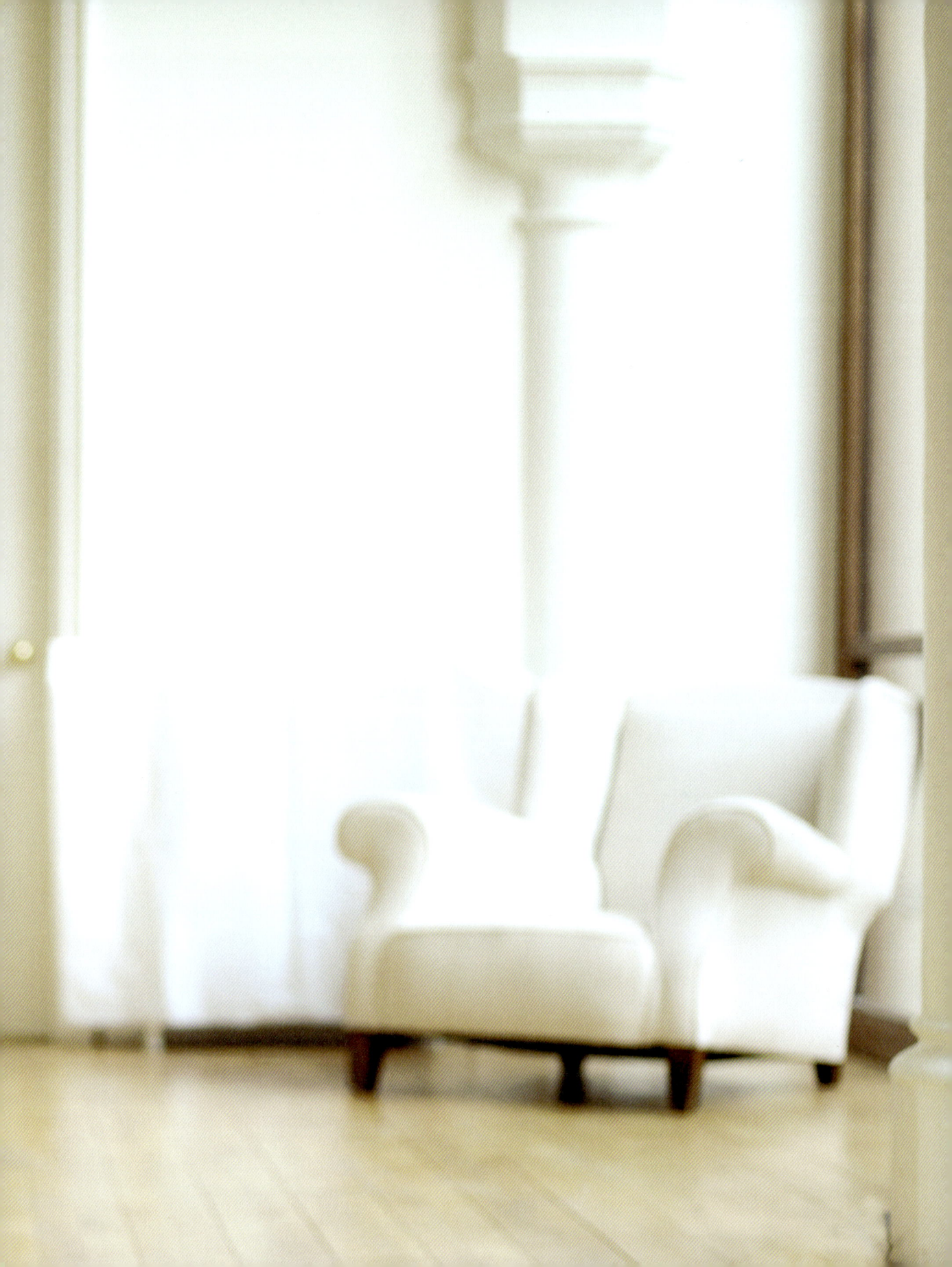

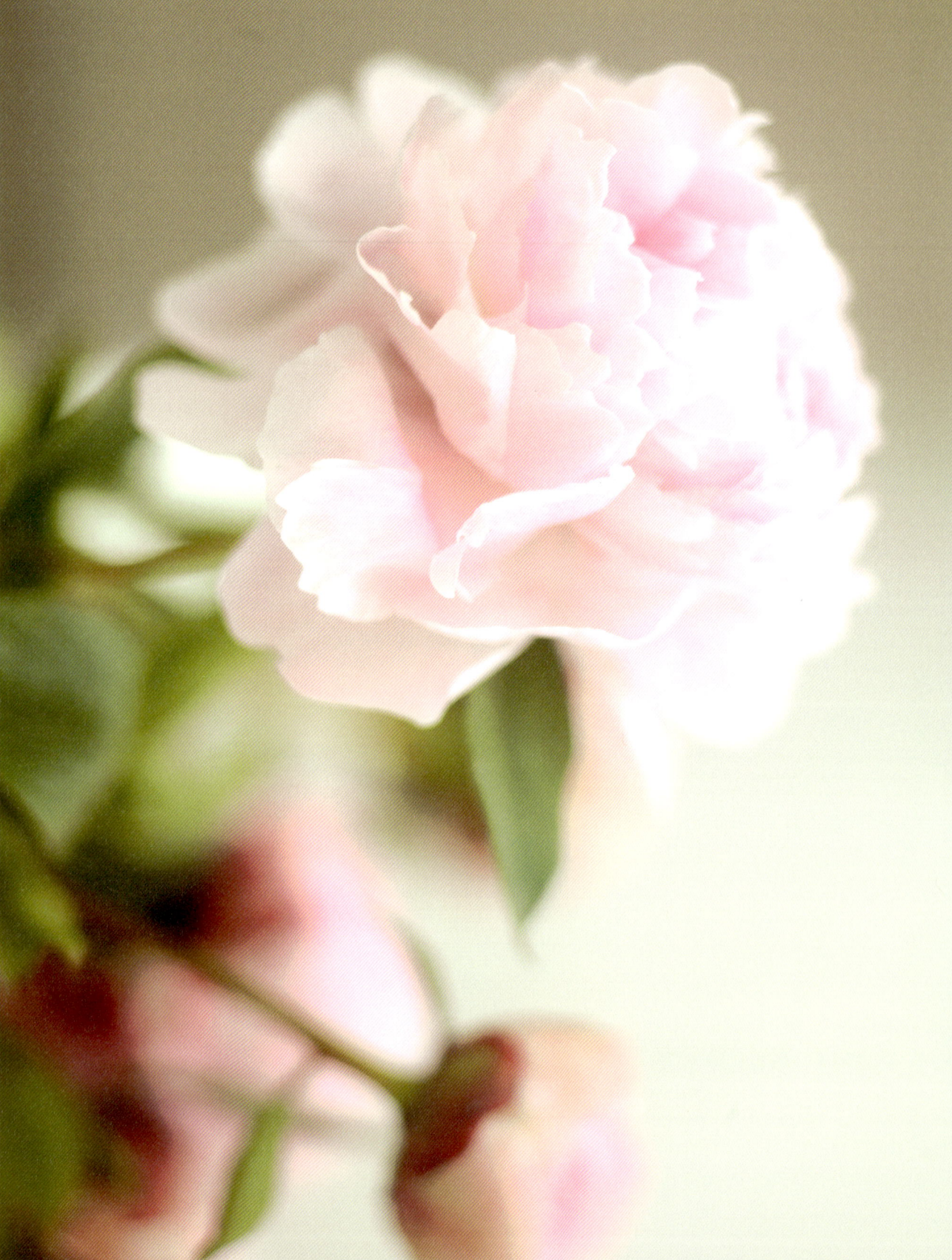

Inhalt

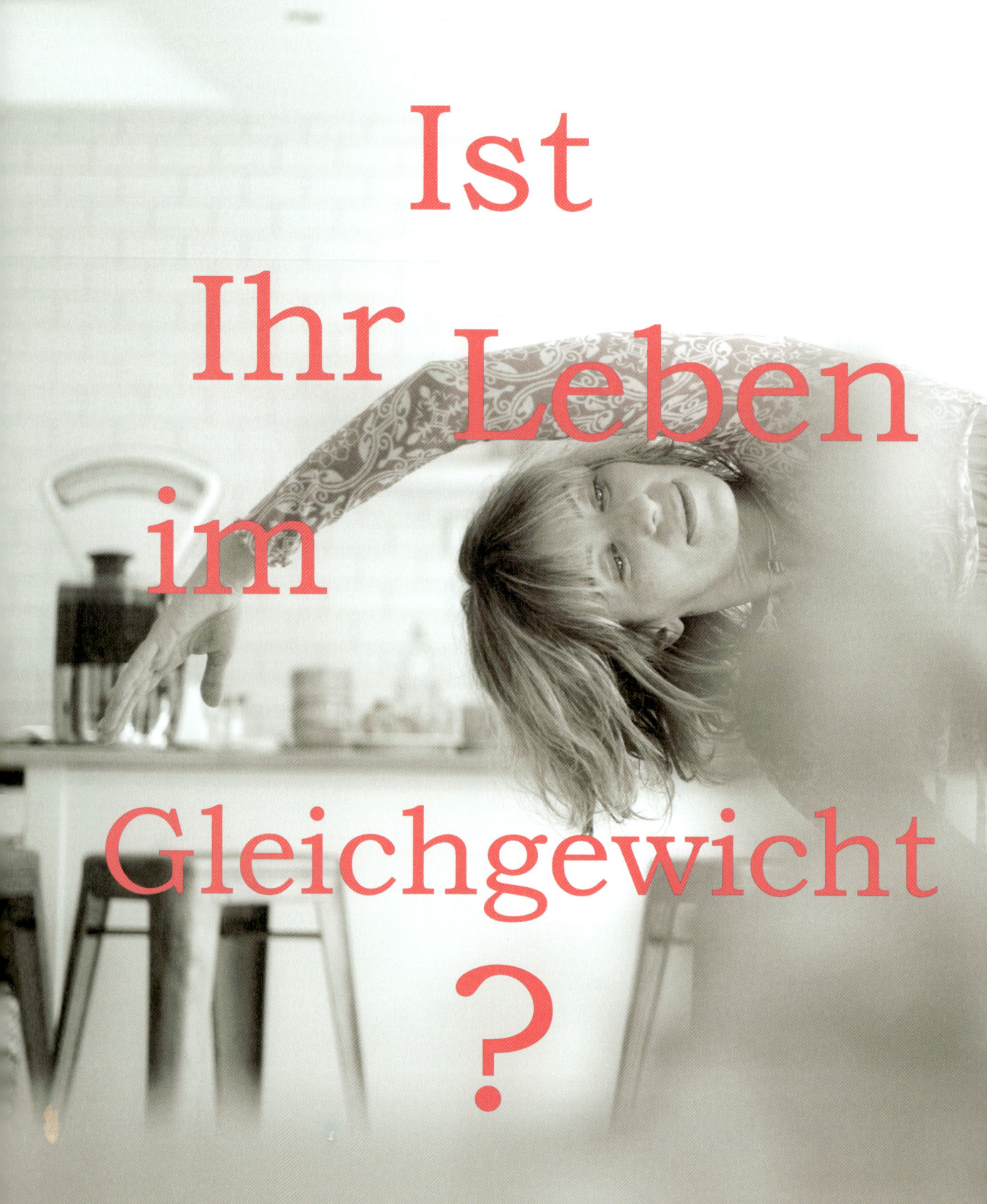

Ist Ihr Leben im Gleichgewicht?

Wären Sie gerne entspannter und wünschen sich, gelassener mit dem üblichen Tagesstress umzugehen?

Sehnen Sie sich danach, mehr Zeit zu haben, um die täglichen Dinge des Lebens ohne Hast und Eile erledigen zu können?

Oder um die Beziehung zu Ihrem Partner, der Familie oder Ihren Freunden zu verbessern und zu vertiefen?

Würden Sie sich gerne jünger, dynamischer und lebendiger fühlen und auch so aussehen?

Ich bin fest davon überzeugt, dass Sie all dies und mehr durch Kundalini Yoga erreichen können!

Sie können Kundalini Yoga ganz einfach in Ihren Alltag einbauen, egal, wie voll Ihr Terminkalender auch sein mag. Sie werden energiegeladener, kreativer, freudvoller und von innerem Frieden erfüllt sein. Und das Beste daran ist, dass Sie von der ersten Minute an spüren können, wie gut Kundalini Yoga tut!

Kundalini Yoga hat mein Leben unermesslich bereichert und zum Positiven verändert – ich weiß, dass es das auch für Sie tun kann.

Für mich ist Kundalini Yoga nicht weniger, als das Geheimnis wahrer Lebensfreude.

Maya

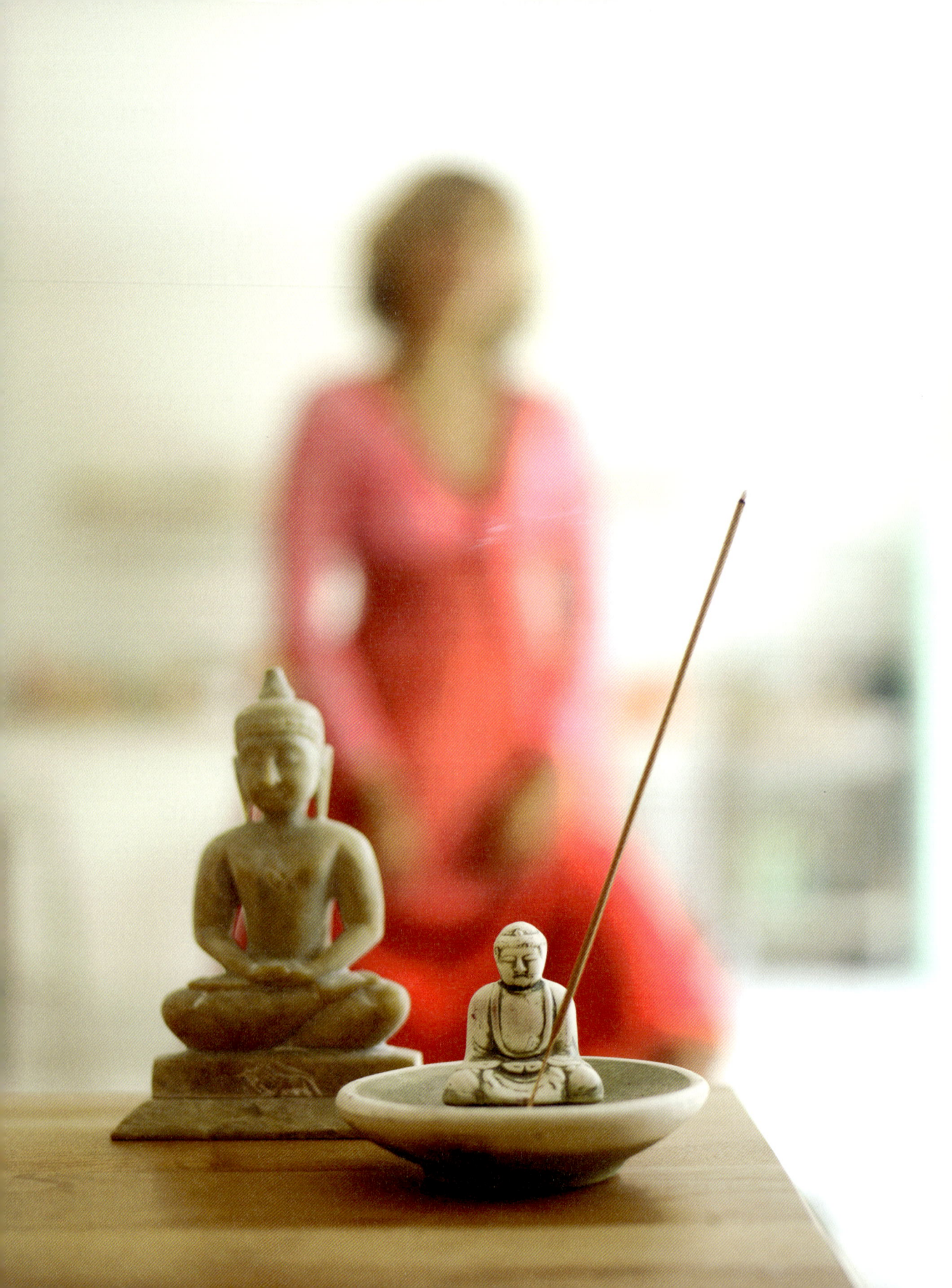

Einleitung

Was ist Kundalini Yoga?

INZWISCHEN GIBT ES EINE GROSSE ANZAHL VERSCHIEDENER YOGASTILE WELTWEIT. Alle haben dasselbe Ziel: die Einheit zu erreichen von Atem und Bewegung, von Körper und Geist, von uns als Individuum und dem großen Ganzen, dem Universum. Nichts anderes bedeutet das Wort Yoga: Einheit. Im Kundalini Yoga wird dieses Ziel auf eine ganz spezielle Art und Weise erreicht. Es ist eine uralte Technik, die dazu dient, unsere angeborene Kundalini-Energie zu wecken. Man könnte sie als unsere Essenz, unsere Lebenskraft bezeichnen, die an unserem Basis- oder Wurzelchakra (am vierten Lendenwirbel) schlummert. Es ist unsere Aufgabe, sie zu erwecken, wenn wir unser volles Potenzial leben, vollständig bewusst und präsent sein wollen.

Kundalini Yoga zu praktizieren kann sehr schnell tief greifende und äußerst kraftvolle Resultate zeitigen. Es hebt Ihr Energieniveau auf ungeahnte Höhen und richtet dadurch Ihr gesamtes System aus, sodass Sie wacher, bewusster und von pulsierender Gesundheit sind. Nach einer Sitzung Kundalini Yoga fühlen Sie sich topfit und gehen die täglichen Herausforderungen mit neuem Schwung an! Selbst wenn Sie nur eine einzige Übung aus diesem Buch drei Minuten lang praktizieren, können Sie schon davon profitieren. Wiederholen Sie diese Übung täglich und Sie werden sehr schnell echte Veränderungen wahrnehmen.

Nach einer Sitzung Kundalini Yoga fühlen Sie sich topfit und gehen die täglichen Herausforderungen mit neuem Schwung an!

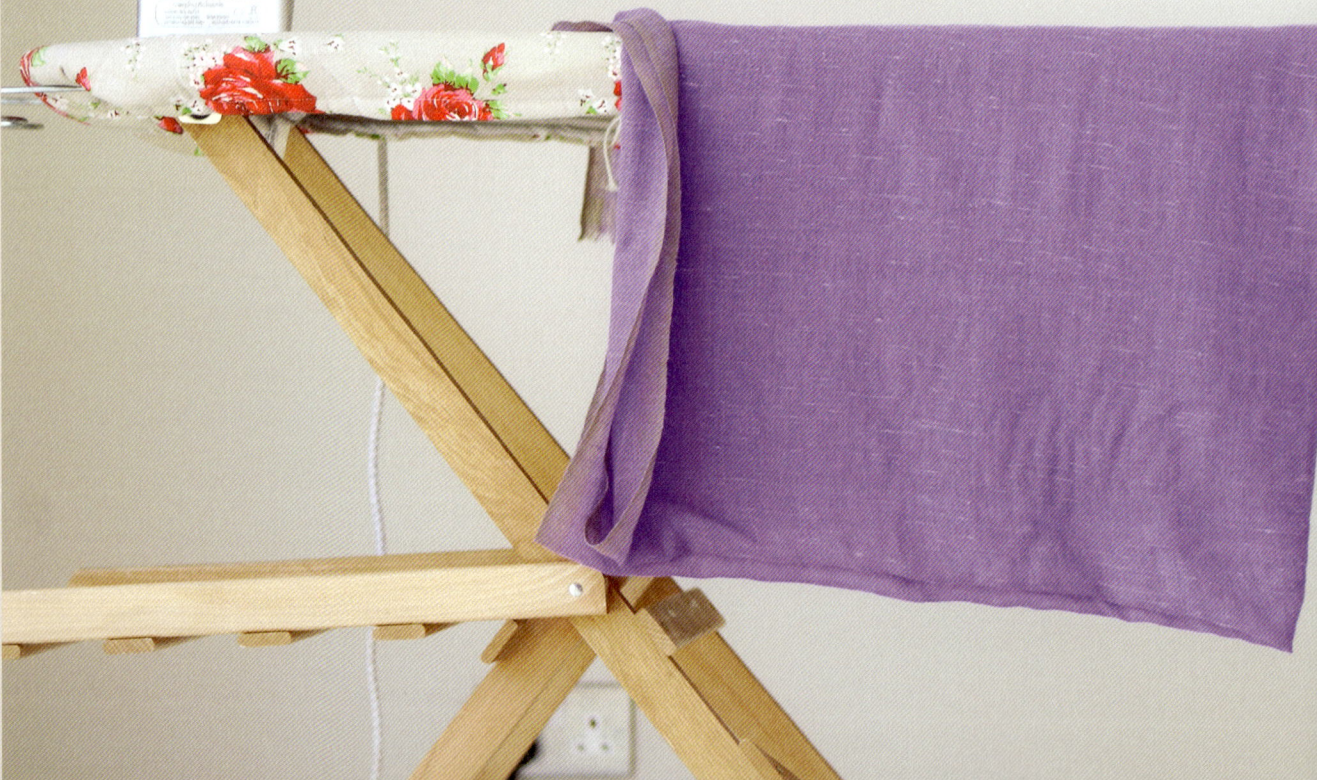

Kundalini Yoga ist ein komplettes Training für Körper, Geist und Seele. Es wirkt, indem es den Energiefluss zwischen den sieben Kraftzentren im Körper, den sogenannten Chakras, freisetzt. Das Wort *Chakra* bedeutet übersetzt *Rad*. Man kann sich die Chakras am besten als sich drehende Energiewirbel vorstellen, die in gewissen Abständen entlang des Rückgrats angeordnet sind. Jeder Wirbel schwingt dabei mit einer eigenen Frequenz, die wichtig für unsere Gesundheit und unser Wohlbefinden ist. Indem wir diese Zentren öffnen und ausbalancieren, verschaffen wir uns die Möglichkeit der Verbindung mit einer größeren Energiequelle, aus der wir kommen und zu der wir zurückkehren werden. Im Kundalini Yoga wird dies durch eine Kombination aus Yogaübungen, Chanten – so wird das Singen bestimmter Wörter oder Laute genannt – und Atemtechniken erreicht, die den Verstand beruhigen und Stress und Spannungen abbauen. Kraft wird aufgebaut, der Fokus geschult und wir verschaffen uns dadurch eine geistige Rüstung, mit deren Hilfe wir siegreich allen Herausforderungen begegnen können, die das moderne Leben für uns bereithält. Viele Haltungen und Bewegungen wirken sicher erst einmal sehr einfach – die eigentliche Herausforderung liegt in der beständigen Wiederholung. Bleiben Sie dran und Sie werden mit ungeahnter Ausdauer und Widerstandskraft belohnt! Diese physische Reise, die durch Chanten und Musik begleitet wird, ist außergewöhnlich kraftvoll und sicher hin und wieder auch emotional bewegend. Tiefsitzende Themen und Traumata können an die Oberfläche gespült werden. Es ist alles andere als ungewöhnlich, wenn zu Beginn bei einigen der Übungen die Tränen fließen. Und es ist auch nicht ungewöhnlich, dass Teilnehmer meiner Kurse laut auflachen, weil sie durch die Ausschüttung von Endorphinen, unserer körpereigenen Schmerzmittel, eine Art Hochgefühl erleben!

Beim Kundalini Yoga geht es darum, sowohl den Geist als auch den Körper zu trainieren. Es verhilft uns nicht nur zu einer beweglicheren Wirbelsäule, sondern auch zu mehr Flexibilität im Leben. Es balanciert das Hormonsystem aus und hilft uns, mit Stress und den Herausforderungen des Alltags gelassener umzugehen. Dadurch wird das gesamte System entlastet.

Das Wort *Kundalini* bedeutet *gewendelt* oder *zusammengerollt*. Oft wird die an der Basis der Wirbelsäule ruhende *Kundalini* daher als schlafende, zusammengerollte Schlange gezeichnet. Vielleicht bekommen Sie gerade das Gefühl, Sie müssten sich in eine Höhle zurückziehen oder sich dem Yoga vollkommen verschreiben, um Nutzen daraus ziehen zu können. Dem ist keinesfalls so. Kundalini Yoga kann spielerisch in den Alltag einfließen! Man muss nicht alles verstehen oder gar glauben, um sich daran zu erfreuen oder einen Nutzen daraus zu ziehen. Probieren Sie es einfach aus und nehmen Sie wahr, wie Sie sich dadurch fühlen. Sehen Sie mein Buch als eine Art Gebrauchsanleitung oder als eine Möglichkeit zur Problemlösung. Oder betrachten Sie Kundalini Yoga einfach als Möglichkeit, Körper, Geist und Seele zu bestmöglichem Leistungsvermögen zu verhelfen.

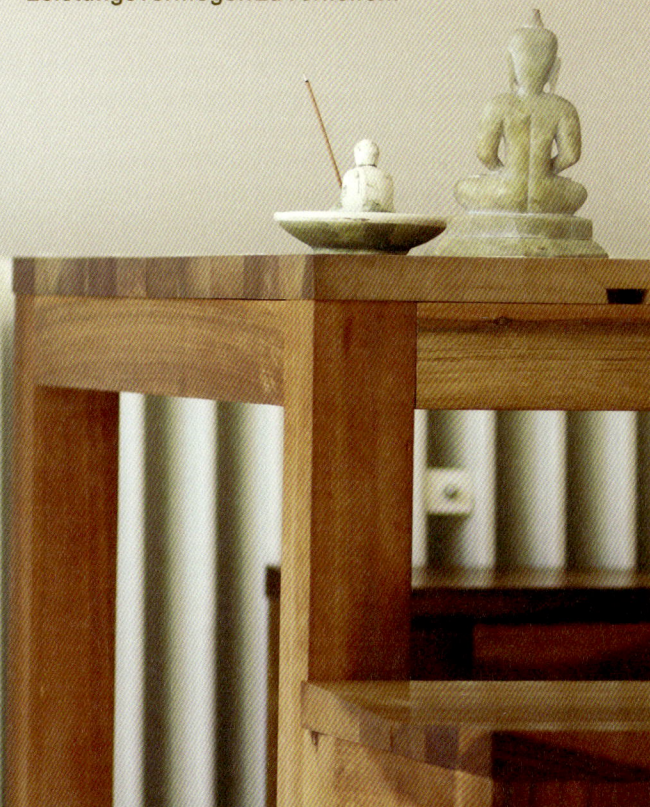

Kundalini Yoga - ein komplettes Training für Körper, Geist und Seele

Jahrhundertelang war die uralte Wissenschaft des Kundalini Yoga ein gut gehütetes Geheimnis in Indien, das in jahrelanger Arbeit vom Meister an seinen Schüler weitergegeben wurde. Im Jahre 1969 entschied sich ein strenggläubiger Sikh namens Yogi Bhajan, den Schleier des Geheimnisses zu lüften, da er wusste, dass Kundalini Yoga dringend gebraucht wurde, um mit dem immer stärker werdenden Druck im Leben zurechtzukommen. Er reiste mit der Absicht nach Kalifornien, Lehrer auszubilden, damit Kundalini im Westen verbreitet werden konnte. Viele seiner ersten Schüler waren vorher in der Hippie-Bewegung aktiv gewesen und spürten, dass sie sich mithilfe von Yoga mindestens genauso gut fühlen, genauso selbstsicher und mit allem verbunden sein konnten wie vorher nur durch Drogen.

Jeder Mensch ist bestrebt, mehr Kraft und Energie zu tanken – sei es durch Essen, durch anregende Getränke (grüner Tee, Kaffee oder Ähnliches) oder dadurch, dass wir Substanzen zu uns nehmen, die unsere Sinne für den Moment schärfen. Kundalini Yoga schenkt mir eine reine Form von Energie, die aus meiner Mitte zu strahlen scheint und Herz, Geist und Körper miteinander verbindet. Ich hoffe, Ihnen mit diesem Buch die Möglichkeit zu schenken, dasselbe zu erfahren.

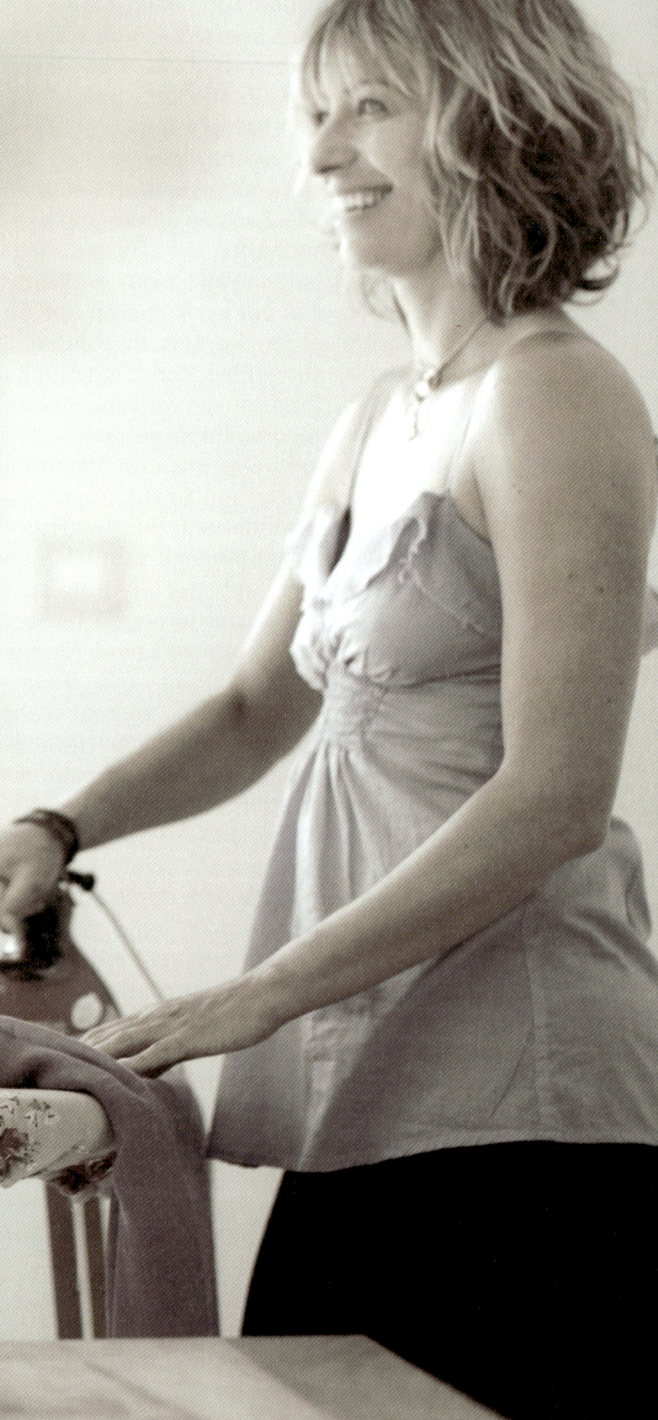

Wie fange ich an?

FÜR KUNDALINI YOGA BRAUCHT MAN WEDER EINE MENGE REQUISITEN noch eine teure Ausrüstung. Es wird Ihnen am meisten Freude bereiten, wenn Sie lockere, bequeme Kleidung tragen. Dazu brauchen Sie ein bisschen Platz und möglichst eine Yogamatte, eine Decke oder einen kleinen Teppich, falls der Boden sehr hart sein sollte. Musik wäre auch ganz schön: etwas Schnelleres, Rhythmisches für die dynamischen, aktiven Sequenzen und etwas Entspannendes im Chill-Out-Stil für die anderen Übungen. Das Wichtigste aber ist, dass Sie sich in dem von Ihnen gewählten Zeitraum – auch wenn es nur ein paar Minuten sind – voll und ganz auf sich selbst und Ihr Yoga konzentrieren.

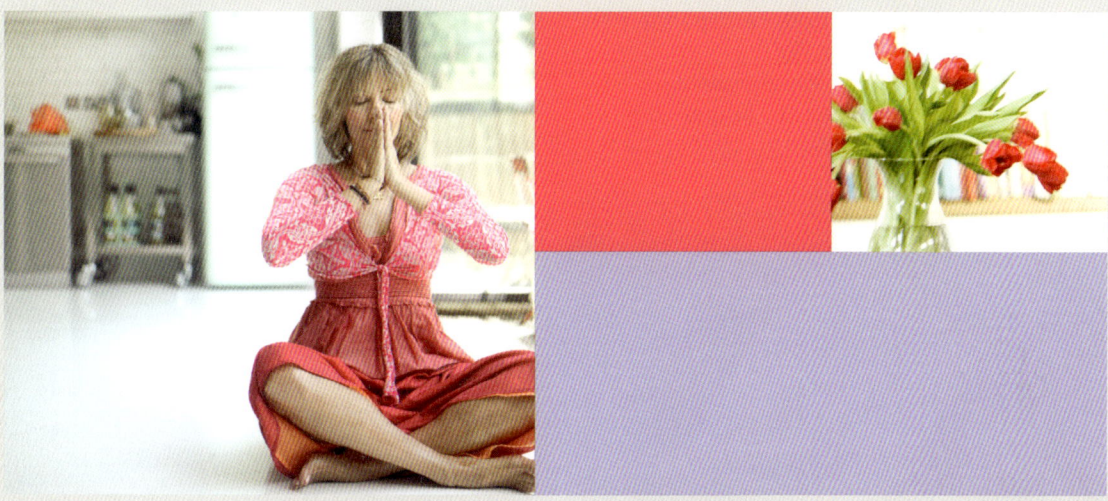

Wie nutze ich dieses Buch am besten?

VIELLEICHT MAG IHNEN DIE EINE ODER ANDERE ANWEISUNG, die ich hier an Sie richte, im ersten Moment etwas seltsam erscheinen. Lassen Sie einfach all Ihre Bedenken und Hemmungen beiseite und schauen Sie einfach, ob es funktioniert. Lächeln Sie und tun Sie es mit Freude! Für mich geht es beim Yoga darum, die Freude und das Glücklichsein zu feiern. Es sollte weder zur Routine noch zu einer der alltäglichen lästigen Pflicht werden. Es sollte Ihnen vielmehr helfen, Sie entspannter sein lassen und die körperliche und mentale Stärke aufbauen, die Sie benötigen, um Ihr Leben in vollen Zügen genießen zu können. Es ist einfach etwas, dass wir liebevoll für uns selbst tun können.

Jedes meiner sieben Kapitel bezieht auf eins der Chakras und Sie enthält eine entsprechende Auswahl an Haltungen, Meditationen, Mantras und Atemübungen. Sie können auch eine ganze Reihe köstlicher und von mir für das jeweilige Energiezentrum kreierter Säfte und Smoothies ausprobieren und sich davon inspirieren lassen!

Betrachten Sie die Übungen in den Kapiteln einfach als Werkzeugkasten. Vielleicht arbeiten Sie ganz besonders gerne mit einer der Haltungen oder Meditationen und tun dies dann drei Minuten täglich, über einen Zeitraum von ein oder zwei Monaten – Sie werden die Veränderungen spüren! Im Kundalini Yoga raten wir gerne zu einer Zeitspanne von vierzig Tagen, auf die man sich einlassen sollte. Zum einen ist die Zahl 40 in vielen spirituellen Traditionen eine äußerst symbolträchtige Zahl, zum anderen erneuert unser Körper alle vierzig Tage sämtliche Blutzellen. Zudem ist der Zeitraum lang genug, um die neue Übung zu einer lieben Gewohnheit werden zu lassen und den Nutzen in vollem Umfang zu spüren.

Sollten Sie Interesse an einem längeren *Kriya* (einer Abfolge verschiedener Übungen) haben, beginnen Sie am besten mit den Aufwärmübungen oder den *Fünf »Tibetern«*® auf Seite 148-152. Danach konzentrieren Sie sich zuerst auf eine Chakraübung oder führen drei oder vier Übungen aus unterschiedlichen Kapiteln aus. Machen Sie es so, wie Sie Lust haben – es geht ausschließlich darum, es zu tun! Schließen Sie Ihre Übungen immer mit einer kurzen Meditation ab oder entspannen Sie in Shavasana (siehe Seite 19).

Je öfter Sie einen Bewegungsablauf oder ein Mantra wiederholen, je länger Sie es schaffen, in einer Meditation zu bleiben, umso

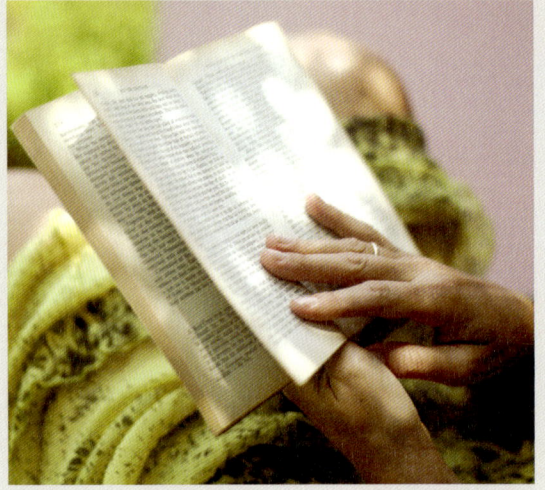

Yogi Bhajan hat immer wieder gesagt, dass man aus der geringsten Bewegung in die richtige Richtung großen Nutzen ziehen kann!

größeren Nutzen ziehen Sie daraus. Einige Leserinnen und Leser sind sicher an Körperarbeit gewöhnt und werden relativ schnell die jeweils vorgeschlagene Anzahl an Wiederholungen ausführen können. In diesem Fall verdoppeln Sie die Anzahl einfach! Für andere mögen bei schwierigeren Übungen sogar ein paar wenige Wiederholungen mühevoll sein. Keine Sorge – Yoga ist kein Wettbewerb! Nehmen Sie sich die Zeit, die Sie benötigen. Es geht keinesfalls darum, uns mit schmerzverzerrtem Gesicht zu kasteien! Sie kennen Ihren Körper am allerbesten. Gehen Sie sanft mit ihm um und nehmen Sie sich Zeit. Folgen Sie meinen Anweisungen und tun Sie nur, so viel

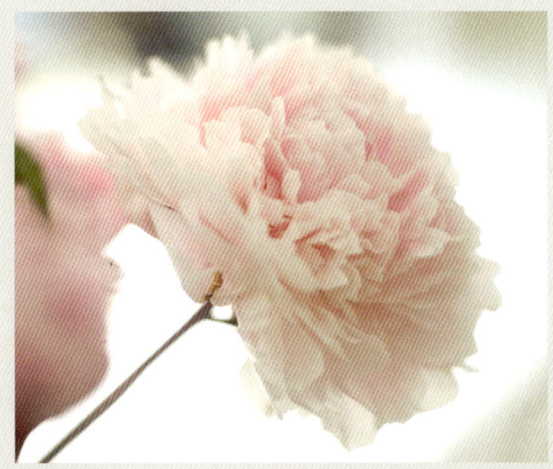

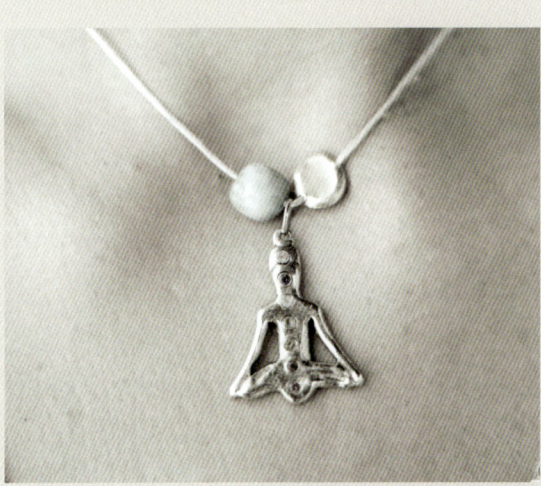

Sie können. Machen Sie sich stets bewusst, dass es zuallererst um den Atem, die Entspannung und den Fokus geht. Es ist nicht sinnvoll, den Körper in eine Haltung zu zwingen, zu der er noch nicht bereit ist.

Vielleicht gelingt es Ihnen anfangs noch nicht, die Haltung vollständig einzunehmen. Das ist okay – Sie profitieren dennoch davon. Yogi Bhajan hat immer wieder gesagt, dass man aus der geringsten Bewegung in die richtige Richtung großen Nutzen ziehen kann! Sollten Sie in meiner Anleitung lesen, dass Sie Ihre Zehen berühren sollen und Sie schaffen es gerade mal bis zu den Knien, ist das kein Problem. Beim nächsten Mal schon mögen Ihre Finger ein wenig weiter reichen und wenn Sie dranbleiben, können Sie schon in einer Woche, in einem Monat oder in einem Jahr Ihr Ziel erreichen. Profitieren werden Sie so oder so! Vertrauen Sie voller Freude auf den Prozess und darauf, dass Sie von Tag zu Tag Fortschritte machen werden.

Es gibt nur wenige Menschen, die nicht in der Lage sind, Kundalini Yoga zu praktizieren. Eine meiner Schülerinnen war z. B. so korpulent, dass sie anfangs nicht im Schneidersitz sitzen konnte, ein 72-jähriger Texaner aus einer armen Bauernfamilie hatte noch nie etwas von Meditation gehört und eine MS-Patientin hatte schon Probleme, alleine aus dem Bett aufzustehen. Auch diese drei fanden durch Kundalini Yoga größeren inneren Frieden, erfreuten sich nach einer Weile besserer Gesundheit und höherer Lebensqualität. Bevor Sie mit dieser neuen Herausforderung anfangen, sollten Sie jedoch unbedingt einen Arzt aufsuchen, wenn gesundheitliche Probleme bestehen oder Sie lange körperlich nichts oder nur wenig getan haben. Bei manchen Übungen ermutige ich Sie ausdrücklich, sich etwas mehr zu fordern und Ermüdung oder schmerzende Arme ein wenig länger auszuhalten, um am besten von der Haltung zu profitieren. Sollte jedoch einmal ein stechender Schmerz auftreten oder sollten Sie sich sehr unwohl fühlen, hören Sie bitte sofort auf. Es hat keinen Sinn, sich zu sehr zu fordern. Rufen Sie sich stets in Erinnerung, dass Yoga Spaß machen und Ihnen Freude bereiten sollte. Es soll auf keinen Fall wehtun!

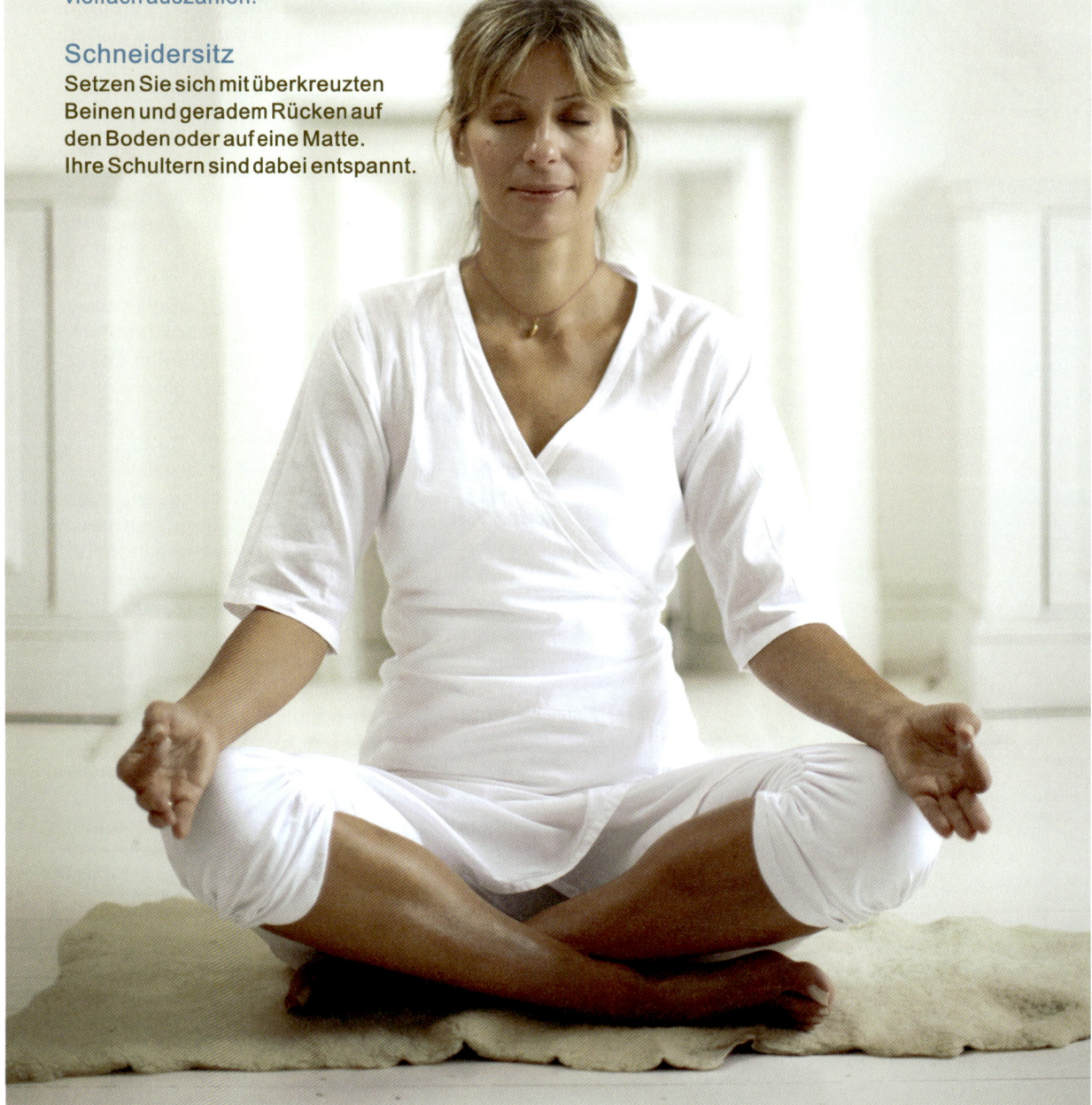

Bevor es losgeht

BEIM DURCHARBEITEN DES BUCHES WERDEN SIE FESTSTELLEN, dass vier grundlegende Yoga-haltungen immer wieder auftauchen: Schneidersitz, Gyan Mudra (siehe Seite gegenüber), Mula Bandha (das Energietor im Bereich des Perineums, u. a. auch *Beckenbodenschloss* genannt) und Shavasana (auch als *Totenstille* oder *Totenstellung* bezeichnet). Zum einen sind sie bedeutende Elemente jeder guten Kundalini Yoga-Praxis, auf der anderen Seite lassen sie sich sehr leicht in Alltagsaktivitäten einbeziehen. Mit der Zeit werden sie Ihnen in Fleisch und Blut übergehen. Nehmen Sie sich jetzt etwas Zeit, sich mit den vier Übungen vertraut zu machen. Es wird sich vielfach auszahlen!

Schneidersitz

Setzen Sie sich mit überkreuzten Beinen und geradem Rücken auf den Boden oder auf eine Matte. Ihre Schultern sind dabei entspannt.

Gyan Mudra

Hierbei handelt es sich um eine Handhaltung, bei der sich Zeigefinger und Daumen berühren.

Mula Bandha

Ziehen Sie Ihren Nabel ein und alle Muskeln im gesamten Bauch- sowie Dammbereich und im Bereich der Geschlechtsorgane nach oben, um damit die Kundalini-Energie am unteren Ende der Wirbelsäule zu wecken.

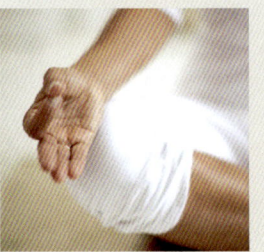  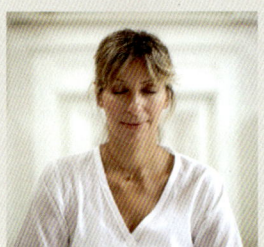 

Shavasana

Legen Sie sich mit dem Rücken auf den Boden oder eine Matte. Die Arme sind leicht nach außen gestreckt und die Handflächen zeigen nach oben. Die Beine sind leicht gespreizt und die Füße fallen entspannt nach außen. Bei Rückenproblemen empfiehlt es sich, ein Kissen oder eine zusammengerollte Decke unter die Knie zu legen. Das Kinn neigt sich ganz sanft in Richtung Brustbein, um dadurch den Nacken lang zu machen. Atmen Sie tief und lassen Sie sich in den Boden hinein sinken. Konzentrieren Sie sich ganz darauf, Ihren Körper von den Zehen bis hinauf zu Zunge, Augen und Stirn zu entspannen. Lassen Sie nun Ihre Gedanken zur Ruhe kommen, indem Sie sich ganz auf den ein- und ausströmenden Atem konzentrieren. Öffnen Sie sich einfach für alle Gedanken und Gefühle, die in diesem Zustand in Ihnen aufkeimen mögen. Entspannen Sie einfach so lange, wie Sie es gerade brauchen. Legen Sie dazu eine beruhigende, entspannende Musik auf, wenn es Ihnen hilft.

Lösen Sie die Haltung auf, indem Sie zuerst ganz sanft Zehen und Hände kreisförmig bewegen zuerst in eine, dann in die andere Richtung. Ziehen Sie dann die Knie an die Brust und rollen auf eine Seite, bevor Sie die Augen öffnen und sich aus der Seitenlage in eine sitzende Position nach oben drücken.

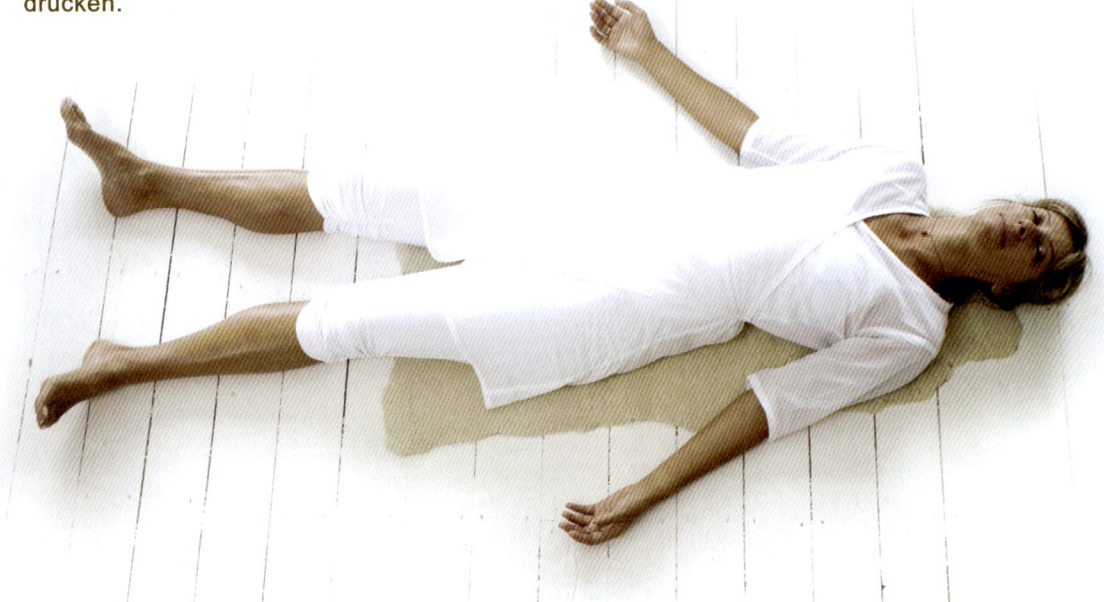

KUNDALINI YOGA – WARM-UP

EIN EINFACHES UND SEHR EFFEKTIVES TÄGLICHES ÜBUNGSPROGRAMM

SCHAUEN WIR UNS ALSO EINE ABFOLGE BESTIMMTER ÜBUNGEN AN, die sich problemlos in Ihren Tagesablauf integrieren lassen. Sämtliche Übungen sind für jeden geeignet, auch für völlig Unerfahrene und Ungeübte. Beim Kundalini Yoga geht es nicht darum, sich besonders gut verdrehen zu können oder die Muskeln maximal zu dehnen. Es geht vielmehr um einfache, sich wiederholende Bewegungen, die behutsam Ihre Kondition verbessern – und dennoch gehen sie über die reine Gymnastik hinaus. Es geht hierbei weniger um den perfekten, muskulösen Körper, sondern vielmehr um ein gestärktes und erwecktes Bewusstsein!

Vielleicht führen Sie die Übungen gleich nach dem Aufstehen aus, um Ihre Wirbelsäule zu lockern und Energie für den Tag tanken. Die Zirkulation der Rückenmarksflüssigkeit wird angeregt, Gifte werden ausgeschieden und alle vierundzwanzig Wirbel stimuliert und dadurch beweglicher.

Beim Kundalini Yoga atmen wir in der Regel durch die Nase ein und aus. Mund und Augen sind dabei geschlossen. Dadurch stellt sich leichter ein meditativer Zustand ein, der einen tieferen Zugang zu Ihrer inneren Welt ermöglicht. Bleiben Sie mit Ihrer Aufmerksamkeit immer im Bereich des Dritten Auges – der Punkt zwischen den Augenbrauen. Und das Wichtigste: immer lächeln!

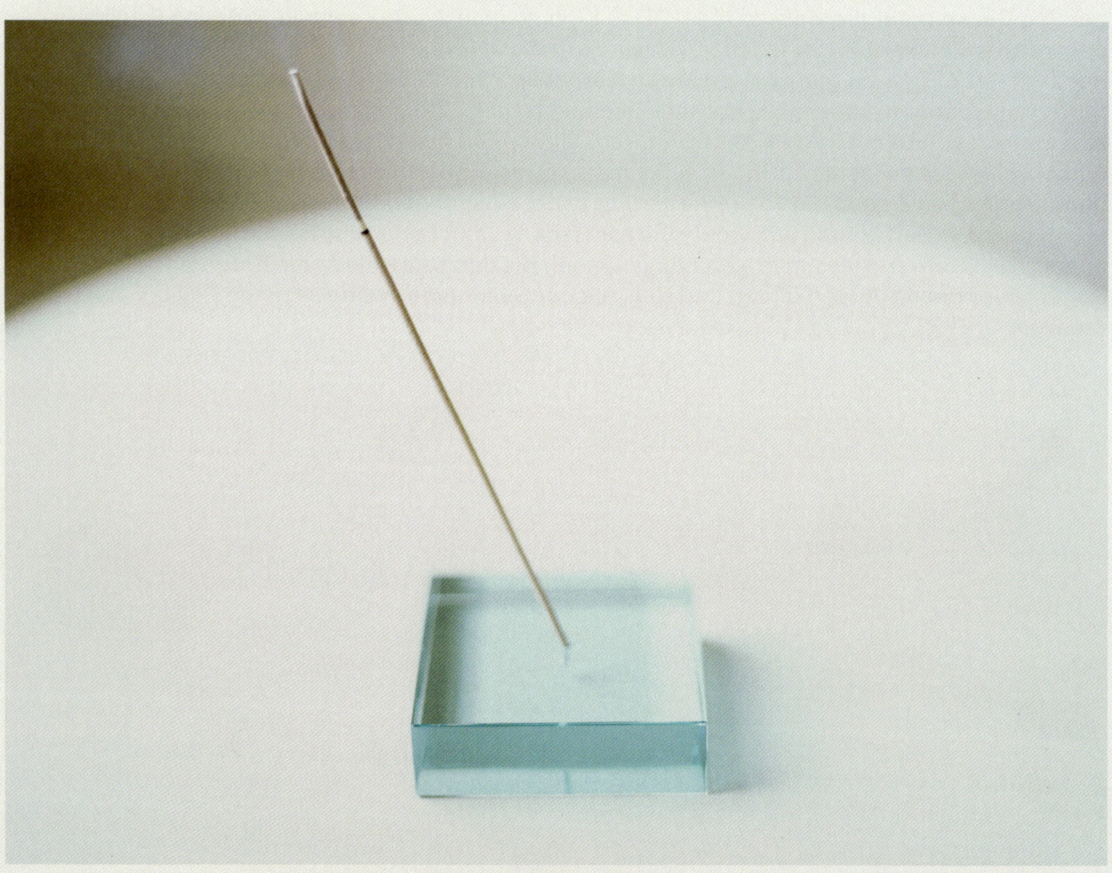

Bewegliche Wirbelsäule

Diese Übung wirkt auf den unteren Rücken, wo die Kundalini-Energie sitzt. Setzen Sie sich im Schneidersitz auf den Boden oder Ihre Matte (siehe Seite 18). Umfassen Sie Ihre Sprung-gelenke, atmen Sie tief ein und biegen Sie Ihre Wirbelsäule sanft nach vorne. Heben Sie dabei Ihren Brustkorb nach oben und öffnen und ent-spannen Sie Ihre Schultern. Wölben Sie dann mit dem Ausatmen Ihre Wirbelsäule nach hinten. Halten Sie dabei das Kinn parallel zum Boden.

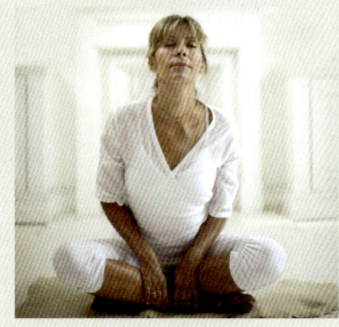

Wiederholen Sie die Bewegungen im Rhythmus Ihres Atems. Der Bewegungsablauf erinnert an Kamelreiten. Je tiefer Sie dabei atmen, desto mehr entgiften Sie Ihren Körper. Dadurch verjüngen Sie Ihre Lunge!

Führen Sie die Übung etwa zwei bis drei Minuten durch und kehren Sie dann zurück in die Ausgangshaltung, den Schneidersitz. Jetzt atmen Sie ein und wenden Sie das Mula Bandha an (siehe Seite 19). Halten Sie die Muskel-spannung aufrecht, während Schultern und Gesicht entspannt sind. Das Kinn ist dabei leicht nach hinten gezogen. Bleiben Sie etwa dreißig Sekunden in dieser Haltung bevor Sie wieder loslassen. Dadurch kann die Energie die Wirbel-säule entlang nach oben steigen.

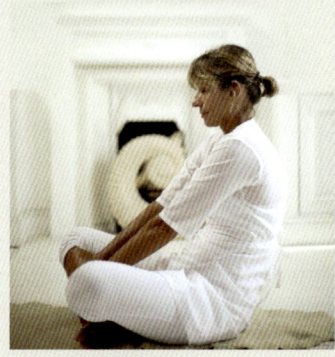

Legen Sie die Hände im Gyan Mudra (siehe Seite 19) auf die Knie oder halten Sie sie vor den Bauch (siehe Bild), wobei eine Handfläche in der anderen ruht und die Daumen sich berühren, sodass sie einen Kreis bilden. Nehmen Sie sich einen Moment Zeit zur Verinnerlichung, Fokussierung und Konzentration, bevor Sie weitermachen.

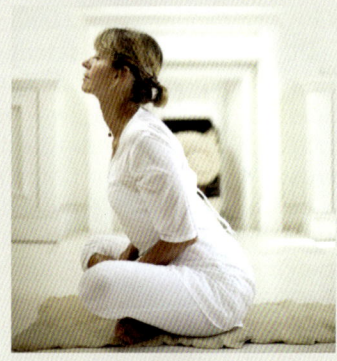

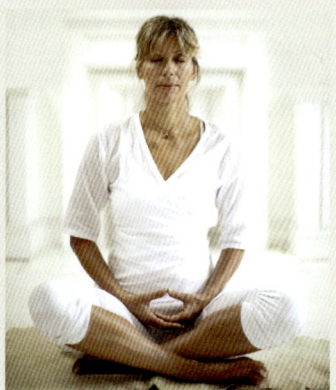

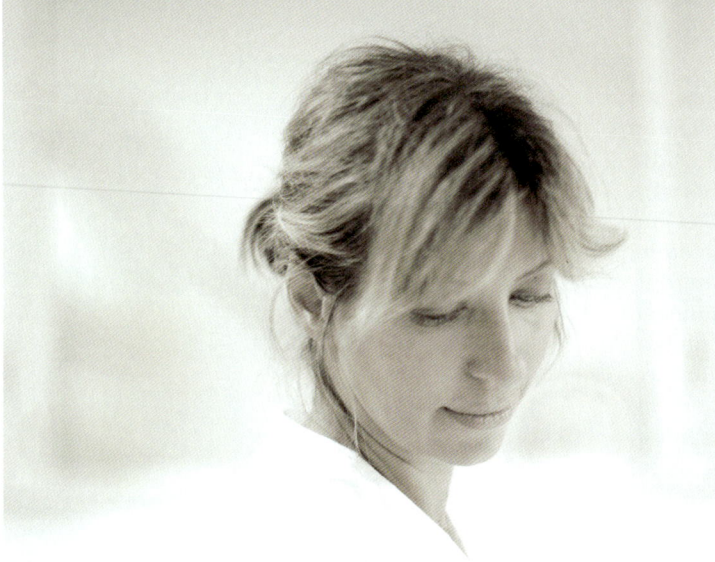

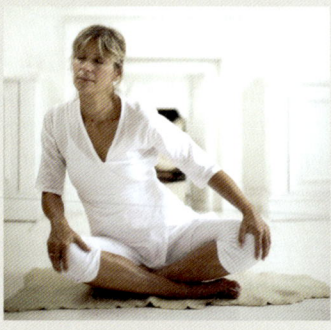

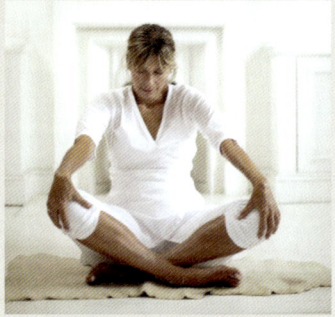

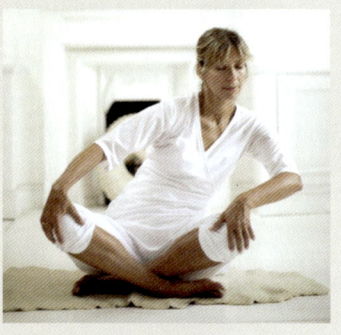

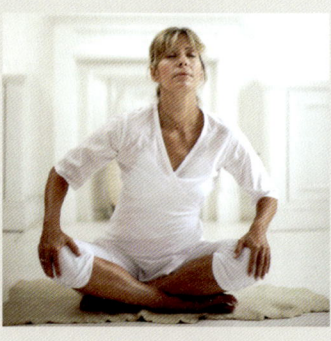

Sufi Mühle

Sie sitzen weiterhin im Schneidersitz und halten mit beiden Händen Ihre Knie fest umfasst. Bewegen Sie nun Ihren Oberkörper kreisförmig im Uhrzeigersinn. Stellen Sie sich vor, mit dem Kinn einen Kreis um sich selbst zu ziehen. Atmen Sie mit der Vorwärtsbewegung ein und mit der Rückwärtsbewegung aus. Halten Sie die Augen geschlossen und fixieren Sie innerlich den Punkt zwischen den Augenbrauen, d. h. das *Dritte Auge*.

Kommen Sie nach etwa zwei oder drei Minuten wieder zurück zur Mitte und führen Sie die Bewegung nun etwa genauso lang gegen den Uhrzeigersinn aus. Das wirkt sehr beruhigend und Sie bekommen das Gefühl, eins mit allem zu werden, das sich auch auf ähnlichen Kreisbahnen bewegt – von den Planeten bis hin zu den Zellen in ihrem Körper.

Kommen Sie nach etwa zwei bis drei Minuten wieder zurück zur Mitte und wenden Sie das Mula Bandha an (siehe Seite 19). Stellen Sie sich dabei vor, wie die Kundalini-Energie nach oben steigt und alle Blockaden auflöst, bis sie ganz oben auf Ihrem Kopf, am sogenannten Kronenchakra, ankommt und die Einheit mit dem Universum herstellt.

Entspannen Sie sich nach etwa dreißig bis sechzig Sekunden vollständig und formen Sie mit Ihren Händen das Gyan Mudra (siehe Seite 19). Spüren Sie ganz bewusst die Veränderungen im Körper und nehmen Sie diese an. Sollten Sie irgendwann das Gefühl haben, Ihre Beine ausstrecken zu wollen, ist dies natürlich zu jedem Zeitpunkt möglich.

Wirbelsäulendrehung

Diese Haltung stimuliert den unteren und mittleren Bereich der Wirbelsäule und massiert Ihre inneren Organe. Sie sitzen auch hier wieder im Schneidersitz (siehe Seite 18). Führen Sie Ihre Hände nach oben und legen Sie die Finger auf die Vorderseite, sowie die Daumen auf die Rückseite der jeweiligen Schulter. Drehen Sie den Oberkörper mit dem Einatmen nach links und mit dem Ausatmen nach rechts. Die Ellbogen bleiben oben, sodass die Oberarme parallel zum Boden sind. Wiederholen Sie die Bewegung in Ihrem Tempo und steigern Sie die Geschwindigkeit in dem Maße, wie Sie sich wohlfühlen. Denken Sie dabei immer an das Zusammenspiel von Atem und Bewegung. Auf diese Weise gelangt eine Menge Sauerstoff in den Körper, im Blut finden chemische Veränderungen statt und Endorphine werden ausgeschüttet. Dadurch können Sie ein absolutes Hochgefühl erleben oder es stellt sich anfangs sogar ein leichter Schwindel ein. In diesem Fall verringern Sie bitte das Tempo oder machen eine Pause. Das ist eine Anfangserscheinung, die sich über kurz oder lang verliert.

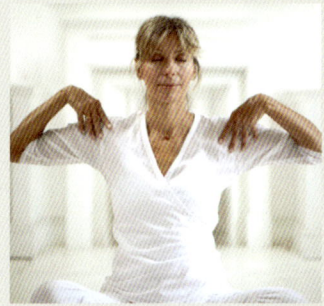 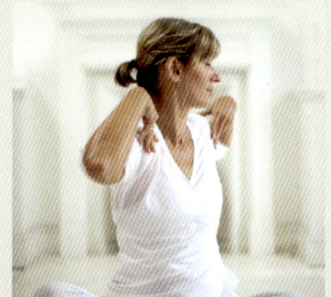 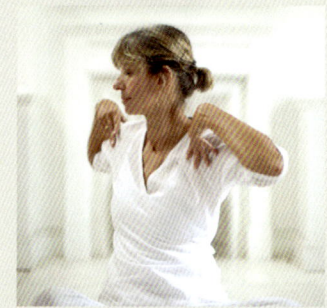

Formen Sie mit den Händen nach etwa zwei oder drei Minuten wieder das Gyan Mudra (siehe Seite 19) und fahren Sie fort mit der Bewegung. Heben Sie dabei mit jeder halben Drehung Ihre Arme ein bisschen höher. Jetzt werden Sie spüren, dass andere Muskelgruppen beansprucht werden. Sobald Sie die Hände ganz nach oben strecken, werden Sie in den Achselhöhlen ein leichtes Ziehen verspüren, das die Lymphe stimuliert und reinigt. Atmen Sie weiterhin gleichmäßig.

Führen Sie nach etwa einer Minute mit dem Einatmen die Hände über dem Kopf in Gebetshaltung zusammen. Strecken Sie die Arme weit nach oben und halten Sie die Position für einen Moment und führen Sie dann die Hände in Gebetshaltung wieder nach unten zum Brustbein. Verweilen Sie so eine Minute … Atmen Sie … Spüren Sie den Puls und die Erholung ganz bewusst … Unser Herz schlägt, unser Geist erschafft und unsere Seele verdaut … Eine Minute wie diese, die wir ganz bewusst nutzen, ist so viel wert wie ein ganzes Leben!

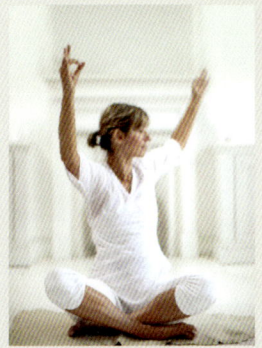 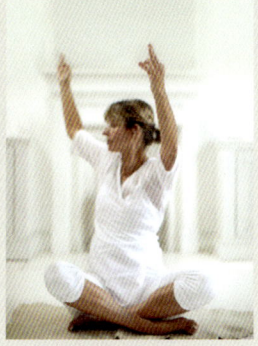 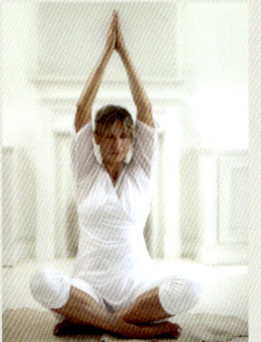 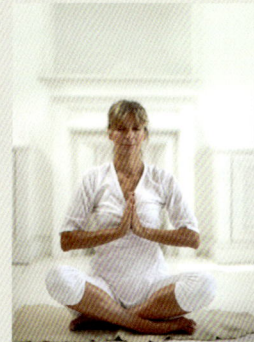

Nackenrolle

Sie sitzen weiterhin im Schneidersitz (siehe Seite 18). Kreisen Sie den Kopf behutsam und langsam im Uhrzeigersinn um Atlas und Dreher (am oberen Ende der Wirbelsäule). Atmen Sie ein, wenn sich der Kopf im Nacken befindet und aus, wenn er vorne ist. Führen Sie die Bewegung langsam aus. Diese Übung stimuliert Schilddrüse, Nebenschilddrüse, Hypophyse (Hirnanhangdrüse) und Epiphyse (Zirbeldrüse), die für die Ausschüttung einer ganzen Reihe von Hormonen sorgen, über die wiederum eine große Zahl unterschiedlicher Körperfunktionen gesteuert und Harmonie im Körper erzeugt wird. Kehren Sie nach einigen Minuten zurück zur Mitte und führen Sie die Übung in entgegengesetzter Richtung aus.

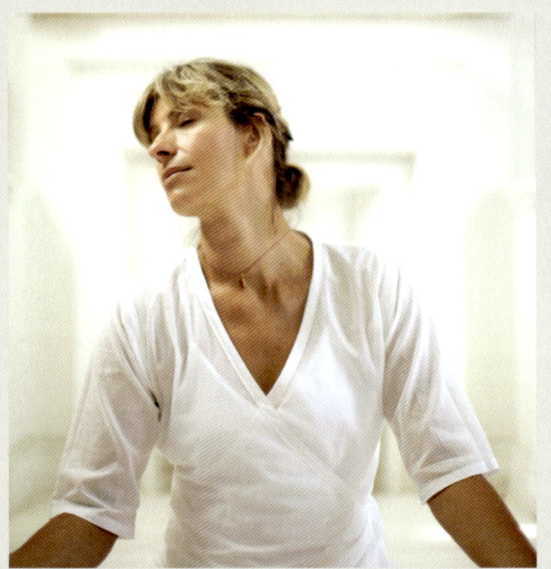
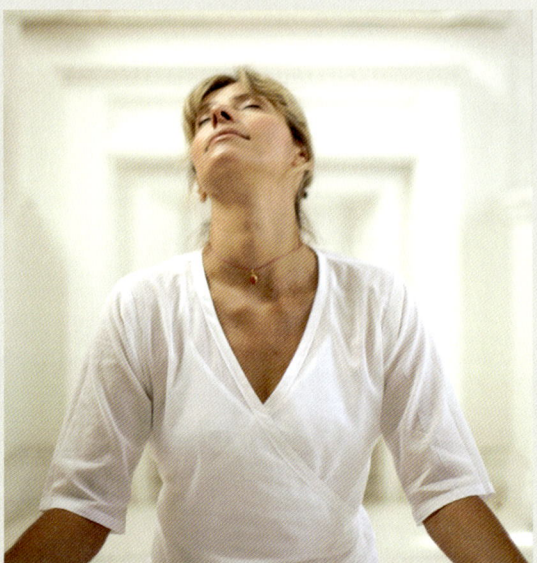
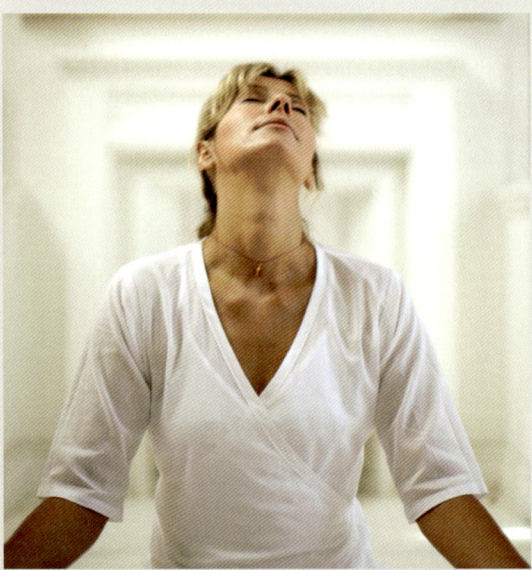
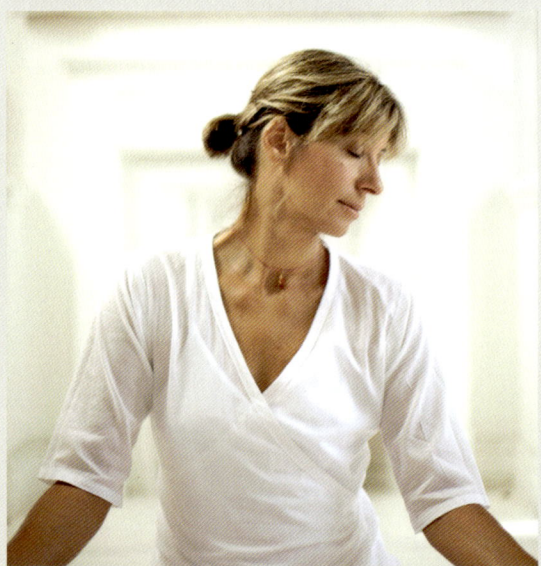

Dehnung des Lebensnervs

Setzen Sie sich auf den Boden und spreizen Sie die gestreckten Beine so weit wie möglich. Heben Sie die Arme mit dem Einatmen nach oben, halten Sie die Position einen Moment und beugen Sie sich dann mit dem Ausatmen aus der Hüfte über Ihr linkes Bein. Umfassen Sie die Zehen, den Fuß oder die Stelle des Beines, die Sie erreichen können. Richten Sie sich mit dem Einatmen wieder auf, strecken Sie die Arme nach oben und beugen Sie sich dann mit dem Ausatmen über Ihr rechtes Bein. Fahren Sie so fort und üben Sie eine bis drei Minuten.

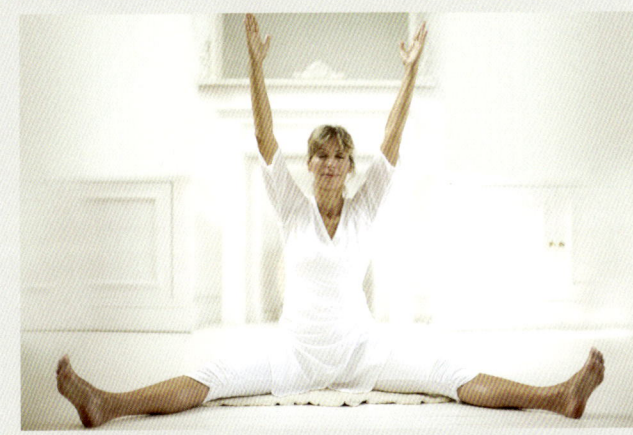

Legen Sie dann die Handflächen neben der Hüfte auf den Boden und schließen Sie die Beine. Strecken Sie die Arme mit dem Einatmen hoch über den Kopf, beugen Sie sich mit dem Ausatmen aus der Hüfte so weit nach vorne wie möglich und umfassen Sie wieder die Stelle des Beins, die sie erreichen können. Halten Sie die Position und atmen Sie dabei ruhig weiter. Diese Übung entspannt auf einer sehr tiefen Ebene, da sie die Hormonausschüttung und -zirkulation fördert. Bleiben Sie wenn möglich für etwa zwei Minuten in dieser Haltung. Kommen Sie dann mit dem Einatmen wieder nach oben und legen Sie die Hände ab.

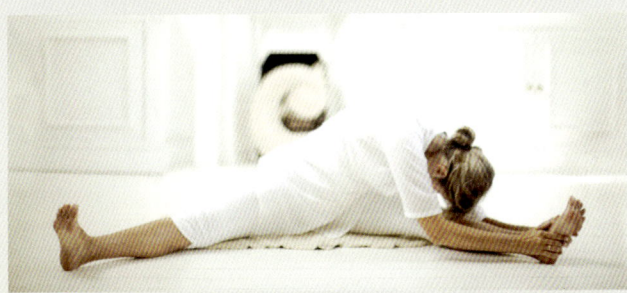

Setzen Sie sich nun in den Schneidersitz, schließen Sie die Augen, formen Sie das Gyan Mudra (siehe Seite 19) und entspannen Sie eine Weile.

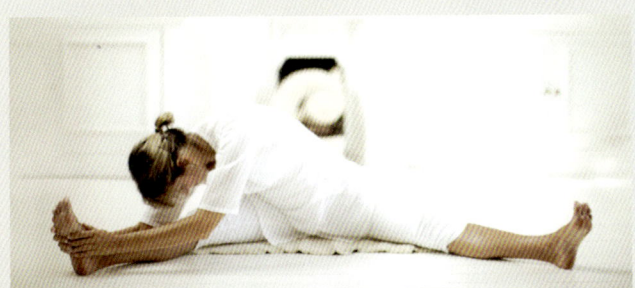

Shavasana

Wenn Sie das Gefühl haben, die Übungen an dieser Stelle für den Moment beenden zu wollen, begeben Sie sich bitte unbedingt in die Haltung *Shavasana*, die eine der wichtigsten im Yoga ist. Manche Lehrer behaupten, sie stelle eine der größten Herausforderungen dar, da es sehr schwer ist, vollkommen zu entspannen, ohne dabei einzuschlafen! So gut wie jeder Yoga-Unterricht endet mit dieser Haltung. Hier verarbeitet der Körper die empfangenen Informationen, ruht aus und nimmt sämtliche Veränderungen und heilenden Energien auf.

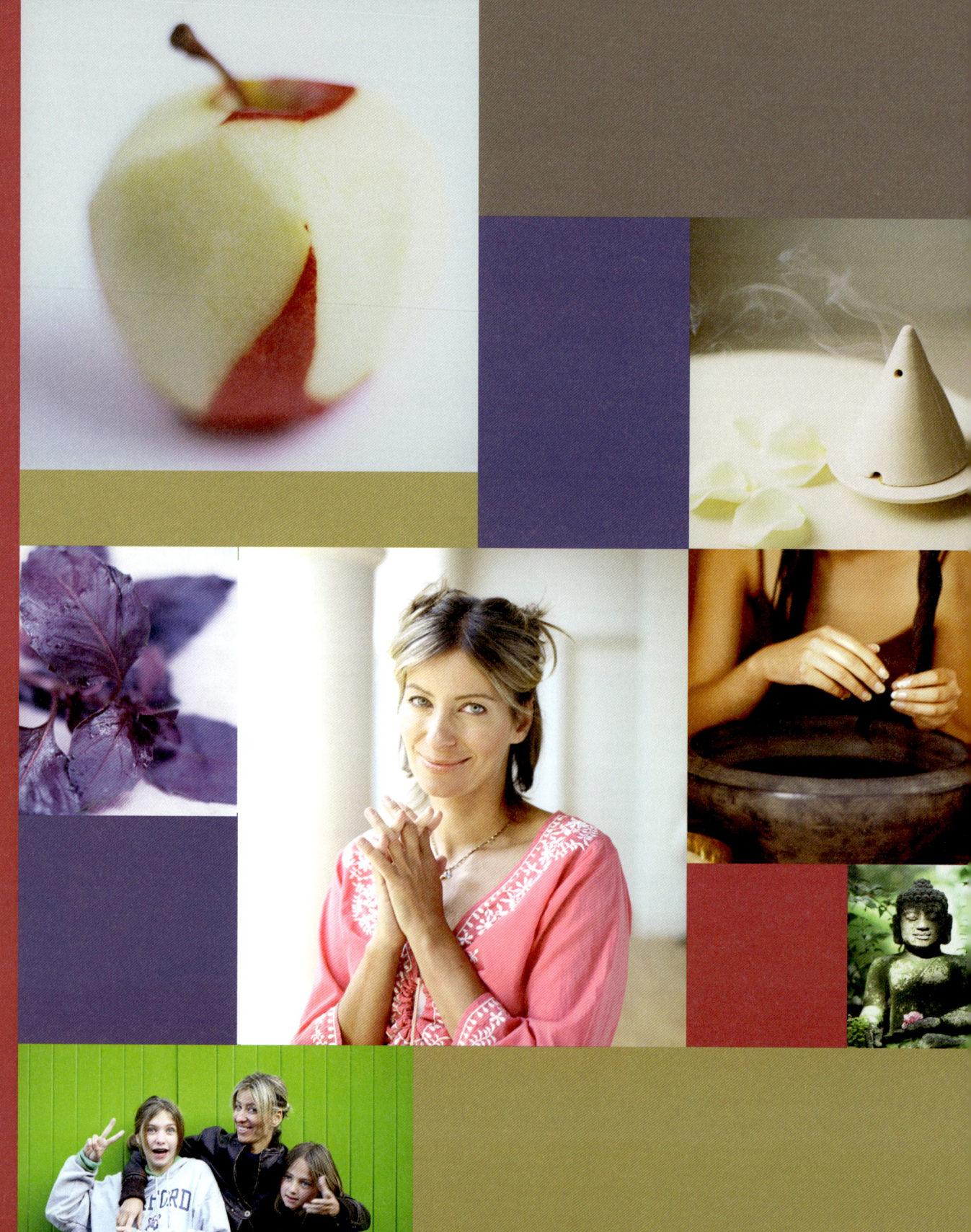

Sei ganz hier: jetzt!

WURZELCHAKRA

Das erste Chakra befindet sich am unteren Ende der Wirbelsäule – genau da, wo die Kundalini-Energie schlummert. Es ist mit den Ausscheidungsorganen verbunden und bildet die Basis sämtlicher Aspekte unseres Lebens. Jeder Bauherr weiß, dass man sich durch viele Schichten von Lehm, Schmutz oder Erde graben muss, um ein starkes Fundament tief im Boden verankern zu können! All unsere Ängste sind hier gespeichert und wenn wir sie nicht auflösen, führen wir ein angstbestimmtes Leben. Auch all unsere Gewohnheiten und Abhängigkeiten sitzen hier und es erfordert eine Anzahl äußerst dynamischer Körperhaltungen, um diese aufzulösen. Dazu arbeiten wir im Stehen, da wir eine gute Erdung benötigen.

Sobald Sie die energetischen Blockaden gelöst haben, wird Ihr Selbstvertrauen wachsen. Sie können sich genau so, wie Sie sind, anerkennen und lieben. Und dadurch akzeptieren Sie auch alles um sich herum so, wie es ist – es ist in diesem Moment vollkommen. Sie nehmen sich also zuerst einmal selbst an und dann nehmen Sie das Leben so an, wie es ist. Sie kämpfen nicht mehr dagegen, sondern gehen mit dem Leben – Sie bleiben im Fluss! Später wird Ihnen dann oftmals klar werden, dass Ihre anfänglichen Sorgen völlig unbegründet waren, da Sie der Prozess vorangebracht hat. Und Sie werden feststellen, dass sich dieser Fluss umso leichter einstellt, je mehr Sie Ihre Energien und Ihre Chakras reinigen.

Die ersten drei Chakras sind sehr eng miteinander verbunden und werden auch das *Untere Dreieck* genannt. Bei allen dreien geht es um Ausscheidung, um das Loswerden von toter Energie und Abfallprodukten. Erd-, Wasser- und Feuerelement arbeiten eng zusammen.

LEITBILD:	SCHATTENEMOTIONEN:	FARBE:	SYMBOL:	ELEMENT:
Annehmen, Selbstvertrauen und Sicherheit	Abneigung, Verbitterung, Härte	Rot	Der vierblättrige Lotus	Erde

SEI GANZ HIER: JETZT!

Lebe den Moment!

Jeden Morgen haben wir mit dem Aufwachen vierundzwanzig nagelneue Stunden vor uns, die wir mit Leben erfüllen können. Welch wunderbares Geschenk! THICH NÂHT HANH (*1926)

ES GIBT EINE EINZIGE FÄHIGKEIT, die ein erfülltes, glückliches, gesundes und sinnvolles Leben garantiert: Sei ganz hier – jetzt! Sei gegenwärtig und bewusst. Lebe den Moment. Das klingt erst einmal einfach, ist aber im Alltag dann doch nicht so leicht umzusetzen. Jeder kann sich an den letzten Urlaub erinnern, an einen traumhaften Sonnenuntergang über dem Meer oder den Bergen. An die wundervollen Farbtöne, die sich rot, pink und golden über den Himmel ziehen. An das Gefühl des Friedens und der Verbundenheit. Und doch nehmen wir von den Sonnenuntergängen, die in unserem Alltag stattfinden, kaum Notiz.

Unser Leben wird von Tag zu Tag hektischer. Wir versuchen, Arbeit, Familie, lästige Pflichten und alles, was sonst noch so auf unserer schier endlosen Liste steht, unter einen Hut zu bringen, während wir mit immer größeren Informationsmengen und immer zahlreicheren Ablenkungen bombardiert werden. Wir haben ein paar Hundert Fernsehprogramme und so viele Magazine, dass selbst der größte Bahnhofskiosk nur einen kleinen Ausschnitt daraus führt. Die Auswahl an Waren in den Supermärkten und Geschäften ist schier überwältigend. Zusätzlich können wir inzwischen über das Internet noch einmal riesige Informationsmengen herunterladen, Unterhaltung und sämtliche Wirtschaftsgüter einkaufen. Aber damit ist das Ende noch lange nicht erreicht. Telefonate, E-Mails und SMS-Nachrichten verfolgen uns mittlerweile ja selbst unterwegs auf Schritt und Tritt. Diese Technologien haben sicher auf vielfältige Weise zur Verbesserung unseres Lebensstandards beigetragen. Gleichzeitig aber haben die meisten dieses quälende Gefühl, dass etwas fehlt. Und dieses *Etwas*, sind wir ganz oft selbst.

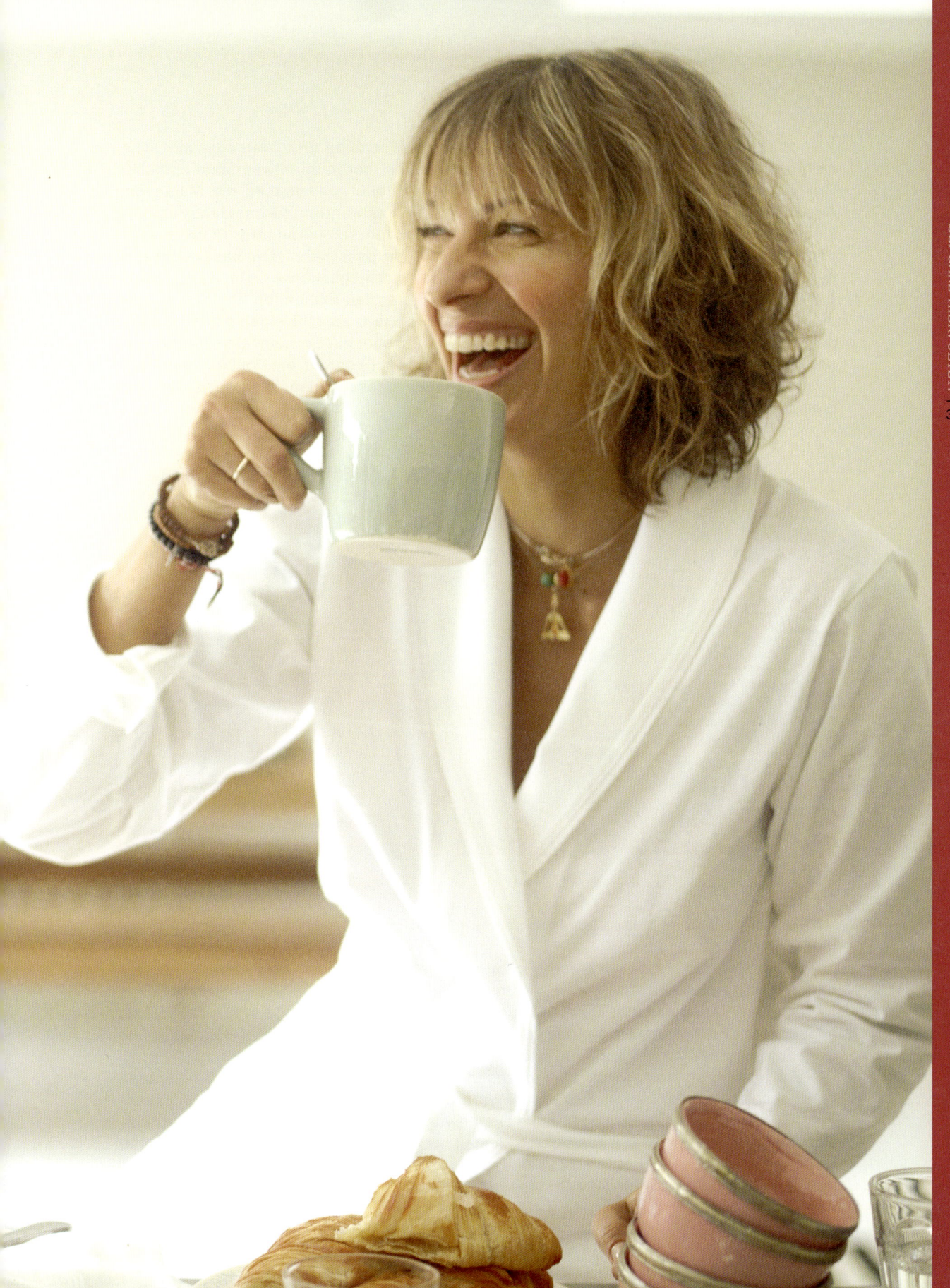

Wir sind so sehr damit beschäftigt, die nächste Sache zu erledigen oder möglichst mehrere Dinge gleichzeitig auf die Reihe zu bekommen, hören unentwegt dem endlosen Geschnatter unseres Verstandes zu und verpassen dabei vollkommen die Magie des Augenblicks. Eine Mutter, die ihr Kind von der Schule abholt, während sie das Handy ans Ohr klemmt, um dringende Büroangelegenheiten zu besprechen, schnell anderen Eltern zuwinkt und sich dabei überlegt, was sie zu Mittag kochen soll, verpasst sehr leicht das Leuchten in den Augen ihres Kindes, wenn es sie sieht. Ein Pendler ist möglicherweise im Geist zu sehr damit beschäftigt, zur Arbeit zu kommen, dass er die ersten blühenden goldgelben Narzissen in den Beeten vor dem Bahnhof nicht bemerkt – ganz zu schweigen davon, dass er deren außergewöhnliche Schönheit gebührend würdigt oder ein Lächeln hervorbringt, weil der Frühling endlich da ist. Andere konzentrieren sich so sehr darauf, ein Konzert, eine Party oder den Urlaub mit der Kamera für später festzuhalten, dass sie tatsächlich vergessen, das eigentliche Ereignis zu genießen.

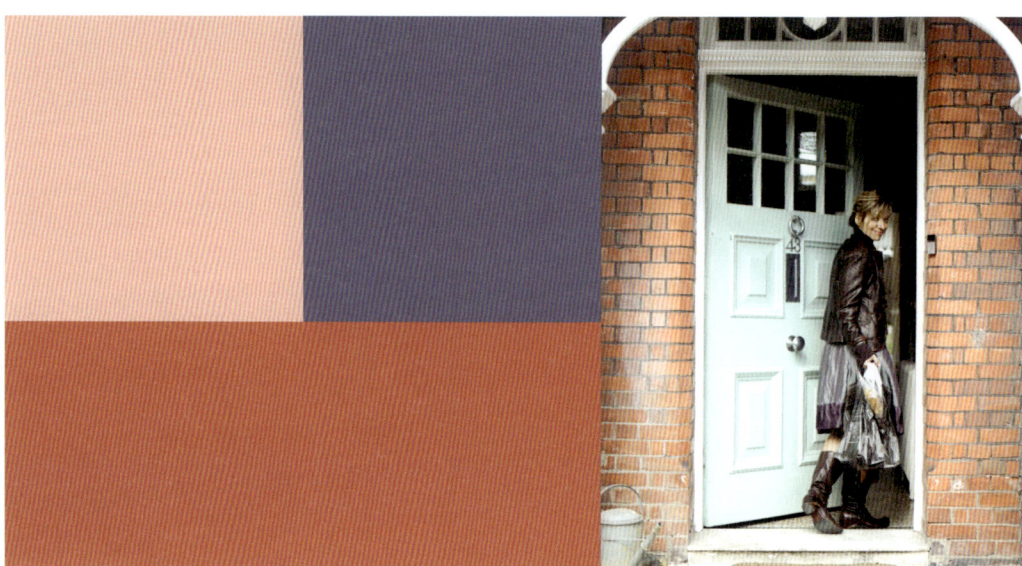

Jeder hat solche Menschen schon einmal beobachtet. Jeder ist schon einmal selbst dieser Mensch gewesen.

Aber wie verändern wir diese Verhaltensweisen? Indem wir zum einfachsten und natürlichsten Mittel der Welt greifen – wir atmen!

Halten Sie einfach kurz inne. Nehmen Sie einen tiefen, reinigenden Atemzug. Oder besser noch: Tun Sie sich etwas Gutes und nehmen Sie ein paar mehr! Luft ist kostenlos und dennoch gestatten wir uns bedauerlicherweise oft nur ein erbärmliches Quantum. Nehmen Sie sich jetzt einen Moment, um sich umzusehen – mit allen Sinnen! Wo sind Sie gerade? Was geschieht in Ihnen und um Sie herum? Wie fühlen Sie sich? Und vor allem: Lächeln Sie!

So einfach ist es, sich wieder in die Gegenwart zu bringen. Das Schwierige daran ist, sich daran zu erinnern, wenn das Telefon klingelt, wenn Sie zu spät zur Arbeit kommen oder wenn Sie an der Schnellkasse anstehen und sehen, dass der Kunde vor Ihnen bedeutend mehr als die erlaubten zehn Artikel in seinem Korb hat …

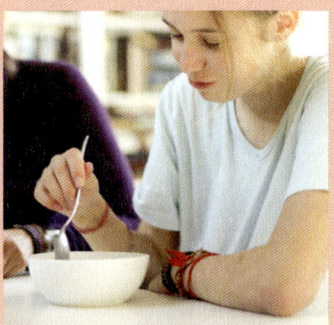
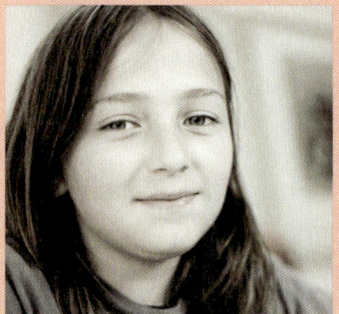

Wir vergessen uns ständig selbst, weil wir viel zu sehr mit den Geschichten beschäftigt sind, die sich in unserem Kopf abspielen. Es ist schwierig für uns, gegenwärtig zu sein, weil wir in der Vergangenheit gefangen sind, unsere Trauer oder frühere Beziehungen nicht losgelassen haben oder bereuen, etwas gesagt oder getan oder eben nicht gesagt oder getan zu haben. Alternativ verbringen wir die Zeit in der Zukunft, planen unsere abendlichen Unternehmungen, unser Wochenende oder den nächsten Urlaub, falls wir im Lotto gewinnen sollten. Wir können die Vergangenheit nicht ändern. Wir können die Zukunft nicht steuern. Ebenso wenig können wir die Gegenwart steuern, aber wir haben zumindest die Wahl, wie wir auf die Umstände *reagieren* und wie wir uns damit fühlen – und das hat oft einen Einfluss auf das, was als Nächstes geschieht.

Stellen Sie sich also immer wieder dieselben Fragen. Wo bin ich in diesem Moment? *Hier.* Wer bin ich in diesem

Halten Sie kurz inne. Nehmen Sie einen tiefen, reinigenden Atemzug. Oder besser noch: Tun Sie sich etwas Gutes und nehmen Sie ein paar mehr!

Moment? *Ich selbst.* Wie spät ist es gerade? *Jetzt.* Alles führt zum selben Ergebnis: hier, jetzt, in diesem Moment. In religiösen Gemeinschaften werden oft zu bestimmten Tageszeiten die Glocken geläutet, um die Menschen an das Beten oder Meditieren zu erinnern, um das Geschnatter des Verstandes zur Ruhe zu bringen. Vorausgesetzt, Sie planen derzeit keinen längeren Klosteraufenthalt, sollten Sie sich möglicherweise ein paar alltägliche Dinge einfallen lassen, die Sie daran erinnern, wieder *in den Moment* zurückzukehren. Das könnte zum Beispiel die rote Ampel im Straßenverkehr sein, die Sie daran erinnert, ganz bewusst einige tiefe Atemzüge zu nehmen. Die Fahrt dauert dadurch kein bisschen länger, aber Sie kommen möglicherweise bedeutend entspannter an! Das Warten an der Bushaltestelle, Anstellen an der Kasse im Biomarkt, Routinearbeiten im Job – fotokopieren, nach dem Neustart auf den Computer warten, das Verwenden eines bestimmten Werkzeugs oder Instruments – all das kann als Erinnerung dazu genutzt werden, das mentale Geplapper zu beruhigen und sich für das Hier und Jetzt zu öffnen.

Kundalini Yoga und die Übungen für das Wurzelchakra in diesem Kapitel helfen Ihnen dabei, sich in der Gegenwart zu verankern. Eine meiner Schülerinnen namens Jacqui erinnert sich noch lebhaft an ihre erste Stunde. »Nach der Stunde hätte ich auf der Straße tanzen und die ganze Welt umarmen können! Ich fühlte mich voller Energie und war überglücklich. Ich habe noch nie Drogen genommen, bin mir aber sicher, dass es sich genau so anfühlen muss, ›high‹ zu sein. Alles erschien mir irgendwie wirklicher und wahrhaftiger zu sein, alles pulsierte, gerade so, als verwandelte sich das bisherige Schwarz-Weiß in die Farben des Regenbogens. Das Essen schmeckte besser, Musik hatte einen ganz besonderen Klang und ich fühlte mich tief mit dem Leben um mich herum verbunden.«

Wenn Sie einmal begonnen haben, sich öfter in die Gegenwart zurückzuholen, werden Sie diese ganz alltäglichen Momente, die aus einem gewöhnlichen Tag einen außergewöhnlichen machen, immer mehr zu schätzen wissen. Das Luxuriöseste, das Sie sich im hektischen Alltag schenken können, ist der Luxus von ein bisschen Zeit. Es muss gar nicht viel sein. Setzen Sie sich ein paar Minuten ins Gras, um sich mit der Natur zu verbinden. Lächeln Sie den Menschen zu, die Sie zwar täglich sehen, aber denen Sie bisher keine oder kaum Aufmerksamkeit geschenkt haben: einem Nachbarn, einer Verkäuferin im Supermarkt oder der jungen Frau, die im Büro zwei Stockwerke tiefer arbeitet und die Sie immer wieder im Aufzug sehen.

Schalten Sie einfach einmal Ihr Handy aus, nehmen Sie die Stöpsel aus den Ohren und legen Sie Ihre mentale To-do-Liste beiseite, wenn Sie sich das nächste Mal unter freiem Himmel bewegen. Nehmen Sie stattdessen einmal ganz bewusst die Bäume wahr, an denen Sie vorbeikommen. Bewundern Sie einen schönen Vorgarten oder ein hübsch dekoriertes Fenster und fühlen Sie das Behagen der Katze, die sich in der Wintersonne räkelt. Hören Sie dem Gesang der Vögel zu oder erfreuen Sie sich an einem Lachen, das aus einem offenstehenden Fenster an Ihr Ohr dringt. Genießen Sie bewusst den Rhythmus Ihrer Schritte und Ihres Atems. Und nehmen Sie wahr, um wie viel besser Sie sich fühlen, wenn Sie an Ihrem Ziel angelangt sind!

Es erfordert schon eine gewisse Portion Vertrauen und Zuversicht, um sich damit wohlzufühlen. Zu wissen, dass die Welt nicht untergeht, wenn Sie nicht sofort zum Telefon hechten, noch bevor das erste Klingeln verhallt, sondern sich die Zeit nehmen, genüsslich den Duft einer Blume oder einer frischen Tasse Kaffee einzusaugen. Oder jemandem in die Augen zu schauen und *wirklich* zuzuhören, anstatt gleichzeitig den Schreibtisch aufzuräumen, eine hereinkommende SMS zu lesen oder die Spielsachen in den Schrank zu legen. Seien Sie für diesen einen Moment einfach ganz präsent, ganz gegenwärtig, genießen Sie es und lassen Sie es dann gleich wieder los … Und dann kommt der nächste Moment.

Nehmen Sie sich Zeit durchzuatmen. Sagen Sie sich immer wieder: »Ich bin mir das schuldig und ich darf das für mich tun.« Dadurch verändert sich Ihre gesamte Lebensweise – Sie sind ruhiger und gelassener und erschaffen ein völlig neues Umfeld. Sie hören auf damit, Chaos um sich herum zu erschaffen.

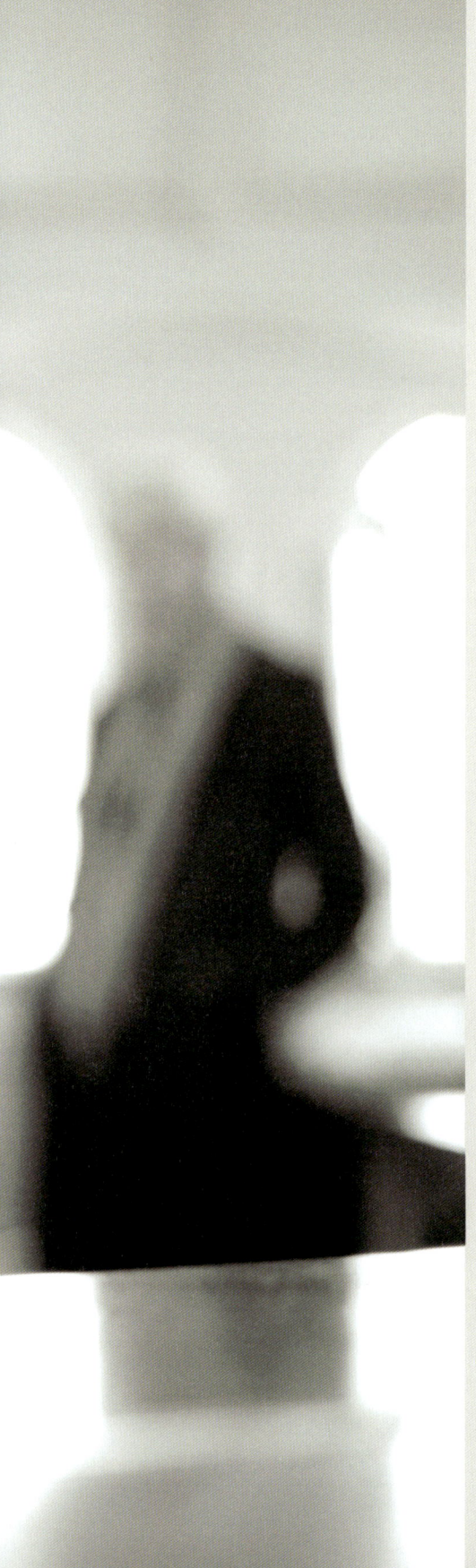

Lernen zu empfangen

Wer immer nur ernsthaft wäre und sich niemals eine kleine Freude und Erholung erlaubte, der würde früher oder später verrückt oder wankelmütig.

Herodot (CA. 490/480-CA. 424 V. CHR.)

VOR EINIGER ZEIT TRAF ICH EINEN MANN, DER LANGSTRECKENLÄUFER TRAINIERT. Er erzählte mir, das Beste, was ein Athlet zwischen seinem Morgen- und seinem Abendtraining tun könne, sei es, sich einfach nur auszuruhen – und das bedeutet nichts anderes, als sich hinzulegen und wirklich rein gar nichts zu tun! Viele seiner Läufer sind zwar afrikanischer Herkunft, wuchsen jedoch in Europa auf und haben wirkliche Probleme, dies umzusetzen. Für sie bedeutet ›nichts tun‹ einkaufen zu gehen, sich mit Freunden zu treffen oder auch Hausarbeit zu erledigen. Für den Trainer jedoch bedeutet es glasklar: Beine hochlegen und nicht bewegen! Schließlich ermutigte er einen seiner besten Läufer, in eine Wohngemeinschaft mit dem kenianischen Nationalteam zu ziehen, um herauszufinden, wie die besten Langstreckler der Welt leben und trainieren – und vor allem, um zu lernen, wie sie nach einem Lauf komplett abschalten und so ihrem Körper Ruhe gönnen und Gelegenheit geben aufzunehmen, was er gelernt hat. »Die Afrikaner wissen noch, was Stille wirklich bedeutet«, erklärte der Trainer. »Sie haben es in der Kunst des Nichtstuns zur Meisterschaft gebracht. Das ist etwas, das wir hier im Westen verloren haben.«

Wir alle sind ziemlich gut darin, uns immer mehr Arbeit aufzuhalsen, aber weniger gut darin, uns Ruhepausen zu gönnen. Wir fühlen uns schuldig, selbstsüchtig und faul, wenn wir uns eine kleine Auszeit von unserer fortwährenden Geschäftigkeit nehmen. Gerade so, als ob wir wertvolle Zeit verschwendeten! Aber wir sind menschliche Wesen mit der Fähigkeit, uns über unser Sein und nicht über unser Tun zu definieren – und wenn wir uns nicht genügend Zeit zur Erholung und zum einfachen *Sein* gönnen, nützt das weder uns noch anderen.

Im Yoga bringen wir die männliche Yang-Energie des Tuns, des Handelns, mit der weiblichen Yin-Energie der Stille und des Empfangens in Balance. Daher ist es wichtig, sich zwischen den einzelnen Kundalini Yoga-Übungen ein paar Sekunden Zeit zu nehmen, um mit geöffneten Handflächen oder im Gyan Mudra (siehe Seite 19) zu verweilen. Diese Handhaltung sieht man übrigens oft an Buddha-Statuen. Dabei repräsentiert der Zeigefinger Jupiter, den Planeten des Wissens, und der Daumen unseren Heimatplaneten, die Erde. Wenn sich die beiden berühren, werden wir empfänglich für höheres Wissen und unsere innere Weisheit.

Zum Abschluss jeder Yogaeinheit ruhen und entspannen wir immer einige Minuten in Shavasana (siehe Seite 19). Es passiert nicht selten, dass jemand nach den Yogaübungen aufspringt und den letzten Teil auslässt. Aber dieser ist in Wahrheit der wichtigste! Bleiben Sie für je dreißig Minuten Yoga mindestens fünf Minuten in Shavasana. Es ist ungeheuer wichtig, dass wir unserem System nach dem Reinigen der Chakras und dem Verändern der Energie die Möglichkeit geben, das Neue und Veränderte zu integrieren und die neue Kraft gleichmäßig im Körper zu verteilen. Andernfalls arbeiten wir wie die Wilden, erreichen dabei eine ganze Menge, wenden uns dem nächsten Thema oder Projekt zu und vergessen dabei die Freude an dem, was wir getan haben.

Leider nehmen wir uns in unserem Kulturkreis viel zu selten Zeit und Raum für Stille, Leere und Ruhe. Aber genau hieraus schöpfen wir Kraft und Inspiration – wenn wir uns mit der Quelle verbinden. Und darauf müssen wir einfach mehr Aufmerksamkeit richten. Auch wenn es nur ein paar Minuten sind – halten Sie inne, gehen Sie in die Stille und tun Sie einfach nichts. Und achten Sie dann darauf, wie viel mehr Sie an einem Tag leisten können.

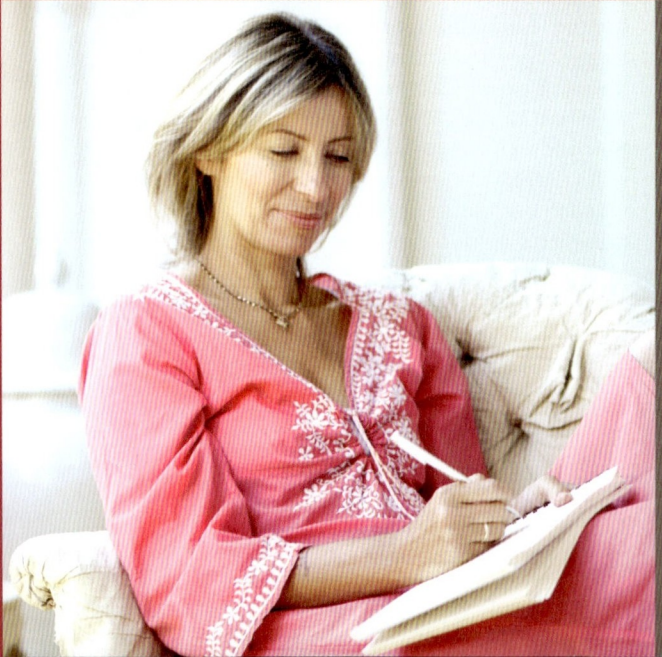

Leider nehmen wir uns in unserem Kulturkreis zu selten Zeit und Raum für Stille, Leere und Ruhe.

Nehmen Sie die Fülle in Ihrem Leben wahr

Dankbarkeit ist nicht nur die größte aller Tugenden, sondern auch Mutter und Vater aller anderen.
CICERO (106-43 V. CHR.)

NOCH VOR DEM AUFSTEHEN nehme ich mir einige Minuten der Dankbarkeit. Ich bin einfach dankbar dafür, dass ich bin, wie ich bin, und dafür, dass ich lebe. Es gibt für mich keine bessere Möglichkeit, meinen Tag zu beginnen. Es ist ganz einfach und Sie müssen sich nicht in Details verlieren. Vielleicht meinen Sie es anfangs noch nicht einmal ernst. Egal, tun Sie es einfach. Sagen Sie es laut oder innerlich. Schon nach wenigen Tagen werden Sie eine gewisse Wertschätzung spüren können und dann können Sie es aus vollem Herzen sagen!

Führen Sie Tagebuch? Dann schreiben Sie fünf Dinge pro Tag auf, für die Sie dankbar sind. Ist Schreiben nicht Ihr Ding, erstellen Sie einfach einmal am Tag eine Liste im Kopf, zum Beispiel beim Zähneputzen oder unter der Dusche. Wenn man sich gerade nicht so toll fühlt, mag das manchmal etwas schwierig sein. Man mag dann das Gefühl haben, es gebe nichts, wofür man dankbar sein könnte. Aber es gibt immer irgendetwas. Sie leben! Sie atmen! Sie haben mit großer Wahrscheinlichkeit alle Finger an den Händen und Zehen an den Füßen! Sie können sehen, hören, schmecken, riechen und fühlen! Sie können *denken*! Seien Sie dankbar für Ihre Familie und Freunde! Für das Wasser, das aus dem

Ich bin einfach dankbar dafür, dass ich bin, wie ich bin, und dafür, dass ich lebe. Besser könnte ich meinen Tag nicht beginnen.

Wasserhahn und dem Duschkopf fließt! Für die Tatsache, dass die Sonne scheint oder dass der Regen den Bäumen und Pflanzen der Erde gerade einen erfrischenden Trunk spendet! Wir haben jeden Tag aufs Neue die Wahl: Wir können uns über belanglose Kleinigkeiten aufregen und feststellen, was wieder einmal alles schiefgelaufen ist, oder wir richten unsere Aufmerksamkeit auf das, was gut lief! Freuen Sie sich über Kleinigkeiten: das Lachen eines Babys, den strahlend blauen Himmel, einen guten Witz oder das freundliche Angebot eines Unbekannten im Supermarkt, Ihnen zu helfen.

Es liegt in der menschlichen Natur, dass wir die Dinge nicht wertschätzen, deren wir uns sicher sind. Wir nehmen sie als selbstverständlich und gegeben hin. Es mag Zeiten geben, in denen Sie das Gefühl haben, es gebe nicht viel, wofür Sie dankbar sein könnten. Sehen Sie diese Phasen als Prüfung. Wenn es Ihnen gut geht und alles gut läuft, ist es leicht, Dankbarkeit zu zeigen. Sobald sich Herausforderungen zeigen, müssen Sie Vertrauen haben. Sagen Sie Danke und die Dinge verändern sich.

Angst und Zweifel loslassen

VERÄNDERUNG MACHT UNS HÄUFIG ANGST – und beim ersten Chakra geht es genau darum. Um Veränderung, darum, uns aus der Starre, dem Festgefahrenem zu lösen und zu lernen, beweglicher und flexibler zu werden. Darum ist das Chakra auch mit dem Thema Abhängigkeit verbunden – Abhängigkeit gründet immer in Angst. Angst vor dem Leben, dem Fühlen.

Wir allen haben Ängste. Sie sind Teil unseres Lebens und des Wissens, dass wir eines Tages sterben werden. Wir werden niemals komplett angstfrei sein und sollten daher lernen, sinnvoll mit der Angst umzugehen. Wir müssen zuerst einräumen, dass wir Ängste haben, sie dann annehmen, verstehen und uns eingestehen – und sie dann wieder loslassen.

Ich wuchs in Mazedonien auf und wir haben ein Sprichwort: Von zwei Übeln wählt man besser das, was man schon kennt. Ich bin viel gereist und in den meisten Ländern der Welt gibt es eine leicht abgeänderte Version davon. Wir alle haben Angst vor dem Unbekannten. Sie hält uns in einer Beziehung, die schon lange nicht funktioniert, weil wir Angst vor dem Alleinsein haben. Oder wir bleiben in einem verhassten Job, weil wir Angst haben, keine neue Stelle zu finden.

Wir haben oft Angst zu versagen. Aber was ist schlimmer? Einen Versuch zu wagen und zu versagen oder es überhaupt nicht erst zu versuchen? Wie sagte doch der große Erfinder Thomas Edison? »Ich habe nicht versagt. Ich habe mit Erfolg zehntausend Wege entdeckt, die zu keinem Ergebnis führen.« Und ohne Herrn Edison gäbe es keine Glühbirne!

> Mut ist Widerstand gegen die Angst, Sieg über die Angst, aber nicht Abwesenheit von Angst.
> MARK TWAIN (1835-1910)

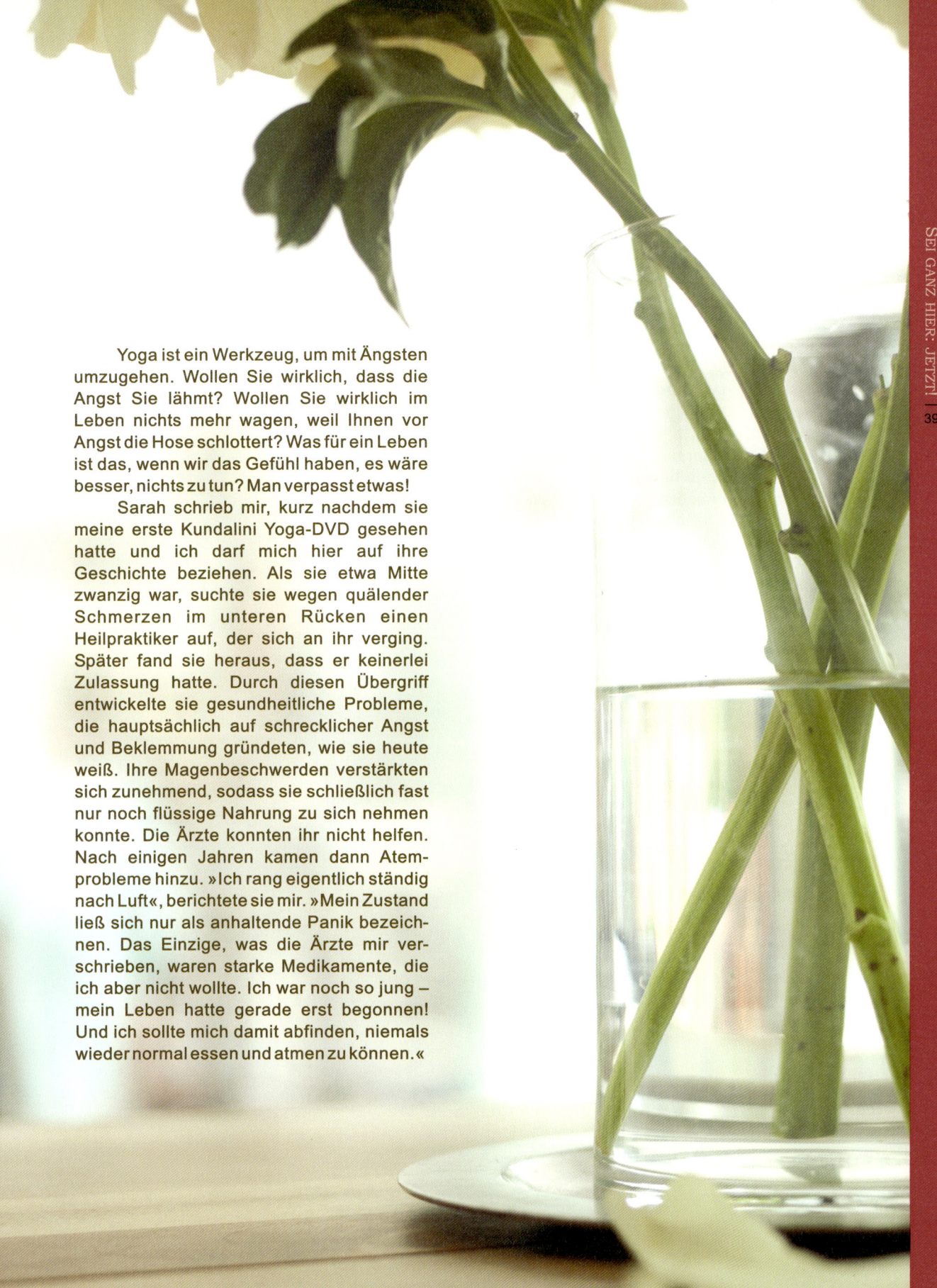

Yoga ist ein Werkzeug, um mit Ängsten umzugehen. Wollen Sie wirklich, dass die Angst Sie lähmt? Wollen Sie wirklich im Leben nichts mehr wagen, weil Ihnen vor Angst die Hose schlottert? Was für ein Leben ist das, wenn wir das Gefühl haben, es wäre besser, nichts zu tun? Man verpasst etwas!

Sarah schrieb mir, kurz nachdem sie meine erste Kundalini Yoga-DVD gesehen hatte und ich darf mich hier auf ihre Geschichte beziehen. Als sie etwa Mitte zwanzig war, suchte sie wegen quälender Schmerzen im unteren Rücken einen Heilpraktiker auf, der sich an ihr verging. Später fand sie heraus, dass er keinerlei Zulassung hatte. Durch diesen Übergriff entwickelte sie gesundheitliche Probleme, die hauptsächlich auf schrecklicher Angst und Beklemmung gründeten, wie sie heute weiß. Ihre Magenbeschwerden verstärkten sich zunehmend, sodass sie schließlich fast nur noch flüssige Nahrung zu sich nehmen konnte. Die Ärzte konnten ihr nicht helfen. Nach einigen Jahren kamen dann Atemprobleme hinzu. »Ich rang eigentlich ständig nach Luft«, berichtete sie mir. »Mein Zustand ließ sich nur als anhaltende Panik bezeichnen. Das Einzige, was die Ärzte mir verschrieben, waren starke Medikamente, die ich aber nicht wollte. Ich war noch so jung – mein Leben hatte gerade erst begonnen! Und ich sollte mich damit abfinden, niemals wieder normal essen und atmen zu können.«

Nach einer weiteren angstvoll durchwachten Nacht hatte sie ihre erste Kundalini-Stunde und schon nach den Aufwärmübungen begann sie hemmungslos zu schluchzen. »Die Übungen lösten die Spannung in meinem Zwerchfell und zum ersten Mal seit Monaten konnte ich wieder tief durchatmen. Sofort fasste ich Vertrauen und wusste, ich würde wieder normal atmen können. In dieser Nacht schlief ich tief und fest. Am nächsten Tag war ich dermaßen erschöpft, dass ich einfach im Bett blieb – ich hatte das Gefühl, ich wäre einen Marathon gelaufen.«

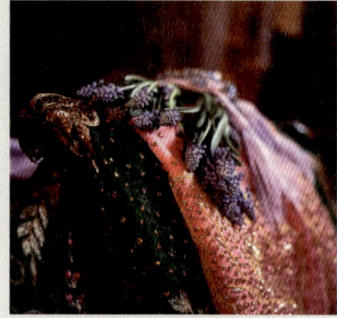

Sarah fuhr nicht nur fort mit Kundalini Yoga, sondern befindet sich inzwischen sogar in der Ausbildung zur Kundalini Yoga-Lehrerin. »Ich bin ein völlig neuer Mensch«, lacht sie heute. »Ich habe zwar noch immer ein paar gesundheitliche Probleme, aber nicht zu vergleichen mit diesen furchtbaren Zuständen. Und ich nutze Yoga, um die Selbstheilungskräfte meines Körpers zu stärken. Wenn ich Verdauungsprobleme habe, wende ich bestimmte Atemtechniken an, und diese furchtbaren Angstzustände von früher tauchen gar nicht mehr auf. Das Leben hat mich wieder und es ist schön!«

Sie nimmt ihre Begegnung mit dem falschen Heilpraktiker inzwischen mit Humor und ist sogar auf eine gewisse Weise dankbar dafür. »Ohne diesen Vorfall hätte ich Kundalini Yoga nicht kennengelernt. Und heute kann ich mir mein Leben ohne Kundalini einfach nicht mehr vorstellen.«

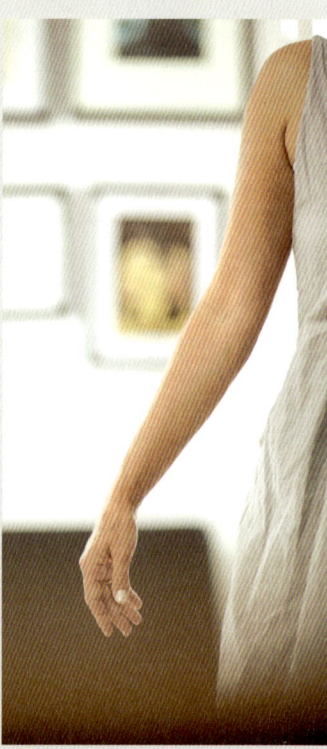

Meditation – Eine Einführung

ALLES, WAS WIR ACHTSAM UND BEWUSST TUN, IST MEDITATION. Wenn wir uns still auf unseren Atem konzentrieren und ihn beobachten, ist das Meditation. Musikhören kann meditativ sein, genauso wie Stricken, Spazierengehen oder Putzen. Solange unser Geist während einer Aktivität nicht durch etwas anderes gestört wird, handelt es sich um Meditation. Dennoch hat es große Vorteile, sich ganz bewusst stille Auszeiten zu nehmen und den Geist zur Ruhe kommen zu lassen. Es gibt keine bessere Möglichkeit zu lernen, präsent zu sein, zu erkennen, dass all unsere Ängste und Sorgen unseren Gedanken entspringen und dass wir diese Gedanken tatsächlich loslassen können. Zunächst genügen fünf Minuten – sobald Sie den Nutzen erfahrbar erkennen, werden Sie diese Zeiten vielleicht von selbst verlängern.

> Solange unser Geist während einer Aktivität nicht durch etwas anderes gestört wird, handelt es sich um Meditation.

Bei den Haltungen, den Asanas, des Yoga geht es letztlich um nichts anderes, als immer beweglicher zu werden, sodass wir immer länger im Schneidersitz verweilen können, um zu meditieren. Wir meditieren, um Frieden, Glückseligkeit und tiefe Freude zu finden – um die innere Menschlichkeit zu entdecken. Es geht dabei immer um Balance. Yang ist das Männliche, hier geht es ums Handeln, ums Tun. Deshalb brauchen wir den weiblichen Teil, das Yin, die Stille, so sehr.

Man kann auf vielerlei Weise meditieren – am einfachsten ist es im Sitzen. Sitzen und den Geist zur Ruhe kommen lassen. Natürlich ist das bedeutend schwieriger, als es sich jetzt anhört. Denn sobald wir versuchen, den Geist zu beruhigen, schießen uns die Gedanken nur so durch den Kopf! Kundalini Yoga bietet Ihnen eine ganze Reihe von Möglichkeiten, sich auszurichten und großen Nutzen aus der Meditation zu ziehen. Und diese Wege eröffnen sich Ihnen, während Sie diese Seiten durcharbeiten. Gedanken werden sich immer wieder einschleichen, aber durch beständiges Üben lernen Sie mehr und mehr, diese Gedanken wie aus der Ferne zu beobachten – so, wie man einen Bildschirm betrachtet, der auf der anderen Straßenseite hinter einer Fensterscheibe flackert, ohne dabei in die Geschichte, die sie erzählen wollen, hineingezogen zu werden. Wenn man meditiert, hält alles andere an. Obwohl man die Augen geschlossen hat, kann man ganz klar nach innen sehen. Man verjüngt sich, lädt sich mit Energie auf und verbindet sich mit dem Fluss des Lebens. Sehr oft hatte ich genau dieses Gefühl, wenn ich als Pianistin auf der Bühne spielte. Wenn ich ein Konzert gebe, höre und denke ich nicht mehr. Alles ist ganz friedlich. Urplötzlich befinde ich mich in einer anderen Welt und alles ist still. Es ist ein wunderbares Gefühl und jeder Mensch kann es zu jeder Zeit erfahren. Wir müssen nur wissen, wie.

Achtsam abwaschen

NATÜRLICH IST ES EINFACH, PRÄSENT ZU SEIN, WENN WIR ETWAS GERNE TUN. Hausarbeit hingegen ist eine wunderbare Übung für Achtsamkeit. Ärgern Sie sich nicht darüber. Hetzen Sie sich nicht. Sagen Sie sich, dass Sie die Hausarbeit genießen können. Legen Sie eine CD mit entspannender Musik ein. Genießen Sie das Gefühl des warmen Wassers auf der Haut und die schillernden Farben in den Seifenblasen. Schauen Sie sich jeden Teller und jede Tasse ganz genau an. Nehmen Sie den Teller, das Wasser und die Bewegung Ihrer Hände ganz bewusst wahr. Sie reinigen Ihr Geschirr. Es wird glänzen und wie neu aussehen. Sie tun dies als Akt der Liebe für Ihre Familie, Ihre Mitbewohner oder Ihre Freunde, mit denen sie gegessen haben – oder einfach als Akt der Liebe für sich selbst. Sie würdigen die Menschen, die das Geschirr hergestellt haben, und jene, die die Nahrungsmittel angebaut und hergestellt haben. Am Anfang mögen Sie sich versetzt fühlen in den Film *Die Frauen von Stepford*, denen ein Mikrochip eingesetzt wird, damit sie sich willig in ihre Rolle als Hausfrau fügen. Aber versuchen Sie es einfach. Seien Sie einfach im Moment und spüren Sie diesem besonderen Gefühl nach.

Der weise vietnamesische Mönch und Lehrer Thich Nhât Hanh sagt: »Wenn ich das Geschirr nicht voller Freude abwaschen kann und nur versuche, es schnellstmöglich hinter mich zu bringen, damit ich endlich zum Nachtisch übergehen kann, kann ich auch diesen nicht genießen. Mit der Gabel in der Hand überlege ich schon, was als Nächstes dran ist. So entgehen mir Konsistenz und Geschmack des Desserts ebenso wie das freudvolle Erlebnis des Verspeisens desselben. Ständig werde ich in die Zukunft gezogen und kann den gegenwärtigen Moment nicht genießen.«

Dieses Beispiel kann auf sämtliche Hausarbeit übertragen werden. Wenn wir beim Staubsaugen oder Badputzen ganz gegenwärtig, ganz präsent sein können, gelingt es uns zunehmend die großen Momente des Lebens höher zu schätzen und mehr zu genießen!

Gelassen bleiben

WIR ALLE HABEN UNSERE SCHWACHSTELLEN und fühlen uns in bestimmten Situationen unter Druck. Bei mir ist es zum Beispiel der allmorgendliche Schulweg mit dem Auto. Sie können vermutlich nachvollziehen, wie sich so eine Fahrt auf die Psyche auswirken kann. Es regnet, die Kinder streiten, dass die Fetzen fliegen, und dann hängt man auch noch im Stau fest – Autofahrer können unglaublich aggressiv sein, sich anschreien und wild gestikulieren. Ich lasse daher im Auto gerne Mantras laufen. Nehme ich dann mal jemanden mit, der mich nicht so gut kennt, bekomme ich oft zu hören: »Die CD scheint zu hängen.«

Sobald Sie das Gefühl haben, die Dinge geraten außer Kontrolle und Sie drehen sich nur noch im Kreis, müssen Sie innehalten, den momentanen Zustand anerkennen und sich innerlich entschließen, ihn jetzt zu verändern. Es reicht aus, ganz bewusst zu atmen, um die Veränderung herbeizuführen. Sie können endlich gelassen bleiben! Der Zustand verändert sich. Er verkehrt sich schließlich sogar. Die Abwärtsspirale wird zu Aufwärtsspirale und umgekehrt. Einzig, indem Sie innehalten und den Zustand anerkennen.

Versuchen Sie einmal Folgendes, anstatt loszubrüllen: Verschließen Sie mit dem rechten Zeigefinger das rechte Nasenloch, während Ringfinger und Daumen der linken Hand sich berühren. Atmen Sie dann kraft- und geräuschvoll ein und aus, wobei das Ein- und Ausatmen gleich lange dauern sollte. Das Atmen durch das linke Nasenloch beschert Ihnen ruhige, weibliche Mondenergie anstelle der belebenden, männlichen Sonnenenergie, die auf der rechten Seite einströmt. Sie mögen sich ein bisschen lächerlich fühlen, wenn Sie diese Übung im Auto sitzend durchführen. Aber glauben Sie mir – Ihre Kinder mit hochrotem Kopf anzuschreien, kann auf andere Fahrer bedeutend absurder wirken. Schon eine Minute dieser Atemübung kann Ihre Gefühlswelt komplett verändern!

Der Verbindungstrunk

Dieser Trank reinigt Leber, Nieren und Gedärme.
Er unterstützt Sie dabei, wieder eine harmonische
Verbindung mit Mutter Erde herzustellen.

3 Karotten
1 Rote Bete
1 Zitrone
1 Gurke
1 rote Paprika
1 Stangensellerie
frischen Ingwer und Knoblauch
nach Geschmack
1 kleiner Bund Petersilie

Schälen Sie Karotten, Rote Bete,
Zitrone und Gurke. Entfernen Sie
Stege und Kerne aus der Paprika-
schote. Fügen Sie Ingwer und Knoblauch nach Geschmack hinzu und geben
Sie alles in einen Entsafter. Umrühren
und leidenschaftlich genießen!

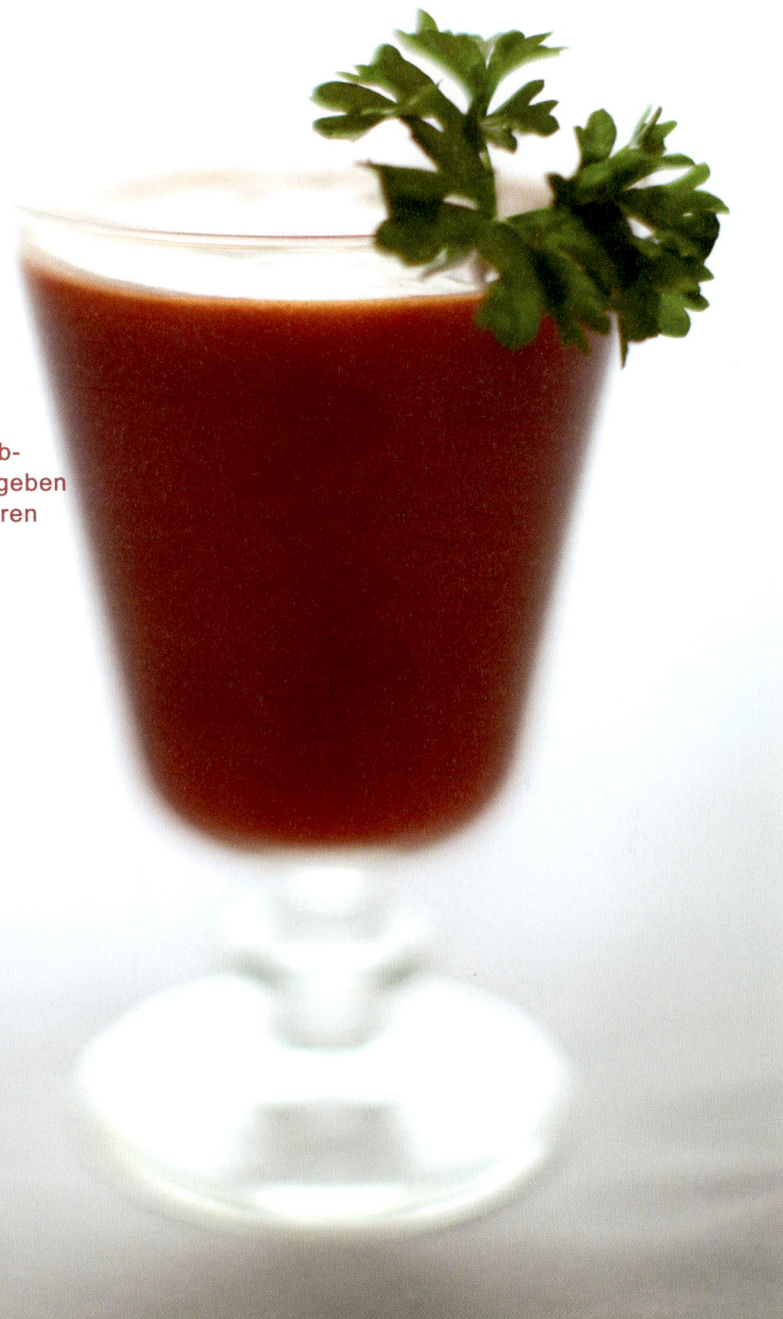

Bewegte Krähe

Diese Haltung stärkt Sie sowohl körperlich als auch mental, stimuliert die Kundalini-Energie und lässt sie die Wirbelsäule hochsteigen. Sie erdet uns in völliger Selbstannahme und in völligem Loslassen. Diese Übung darf während der Schwangerschaft und während der ersten drei Tage der Menstruation **nicht** ausgeführt werden!

Gehen Sie in die Krähenhaltung, indem Sie sich wie auf dem Bild gezeigt in die Hocke begeben. Die Arme sind dabei nach vorn gestreckt, die Hände gefaltet, wobei die Zeigefinger nach vorne deuten. Stehen Sie mit dem Einatmen auf und halten Sie dabei die Arme gestreckt und parallel zum Boden. Gehen Sie mit dem Ausatmen wieder in die Hocke. Sprechen Sie mit dem Einatmen und Aufstehen innerlich das Mantra *Sat* und mit dem Ausatmen und In-die-Hocke-Gehen das Mantra *Nam* – zusammen bedeutet das *Mein Name sei Wahrheit*. Halten Sie die Augen dabei einen Schlitz weit offen.

Wiederholen Sie die Übung zu Beginn mindesten sieben Mal und steigern Sie die Wiederholungen langsam bis auf sechsundzwanzig. Wenn Sie erst kräftiger und beweglicher sind, können Sie die Übung schneller ausführen, um tatsächlich im Atemrhythmus zu bleiben.

Sollte Ihnen die Übung zu anstrengend sein, lehnen Sie sich einfach mit dem Rücken gegen eine Wand, um in die Hocke zu gelangen. Alternativ können Sie zur Unterstützung auch zwei schwere Sessel oder Stühle links und rechts von sich aufstellen. Bleiben Sie so lange wie möglich in der Haltung – mit der Zeit und Übung wird Ihnen diese Haltung immer leichter fallen und ohne große Anstrengung einzunehmen sein. In Entwicklungsländern, wo Sessel eher nicht zum Standardmobiliar gehören, entspannen sogar ältere Menschen in dieser Hockstellung.

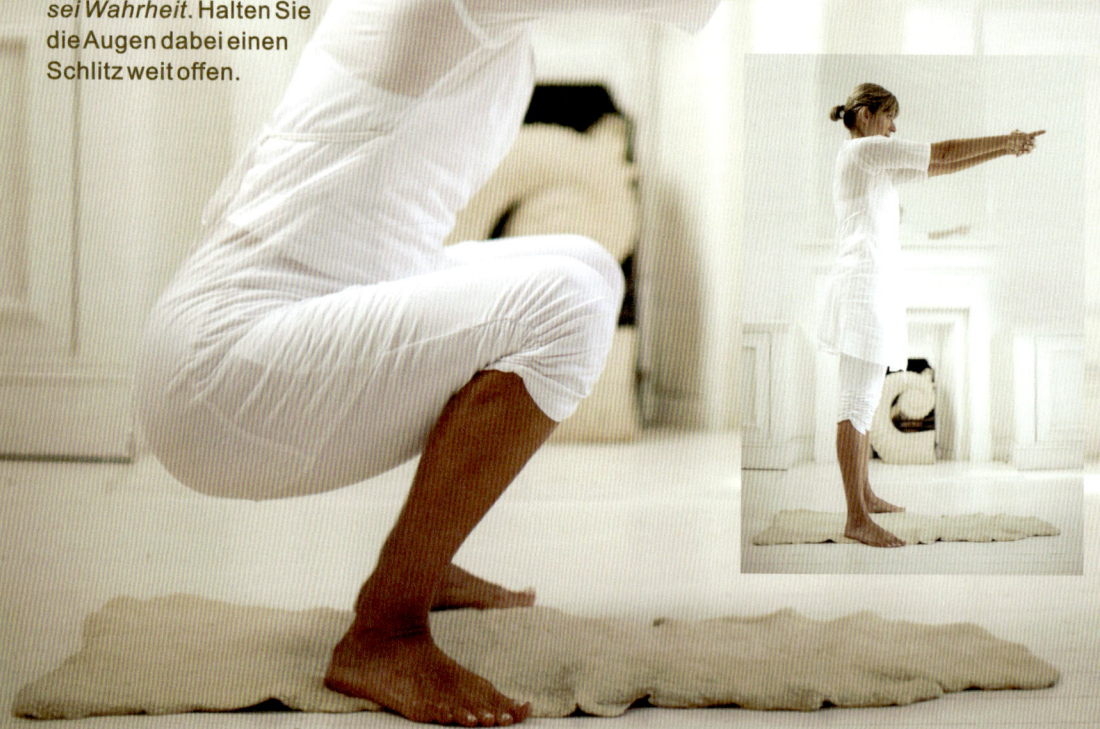

Frosch

Diese Haltung wird damit in Verbindung gebracht, der Angst oder dem Versagen offen ins Gesicht zu sehen. Sie bringt sämtliche Organe und den Kreislauf in Schwung, beugt Brust- sowie Prostatakrebs vor und hebt die Energie aus den unteren Chakras in die oberen. Mit zunehmendem Üben verstärkt sich die Fähigkeit loszulassen, zu vertrauen und anzunehmen. Auch das altersbedingte Knirschen in den Knien sollte sich bessern.

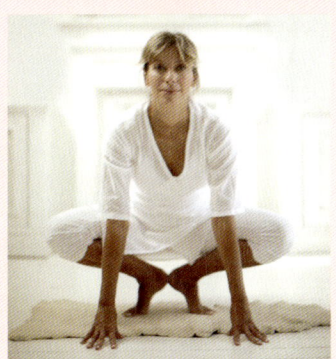

Gehen Sie auf den Zehen in die Hocke. Die Fersen sind dabei vom Boden abgehoben und berühren sich. Die Beine sind wie bei einem Frosch nach außen gespreizt. Legen Sie mit geschlossenen Augen die Hände auf den Boden und richten Sie Ihre Aufmerksamkeit auf das Dritte Auge, indem Sie Ihren Blick hinter den geschlossenen Lidern auf den Punkt zwischen den Augenbrauen richten. Strecken Sie nun mit dem Einatmen die Beine aus, sodass der Po sich nach oben hebt. Die Hände bleiben dabei auf dem Boden, die Fersen in der Luft. Gehen Sie mit dem Ausatmen wieder in die Hocke. Auch hier beginnen Sie bitte mit sieben Wiederholungen und steigern sich im Laufe der Zeit auf sechsundzwanzig. Und auch diese Übung werden Sie allmählich schneller ausführen können.

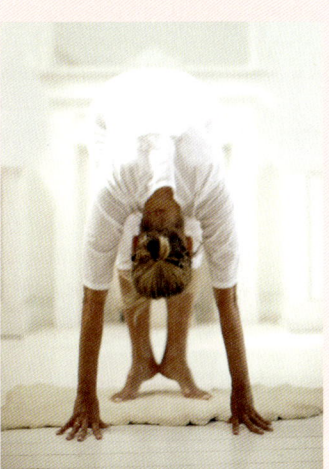

Sowohl bei dieser Übung als auch bei der Bewegten Krähe (gegenüber) kommen Sie reichlich ins Schwitzen. Aber danach ist der Kopf wieder frei, Sie können loslassen und das Leben leben!

Erdung

Legen Sie sich auf den Boden, bringen Sie mit dem Einatmen die Knie an die Brust und umfassen Sie Ihre Beine. Setzen Sie sich auf und berühren Sie Ihre Zehenspitzen. Kommen Sie dann mit dem Ausatmen wieder in die Ausgangslage zurück. Führen Sie die Erdung in gleichmäßigem Rhythmus etwa ein bis zwei Minuten lang durch.

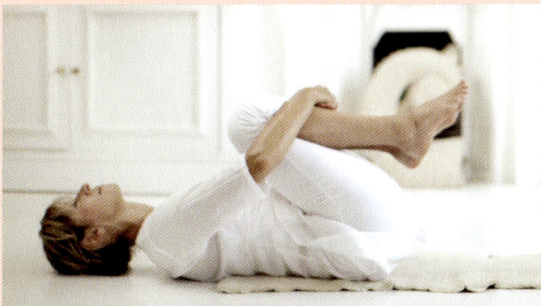
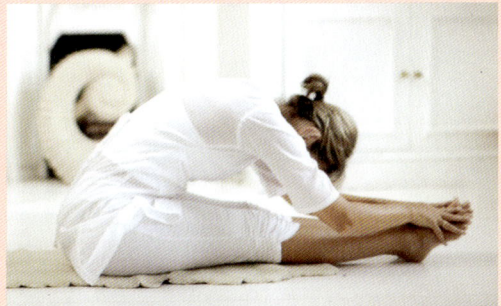

Mantra – ein Neubeginn

Anfangs mag es Ihnen unangenehm oder sogar peinlich sein, laut zu chanten oder zu singen. Damit werden wir uns im nächsten Kapitel eingehend beschäftigen. Versuchen Sie es dennoch, wenn Sie in Ihrem Leben wirkliche Veränderungen herbeiführen wollen. Chanten räumt Blockaden aus dem Weg und baut alte Energien ab, die Sie noch zurückhalten.

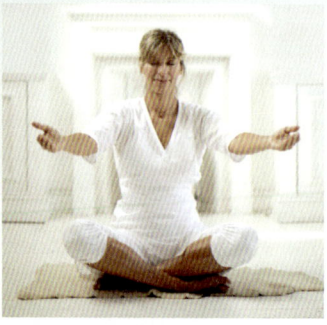

Ein Mantra beinhaltet den Klang, die Schwingungen und die rhythmische Wiederholung heiliger Worte der Stärkung, die unser Bewusstsein anheben. Dieses Mantra hier erweckt die Kundalini-Energie, die uns Vitalität schenkt und unser Karma reinigt. Es ist das Mantra der Ekstase, das uns befähigt, aus der Dunkelheit ins Licht zu gehen, von der Unwissenheit zu wahrem Verständnis zu gelangen. Durch das laute Chanten werden zuerst die Reflexpunkte im Mund stimuliert. Dann erreichen die Schwingungen Hypothalamus, Zirbeldrüse und Hypophyse (Hirnanhangdrüse) und neutralisieren den Verstand. Dadurch erreichen Sie einen meditativen Zustand und erfahren wahren Frieden.

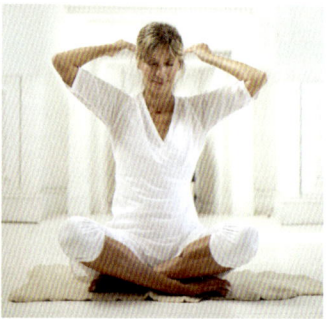

Setzen Sie sich im Schneidersitz auf den Boden (siehe Seite 18) und strecken Sie die Arme mit nach oben geöffneten Handflächen nach vorne. Führen Sie dann die Hände zusammen und machen eine Bewegung, als wollten Sie Wasser über Ihren Kopf gießen. Dabei singen Sie das Mantra »Wahe guru, wahe guru, wahe guru, wahe jio« (*Wahe guru, wahe guru, wahe guru, wahe dschio* – auf meiner Website www.mayaspace.com finden Sie dazu eine Hörprobe). Chanten Sie das Mantra mindestens drei Minuten lang.

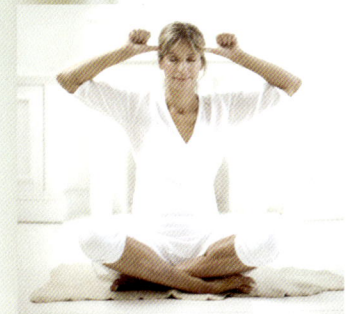

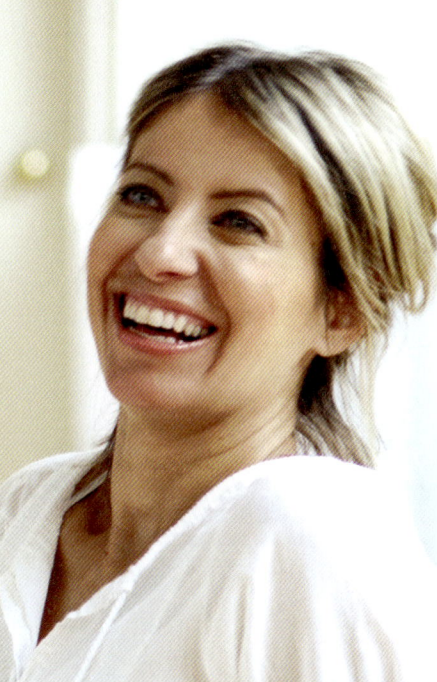

Angst loslassen, Gewohnheiten ändern und Abhängigkeiten heilen

Wir haben alle unsere Muster und Gewohnheiten. Dinge, die wir tun, um unsere Bewusstheit zu dämpfen: E-Mails, Fernsehen, Einkaufen. Wenn wir nicht vom Rauchen, Essen oder Trinken abhängig sind, sind wir abhängig von Versagensängsten und Ablehnung – all dies führt zu Unsicherheiten und neurotischen Verhaltensweisen. Die folgende Meditation korrigiert dieses Problem. Sie ist ein wunderbares Werkzeug für jeden Einzelnen, kann aber insbesondere denjenigen helfen, die sich auf Drogenentzug befinden, sich aus einer psychisch oder mental schwierigen Phase herausbewegen oder unter Phobien leiden. Der Druck, der dabei von den Daumen ausgeübt wird, löst einen rhythmischen Stromfluss in das Zentralhirn aus, der die Zirbeldrüse aktiviert. Die Disharmonie in diesem Bereich macht die Angst für uns unzerstörbar.

Setzen Sie sich wieder in den Schneidersitz (siehe Seite 18), halten Sie die Hände zu Fäusten geballt und strecken Sie dabei die Daumen aus. Pressen Sie nun die Daumen fest gegen die Schläfen und Ihre Backenzähne bei geschlossenen Lippen aufeinander. Beißen Sie fest auf die hinteren Backenzähne und lassen Sie dann los. Sie spüren jetzt, wie sich der Muskel unter Ihrem Daumen bewegt. Lassen Sie nun mit jedem

Zusammenpressen der Zähne leise die Laute »Sa, ta, na, ma« erklingen (Sah, tah, nah, mah – auch diese Lautfolge können Sie auf www.mayaspace.com hören). Über vierzig Tage hinweg täglich ausgeführt, wirkt diese Übung unglaublich transformierend.

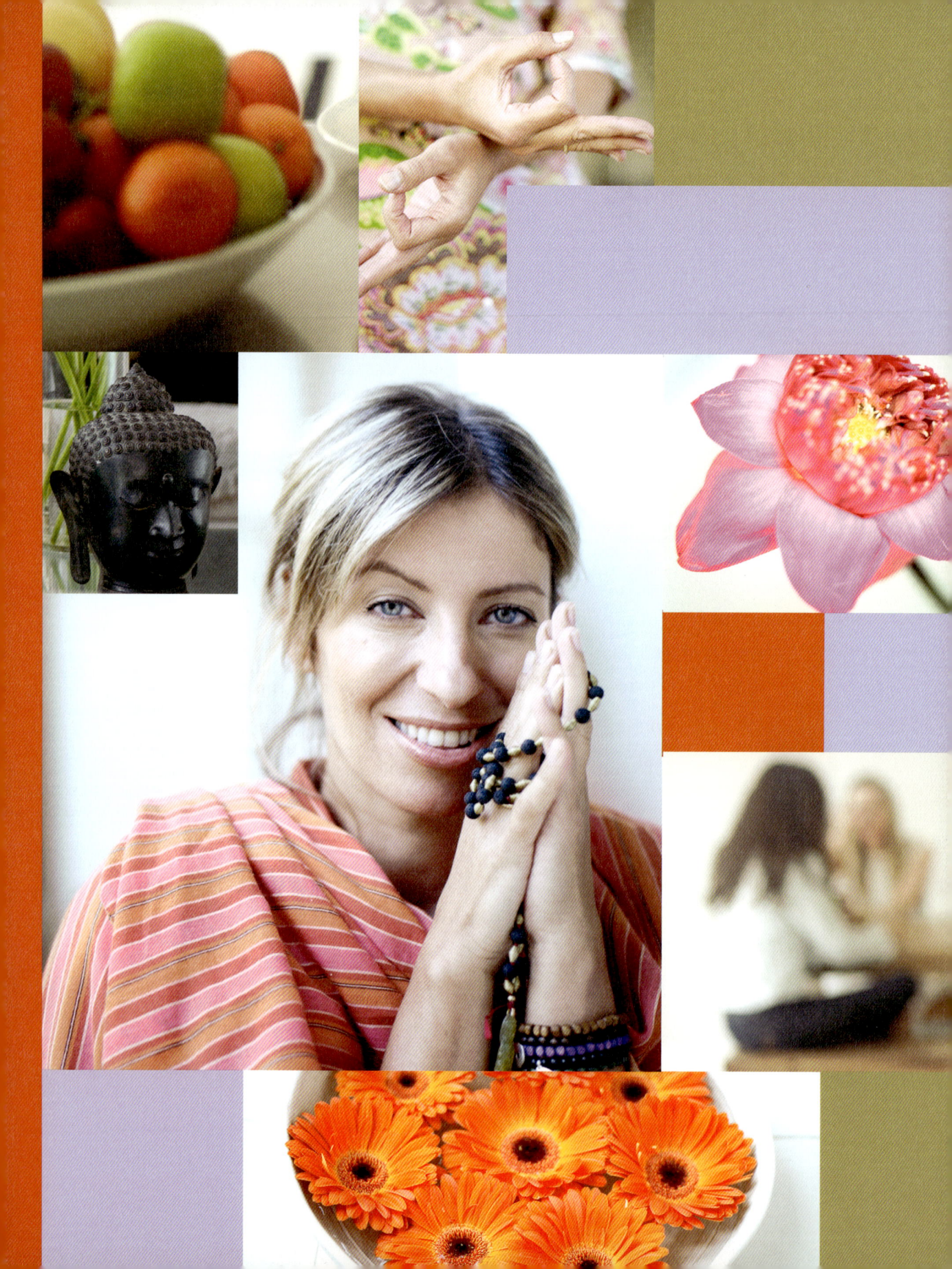

Entgiften
&
Entstressen

SAKRALCHAKRA

Das zweite Chakra befindet sich am Kreuzbein, dem Knochen, der die Wirbelsäule mit dem Steißbein und dem unteren Becken verbindet. Es ist mit den Fortpflanzungsorganen, den Nieren und den Nebennieren verbunden. Sein Element ist das Wasser und es geht um das Fließen und die Beweglichkeit im Leben. Unsere Kinder und alles, was wir erschaffen, stammen aus diesem Energiezentrum.

Ich treffe mit sehr vielen wunderbaren Menschen zusammen, die frustriert darüber sind, dass sie nie das erreichen, wozu sie eigentlich in der Lage wären. Leidenschaftlich lieben sie das Leben und seine Möglichkeiten, sind aber immerfort enttäuscht darüber, dass sie diese Möglichkeiten nicht manifestieren können. Bei anderen ist es umgekehrt: Sie fühlen sich müde, ohnmächtig und unfähig, den Enthusiasmus aufzubringen, der notwendig wäre, ihrem Leben eine andere Richtung zu geben. Sobald die Energien in diesem Chakra wieder ausbalanciert sind, fließen Kreativität und Leidenschaft wieder in unser Leben zurück.

Ein Ungleichgewicht in diesem Bereich kann zu Abhängigkeit von Sex oder anderen psychischen Fehlsteuerungen führen, die uns einen Kick geben, der unsere reiche Vorstellungskraft scheinbar befriedigt. Letztlich bleibt aber immer das Gefühl der Leere und Unvollkommenheit zurück. Weitere mit diesem Chakra in Verbindung stehende Probleme sind: Scham über den eigenen Körper oder die eigene Sexualität, Impotenz, Frigidität, Unfruchtbarkeit, Harnwegsprobleme und Schmerzen im unteren Rücken.

Leitbild:	Schattenemotionen:	Farbe:	Symbol:	Element:
Kreativität	Sexuelle Probleme	Orange	Der sechs-blättrige Lotus	Wasser

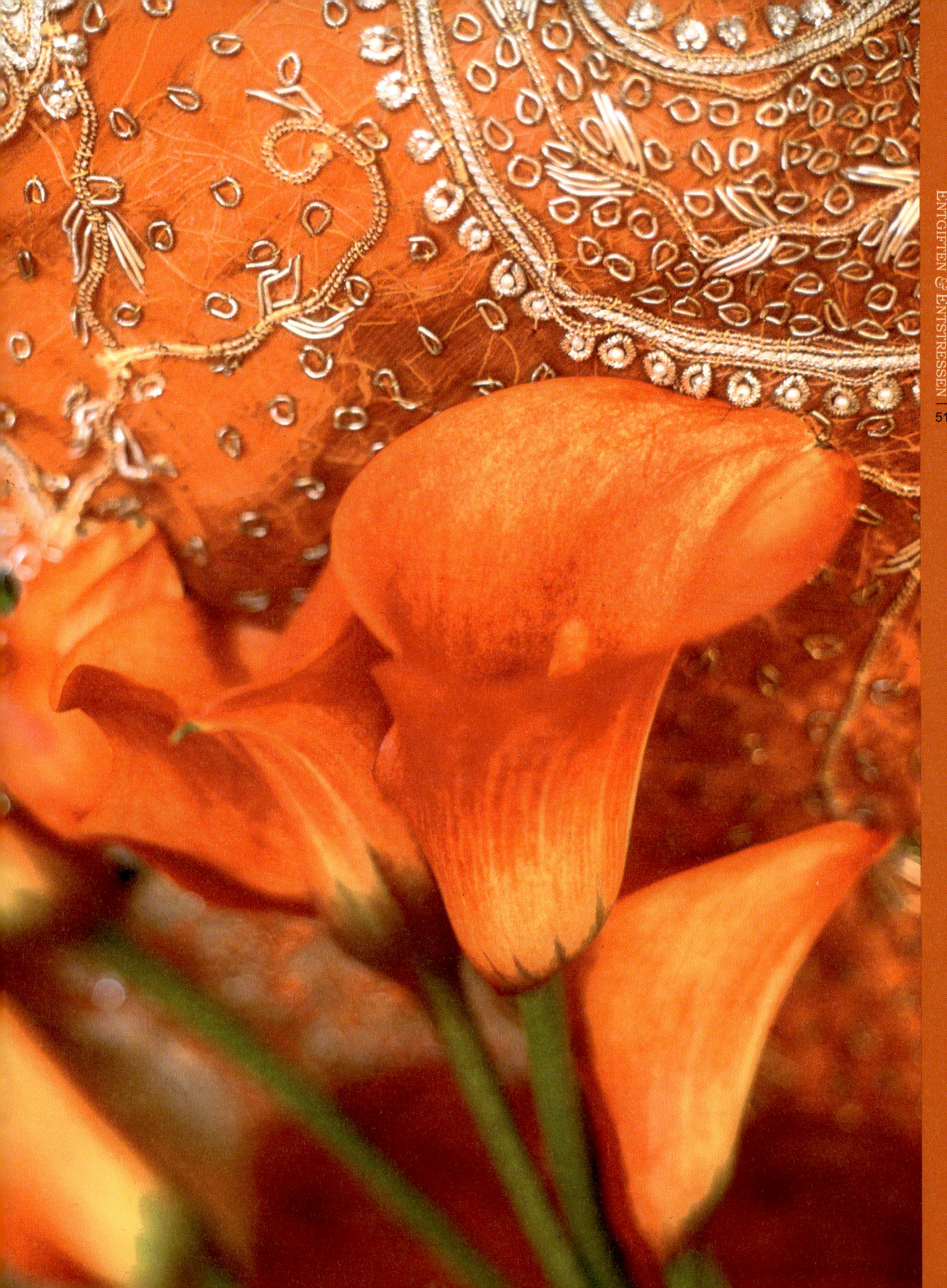

Der richtige Umgang mit Stress

HABEN SIE OFT DAS GEFÜHL, DASS IHNEN EINFACH ALLES ZU VIEL IST? Sind Sie ständig müde oder bissig und fangen sich einfach jede Erkältung und jeden grassierenden Magen-Darm-Virus ein? Machen Sie sich ständig Sorgen oder haben Sie das Gefühl, der Tag hätte niemals genügend Stunden, um auch nur annähernd alles schaffen zu können, was Sie sich vorgenommen haben? Wenn Sie zusätzlich unter Schlaflosigkeit leiden und ängstlich sind, oder schon mit den kleinsten Entscheidungen ewig hadern, dann sollten Sie diese Warnsignale unbedingt ernst nehmen! Achten Sie auf das, was Ihr Körper Ihnen mitteilen will, denn es besteht eine große Wahrscheinlichkeit, dass Ihre Nebennieren angegriffen sind und Sie auf einen Zusammenbruch zusteuern.

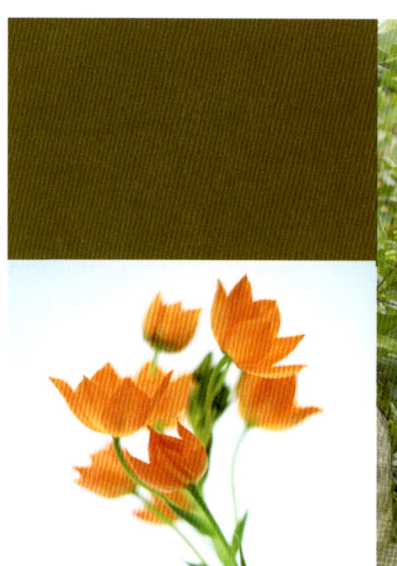
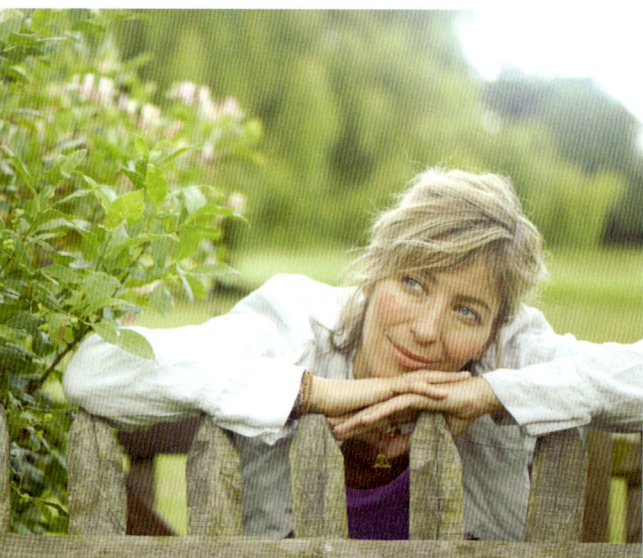

Das Schlimme daran ist, dass so gut wie jeder Mensch sich mit einem Teil dieser Symptome identifizieren kann, da unser modernes Leben nicht gerade gesund für unsere armen Nebennieren ist. Zwei winzige Drüsen, die auf der Niere sitzen und im gesunden Zustand kaum fünf Gramm pro Stück wiegen. Sie produzieren die Stress-hormone Adrenalin und Cortisol, die in Kampf-oder-Flucht-Situationen ausge-schüttet werden. Jahrtausende sorgten diese Hormone beim Menschen für den zusätzlichen Energieschub, um sich ent-weder zum Kampf zu stellen oder vor einem wilden Tier zu flüchten. Leider kann unser Körper oft nicht zwischen einem hungrigen Löwen und einem wütenden Kunden unter-scheiden – er kennt nicht den Unterschied zwischen dem Kampf ums nackte Überleben und dem Versuch, sich durch ein überfülltes Einkaufszentrum zu schlagen. Und obwohl wir nur sehr selten in wirklicher physischer Gefahr sind, bringt sowohl ein wichtiger Ge-schäftstermin als auch eine Fahrt zur Rush-hour unsere Nebennieren auf Hochtouren.

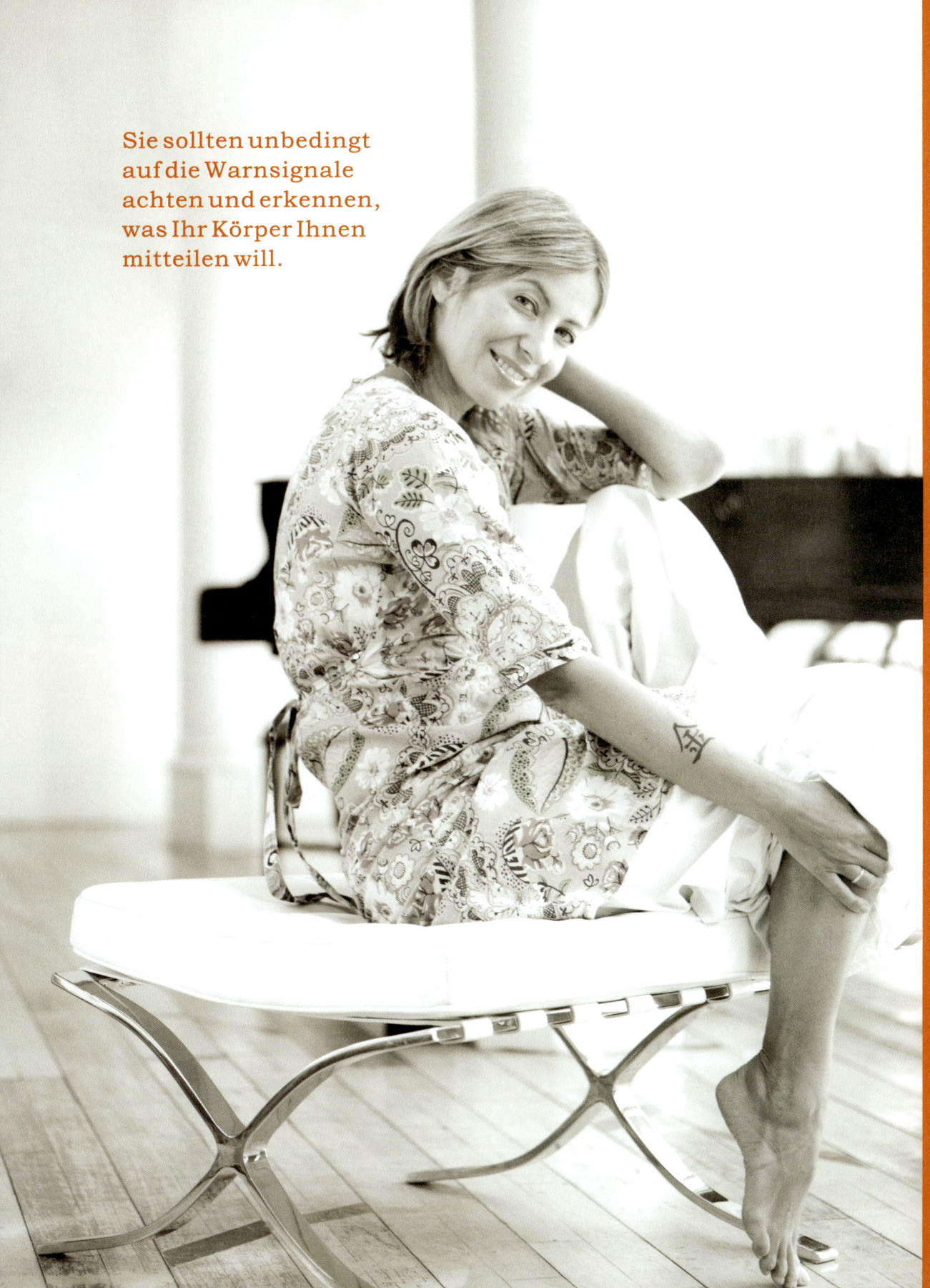

Sie sollten unbedingt
auf die Warnsignale
achten und erkennen,
was Ihr Körper Ihnen
mitteilen will.

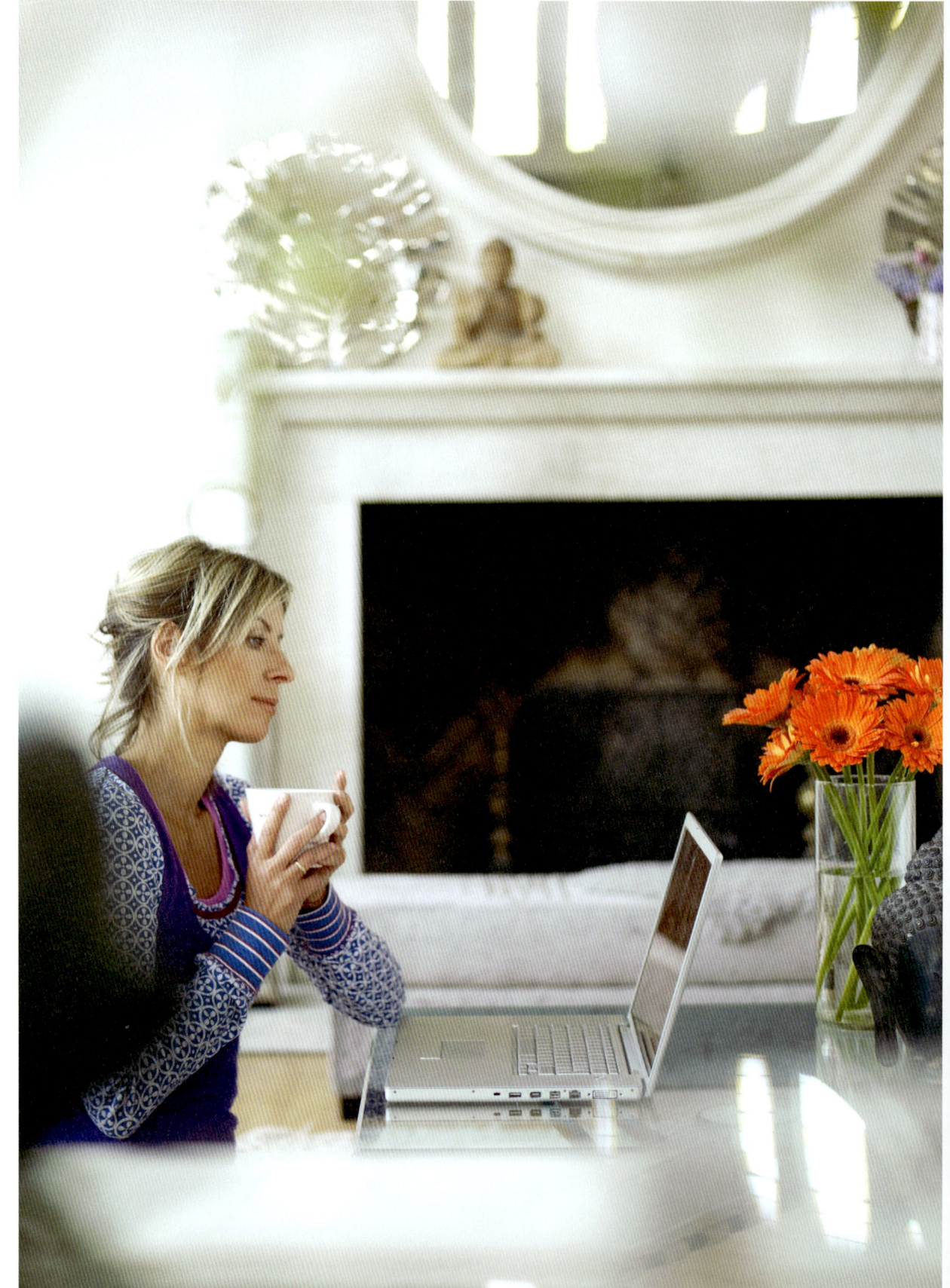

Das Problem bei der Sache ist folgendes: Wir werden mit der Zeit abhängig von diesem Adrenalinschub! Wenn wir ganz ehrlich sind, erschaffen wir uns immer wieder Stress-Situationen, weil wir das Adrenalin als Treibstoff für unseren Antrieb nutzen. Dann schieben wir den Bericht oder das Essay auf die lange Bank oder wir lassen uns von unwichtigen Erledigungen ablenken, um schließlich einfach nicht mehr rechtzeitig zum Meeting erscheinen zu können. Und wie es bei Treibstoff eben so ist – er geht irgendwann zur Neige. Die Nebennieren haben zwar eine schier unglaubliche Leistungsfähigkeit, aber auch sie sind irgendwann erschöpft – und dann verlieren Sie das Interesse am Leben.

Kundalini Yoga sowie Meditationen können eine enorme Hilfe dabei sein, die Nebennieren wieder zu stärken und mit Stress erfolgreich umzugehen. Die nachfolgenden Übungen geben Ihnen Energie, Klarheit und die Lust am Leben wieder zurück! Vor Kurzem schrieb mir Karen, deren Vater Dayton dem Rat seines Beraters gefolgt war und im Alter von zweiundsiebzig Jahren begonnen hatte, Kundalini zu praktizieren. Dayton hatte seit ewigen Zeiten unter schweren Depressionen gelitten, was Karen jedoch erst so richtig bewusst wurde, als sie in die Nähe ihrer Eltern zog. Er machte sich ständig Sorgen, war allem und jedem gegenüber negativ eingestellt und litt unter derart schlimmen Alpträumen, dass er Angst vor dem Einschlafen hatte. Er fing alle möglichen Projekte an, brachte aber kein einziges zum Abschluss. Das trug natürlich noch zu seiner stressbeladenen Situation bei und verstärkte die Depressionen. Vor zwei Jahren hatte der Stress seinen Blutdruck in dermaßen unerträgliche Höhen getrieben, dass er einen kleinen Schlaganfall erlitt.

Als Sohn eines mittellosen texanischen Farmerehepaars war Dayton nicht gerade für Yoga prädestiniert. »Er ist nicht

Meditation kann eine enorme Hilfe dabei sein, wieder Kraft aufzubauen und mit Stress umzugehen.

jemand, der sich mit Meditation beschäftigen würde«, lachte Karen, als wir uns trafen. »Er hat immer auf den Rat der Ärzte gehört und getan, was sie ihm gesagt haben.« Nachdem aber kein einziges Medikament anschlug, ließ er sich auf Yoga ein und schlief nach seiner ersten Stunde seit Jahren die erste Nacht ohne Alptraum durch. Nach kurzer Zeit lächelte er schon wieder öfter und obwohl sein Blutdruck noch immer hoch ist, hat er inzwischen die Möglichkeit, ihn durch bestimmte Atemtechniken relativ schnell wieder unter Kontrolle zu bekommen, sollten die Werte schwindelerregende Höhen erreichen. Täglich führt er Übungen für die Nebennieren aus (siehe Seite 76) und praktiziert zwei- bis dreimal pro Woche längere Übungsfolgen Kundalini Yoga.

»Noch immer hat er einige gesundheitliche Probleme, aber der Großteil hat sich schon gravierend verbessert. Und wir sind fest davon überzeugt, dass Yoga ihn vor einem weiteren Schlaganfall bewahrt hat.«

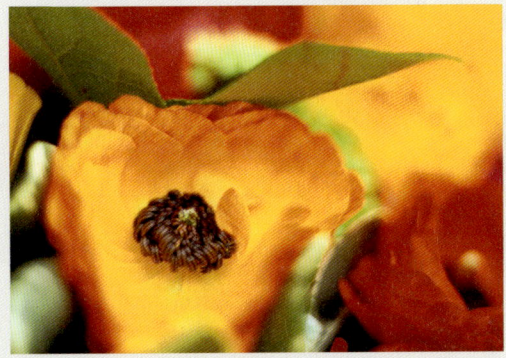

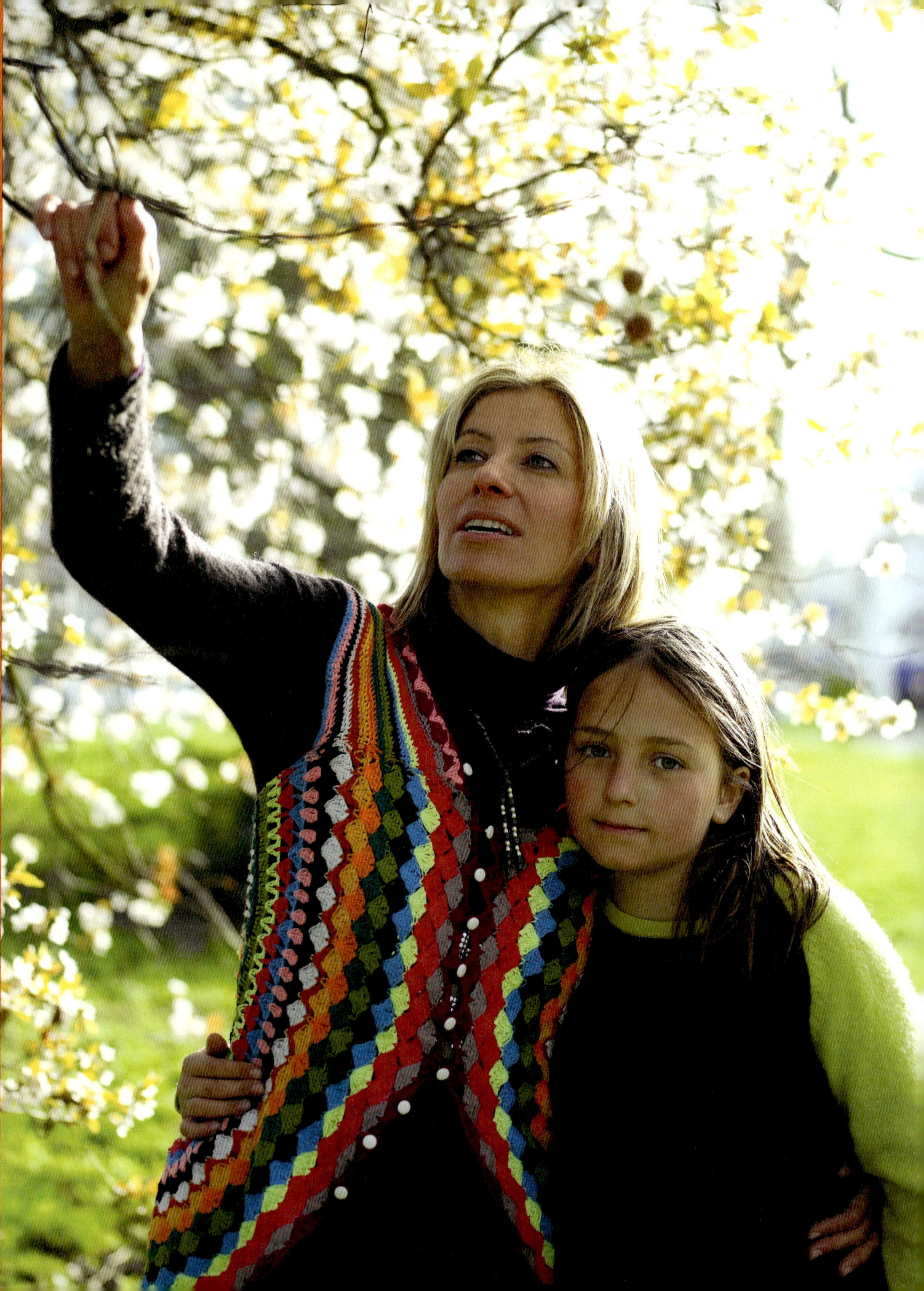

Wie erschafft man Zeit?

VERMUTLICH HABEN SIE SCHON EIN MANTRA – ETWAS, das Sie den ganzen Tag wiederholen. Ebenso wie unsere Gedanken, also die Geschichten, die wir uns selbst von der Welt erzählen, dabei helfen, unsere Erfahrungen zu gestalten, formt unser Mantra unser Leben. »Ich bin so müde!«, »Ich bin total gestresst!«, »Ich weiß eigentlich gar nicht, was ich hier soll!«, »Ich schaffe das einfach nicht!« oder »Das funktioniert sowieso nicht!« sind nur einige davon. Und natürlich wird aus dem Mantra eine selbsterfüllende Prophezeiung! Wir sind müde, gestresst und unsicher und das, was wir uns vorgenommen haben, funktioniert nicht vor allem deshalb, weil wir uns selbst von vornherein kein Chance gegeben haben.

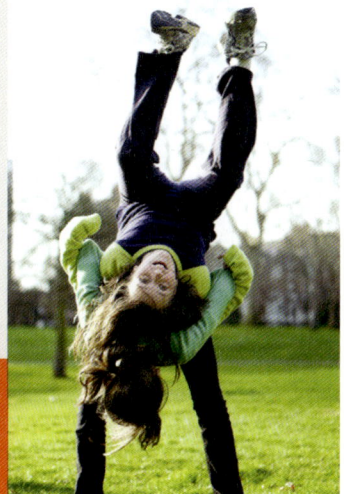

> »Mach langsam und genieße das Leben. Du verpasst nicht nur die schöne Landschaft, wenn Du zu schnell fährst – Du verpasst vor allem Dein Gefühl dafür, wohin Du gerade unterwegs bist und warum.«
>
> EDDIE CANTOR (1892-1964)

Eines der häufigsten Mantras im Westen lautet »Ich habe keine Zeit!« Wenn Sie dieses Mantra ständig wiederholen, ist eines sicher: Sie werden keine Zeit haben. Denken Sie einmal an jemanden, den Sie bewundern. Das mag Bill Gates, Paula Radcliffe, Barack Obama, der Dalai Lama, J.K. Rowling sein oder eine Mutter, die blendend aussieht und ihre drei Kinder ohne Hektik an der Schule abliefert, bevor sie sich auf den Weg zu ihrem anspruchsvollen Führungsjob macht – jeden Tag. Wie jedem von uns, stehen auch ihnen ohne Ausnahme eben diese vierundzwanzig Stunden täglich zur Verfügung.

Nehmen Sie sich nach dem Aufwachen ein paar Minuten, um dankbar zu sein, einige Übungen für die Wirbelsäule zu machen und kurz zu meditieren, um sich angemessen auf den Tag vorzubereiten? Nein? Weil Sie sich um die Kinder kümmern müssen, schnell zur Arbeit müssen oder weil Sie Ihren Schlaf brauchen und so lange wie möglich im Bett bleiben wollen? Es gibt tausend Gründe, klar – aber stehen Sie doch mal eine Viertelstunde früher auf und schenken Sie sich diese Zeit! Bitten Sie Ihre Kinder, den Schulranzen schon am Abend zu packen, hängen Sie Kostüm oder Anzug schon abends heraus oder gehen Sie eine Viertelstunde früher zu Bett – tun Sie einfach das, was Ihnen die Möglichkeit für diesen Raum am Morgen eröffnet, und sehen Sie, um wie viel besser und ruhiger sich der Tag entfaltet. Nutzen Sie diese wenigen Minuten, um sich mit der Quelle zu verbinden, Ihre Akkus aufzuladen, und Sie werden sehen, dass Sie einfach mehr zustande bringen. Sie hasten und hetzten weniger und Sie haben eine klare Vorstellung davon, was wirklich wichtig ist, anstatt sich in Kleinigkeiten zu verlieren. Sie *erschaffen* mehr Zeit!

Susan praktizierte bereits seit etwa einem halben Jahr Kundalini Yoga, als ich sie auf einem Yoga-Workshop in London traf. »Mir ist aufgefallen, dass ich wirklich nicht mehr so furchtbar durch die Gegend hetze«, erzählte sie. »Ich gehe jetzt öfter im Wald spazieren und nehme mir immer mal wieder eine Auszeit. Ich habe jetzt mehr Zeit für meine Familie und auch für andere – alles hat sich zum Besseren gewandelt. Wenn meine Freunde mir sagen, sie hätten keine Zeit, mache ich Ihnen bewusst, dass unsere Großmütter und Großväter weder Autos noch Waschmaschinen oder Schnellgerichte hatten. Die Wäsche wurde im großen Zuber gewaschen und dann gemangelt, die Kinder mussten großgezogen werden und oft hatten Sie auch noch eine Arbeitsstelle. Und dennoch hatten sie Zeit – wie können wir da keine haben?«

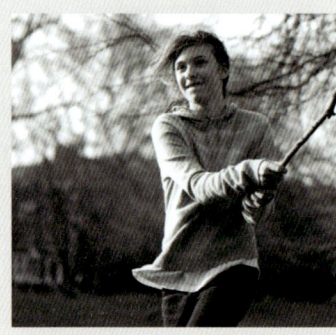

Eine Möglichkeit, Zeit zu erschaffen besteht darin, sein eigenes *Yantra*, als physicher Ausdruck eines Mantras bezeichnet, herzustellen, also eine bildliche Darstellung Ihres Lebens. Meines ist das Unendlichkeitszeichen, die liegende Acht. In beide Kreise schreibe ich die Zahlen von eins bis zwölf, wie bei einer Uhr. Einer der Kreise stellt die Zeit von Mitternacht bis Mittag dar, der andere die zweite Tageshälfte. Dann plane ich meinen Tag und reserviere die Zeiten für Schlaf, Arbeit und all die Dinge, die ich tun möchte oder muss. Bei den meisten Menschen wird das zu Beginn erst einmal ein großer Block und

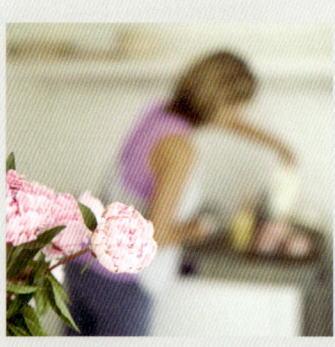

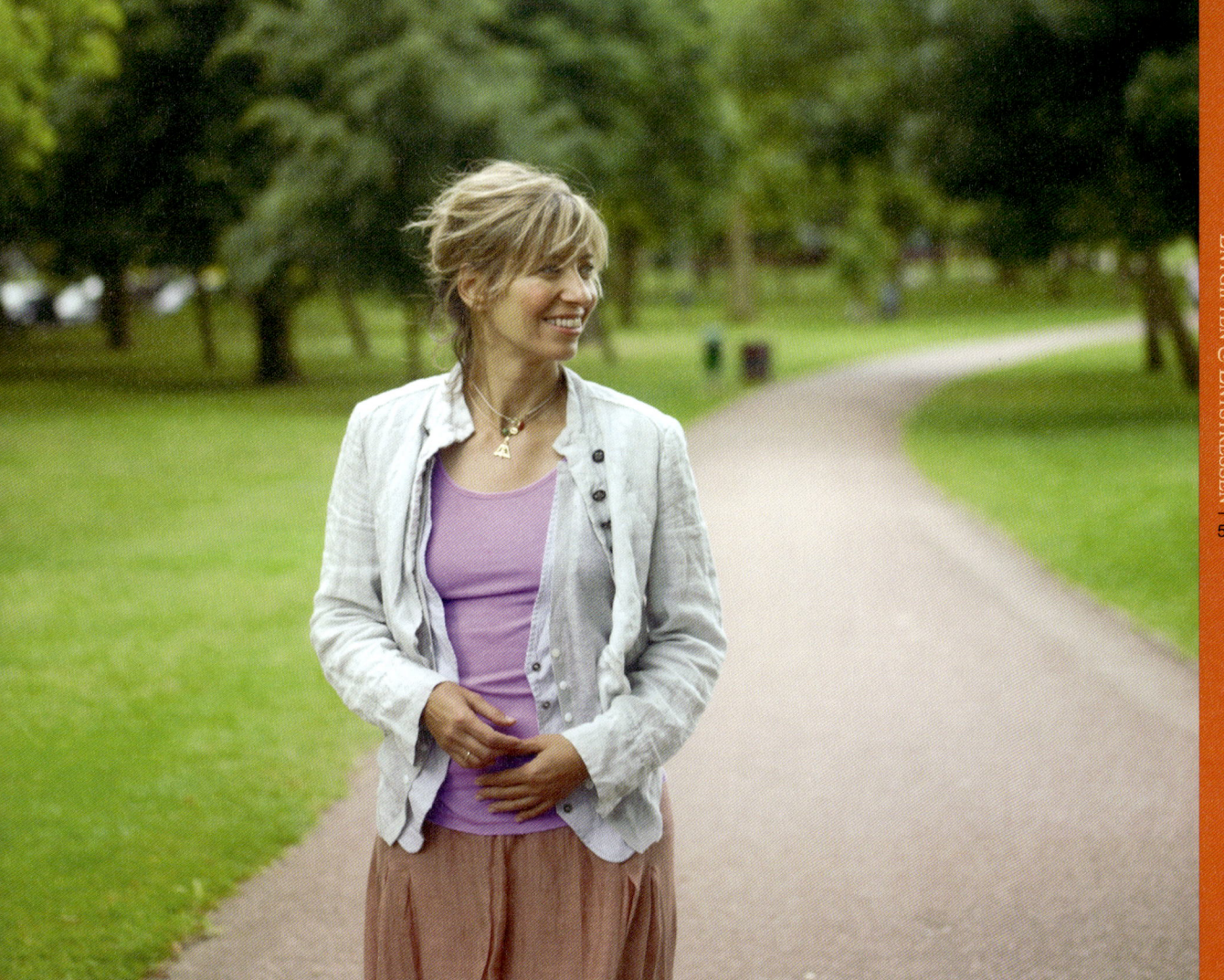

sieht recht chaotisch aus. Das heißt, wir huldigen eher dem Gott des Chaos als der Göttin der Zeit. Es kann auch schockierend sein zu sehen, wie wenig Zeit für uns selbst übrig bleibt, nachdem wir Zeitabschnitte für Arbeit, Hausarbeit, Familie und alles, was wir sonst noch so an einem Tag tun, eingeplant haben! Aber sobald uns das bewusst ist, haben wir die Möglichkeit, etwas zu verändern.

Wenn Sie glauben, Sie hätten die Viertelstunde für Yoga, Meditation oder – wenn Sie ein paar Stationen früher aus dem Bus aussteigen – einen kleinen Spaziergang durch den Park einfach nicht, dann sehen Sie sich Ihr Yantra sehr genau an: Es könnte sein, dass Sie dort einen Block von drei Stunden entdecken, in dem Sie nichts anderes tun, als abends vor dem Fernseher zu hängen, dass Sie bestimmte Besorgungen gut und gerne in der Mittagspause erledigen könnten oder dass es Ihnen schon lange keine Freude mehr bereitet, sich mit der Freundin am Mittwoch zum kleinen Plausch zu treffen und Sie ihr stattdessen vorschlagen könnten, zusammen zum Yoga zu gehen. Vierundzwanzig Stunden sind eine lange Zeit! Sie können unglaublich viel an einem einzigen Tag schaffen – erzählen Sie mir also nicht, Sie hätten keine fünf Minuten Freiraum! Ändern Sie sofort Ihr tägliches Mantra. Sagen Sie ab jetzt: »Ich habe viel Zeit. Ich habe richtig viel Zeit!«

Die Kraft des Mantras

IM KUNDALINI YOGA werden Meditation und Mantras eingesetzt, um den Geist von den bewussten, egogesteuerten Gedanken zu befreien, die uns daran hindern, wahre Freude und Glückseligkeit zu erfahren. Ein Mantra besteht aus einer Reihe von Klängen – das sind oftmals Worte aus dem Sanskrit, die eine tiefe und kraftvolle Bedeutung haben –, die kreiert wurden, um einen ganz bestimmtem Effekt zu erzielen. Sie können trügerisch einfach sein, so wie das *Wahe guru*-Mantra auf Seite 46. Wiederholtes Chanten reinigt negative und stagnierende Energien, die sich in uns angesammelt haben. Gleichzeitig fällt es leichter, das mentale Wirrwarr zu klären, wenn wir uns auf die Klänge fokussieren.

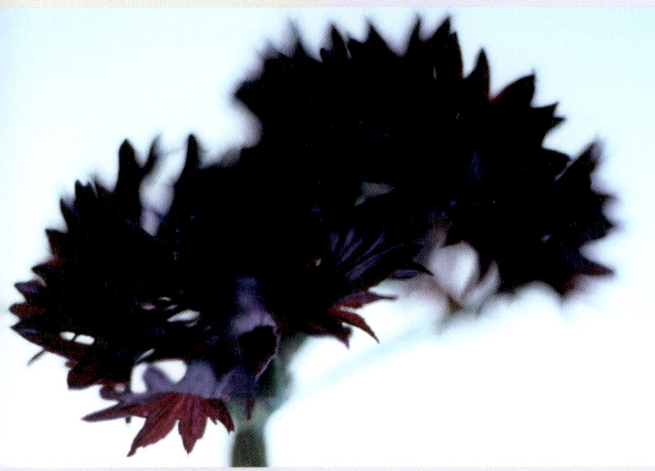

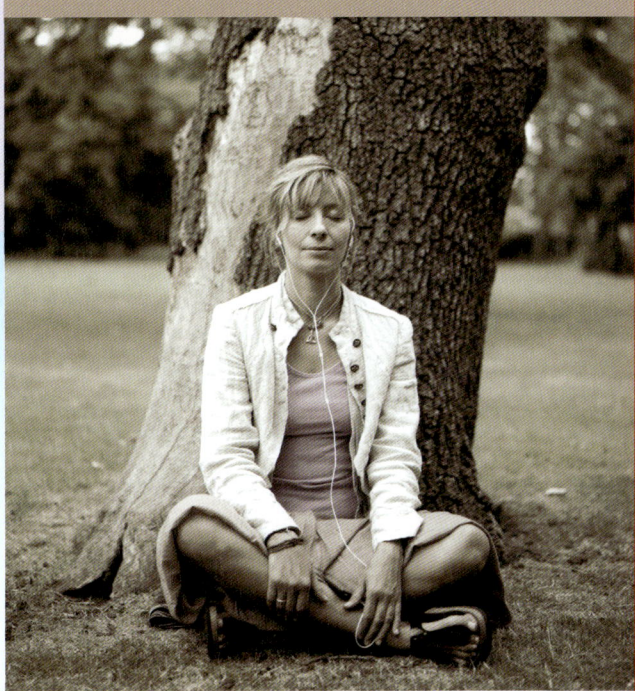

Ein Mantra ist auch ein kraftvolles Werkzeug, um einen tiefgreifenden Wandel im Körper zu erreichen, da es das Immunsystem stimuliert. Insgesamt vierundachtzig Reflexpunkte rund um den Mund werden beim Chanten aktiviert! Diese wiederum regen den Hypothalamus an, eine Drüse im Gehirn, die eine große Anzahl von Stoffwechsel-, Hormon- und Verhaltensprozessen steuert und auch für die Ausschüttung der natürlichen Opiate (Endorphine) zuständig ist, die das Immunsystem stimulieren. Der Blutdruck wird dadurch ebenso gesenkt, wie Ängste und Depressionen vermindert werden – ein friedvolles, glückseliges Gefühl stellt sich ein. Auch der Atemrhythmus, der sich durch das Chanten ganz natürlich einstellt, ist von Bedeutung. Tiefes, rhythmisches Atmen steigert die Sauerstoffzufuhr und dient als sogenannte Lymphpumpe – die Lymphe könnte man als Kanalisation des Körpers bezeichnen. Ein träges Lymphsystem kann im Laufe der Zeit zu verschiedenen gesundheitlichen Problemen führen. Dazu zählen Gewichtszunahme, Muskelschwund, hoher Blutdruck, Ermüdungserscheinungen und Entzündungsanfälligkeit.

Es ist wichtig, ein Mantra korrekt zu chanten, um den gewünschten Effekt zu erzielen. Sollten Sie unsicher sein, können Sie auf meiner Website www.mayaspace.com alle hier im Buch angesprochenen Mantras anhören. Wir wiederholen das Mantra immer wieder – manchmal bis zu einer halben Stunde lang. Das mag für den Uneingeweihten bizarr klingen. Wer aber erst einmal erfahren hat, welche Energie sich aufbaut, wenn zwanzig oder mehr Menschen in einem Raum ein Mantra chanten, der wird sich der wunderbaren Wirkung kaum entziehen können!

Wenn Sie einmal mit dem Praktizieren begonnen haben, können Sie jederzeit das Zentriertsein und die Ruhe abrufen, die man beim Chanten erlebt. Kürzlich wanderte ich mit einem Freund durch einen Canyon in Kalifornien. Ich bin gut in Form und ich wusste, dass ich die Tour schaffen würde. Aber es war ein sehr heißer Tag, der Weg war steil und ich war an diese Form der Anstrengung nicht gewöhnt. Nach einiger Zeit wurde ich kurzatmig und rang nach Luft. Daher schlug ich vor, nicht mehr zu reden, sondern uns ganz auf den Weg zu konzentrieren und die Bergwanderung als Meditation zu betrachten. Innerlich begann ich, das *Wahe guru*-Mantra zu rezitieren und synchronisierte dabei meine Schritte mit dem Atem. Sofort verschwanden Müdigkeit und Atemlosigkeit! Eine Stunde lang machte ich so weiter und der Marsch war leicht und fließend für mich. Mein Puls blieb gleichmäßig und ich geriet nicht einmal ins Schwitzen, obwohl der Berg steiler und steiler wurde. Oben angekommen entschädigte uns der traumhafte Blick für den Aufstieg – und mein Freund hatte die Kraft der Mantras hautnah miterlebt. Er sagte, dass er mit Sicherheit nicht geglaubt hätte, wie sehr sich mein Zustand verändert hatte, hätte er es nicht selbst miterlebt.

Bei einer anderen Gelegenheit hatte ein Mantra einen noch gravierenderen Effekt gehabt. Wir waren für ein Yoga-Retreat nach Griechenland gereist und mein Mann Magnus überredete mich gegen meine Intuition, eine etwa einen Kilometer breite Bucht zu durchschwimmen, um den kleinen Tempel, der malerisch auf einer Anhöhe stand, besuchen zu können. Es war schon kurz vor Sonnenuntergang und die zartrosa Töne auf den weißen Pfeilern des Tempels waren einfach zauberhaft. Nach kaum der Hälfte der Strecke gerieten wir jedoch in eine Strömung, die uns hinaus auf das offene Meer zog. Meine Kraft ließ nach und ich geriet in Panik. Ich schrie Magnus an und beschimpfte ihn wüst dafür, dass er uns in diese furchtbare Lage gebracht hatte! Dann jedoch gab ich trotz dieser schrecklichen Angst den Kampf auf und nahm die Situation an. Ich fing an zu chanten und hatte

Glauben Sie mir, ich kann mir lebhaft vorstellen, dass Sie das alles ein bisschen seltsam finden, da ich mich sehr gut an meine ersten Reaktionen erinnere, als ich mit Kundalini Yoga begann. Aber wenn Sie es schaffen, über diese Hürde zu springen und das peinliche Berührtsein hinter sich lassen, werden Sie mehr als belohnt werden.

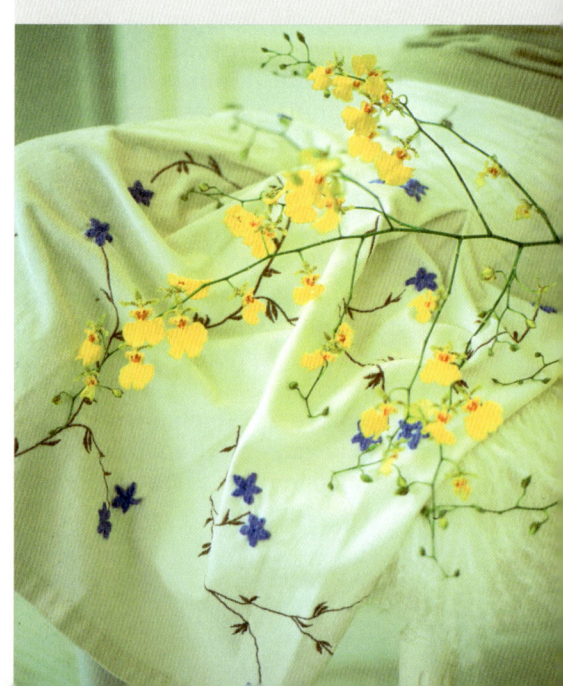

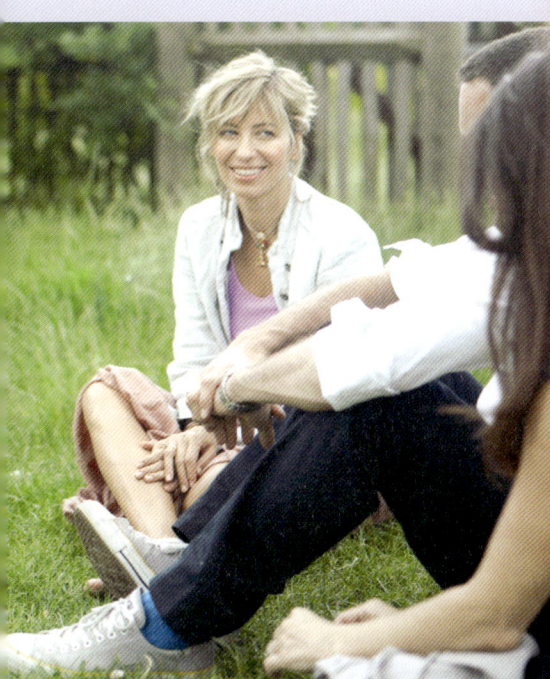

umgehend Zugriff auf eine Energiequelle, von der ich nicht glauben konnte, sie in mir zu finden. Nach etwa einer Stunde hatten wir es geschafft, aus der Strömung herauszukommen, und erreichten das sichere Ufer. Natürlich war es eine beängstigende Erfahrung gewesen, aber ein Mantra hatte mir das Leben gerettet!

Inzwischen denken Sie sich vielleicht, dass Ihnen der Nutzen dieser Sache, wie hoch er auch sein mag, vollkommen egal ist und dass Sie Kundalini mit Sicherheit nicht ausprobieren werden. Glauben Sie mir, ich kann mir lebhaft vorstellen, dass Sie das alles ein bisschen seltsam finden, da ich mich sehr gut an meine ersten Reaktionen erinnere, als ich mit Kundalini Yoga begann. Aber wenn Sie es schaffen, über diese Hürde zu springen und das peinliche Berührtsein hinter sich lassen, werden Sie mehr als belohnt werden. Wer zum ersten Mal zu meinem Unterricht erscheint und vorher nicht gechantet hat, muss vielleicht eine gewisse Befangenheit überwinden. Es ist eine bedauerliche Tatsache, dass es in unserer Gesellschaft verpönt ist, laut und voller Freude zu singen – es sei denn, man säße in einer Kirche und murmelte mit dem Rest der grauen Gemeinde tonlos vor sich hin oder stünde zu fortgeschrittener Stunde einer Bürofeier beschwipst auf einer Karaoke-Bühne! Es ist ein wichtiger Teil des Entwicklungsprozesses, diese Schamschwelle zu überwinden. Lassen Sie einfach alle Hemmnisse hinter sich und öffnen Sie einfach Herz und Seele!

Glauben Sie mir: Jeder Mensch kann singen! Nur weil ich Musikerin bin, denken die Leute, dass mir das Singen leicht fällt. Aber ich bin klassische Pianistin und nicht Sängerin und als ich zum ersten Mal chantete, war meine Stimme so matt, dass ich kaum zu hören war. Inzwischen ist meine Freude darüber, die Klänge selbst hervorzubringen, einfach riesig. Für mich ist das reine Heilung! Chanten ist das einfachste Werkzeug, den Zustand innerer Ruhe zu

Lassen Sie einfach alle Hemmnisse hinter sich und öffnen Sie einfach bedingungslos Herz und Seele!

erreichen. Und ich versichere Ihnen, ich habe alles ausprobiert! Dann habe ich plötzlich erkannt, dass es mit dem Chanten klappt. Wusch! Und schon funktionierts!

Keines der in meinem Buch beschriebenen Mantras ist schwierig. Manche sind eher monoton und Sie können sich ganz auf die Worte und deren Klang konzentrieren. Es geht wirklich weniger um die Melodie und das Singen. Es öffnet einfach Ihr Zwerchfell und ohne, dass Sie irgendetwas bewusst unternehmen müssten, fühlen Sie sich offener, können besser atmen und die Töne länger und einfacher halten. Öffnen Sie sich einfach und versuchen Sie es! Im Laufe meiner Tätigkeit als Yogalehrerin ist mir aufgefallen, dass diejenigen, die sich mit Händen und Füßen gegen das Chanten wehren, weil sie »weder singen können noch wollen«, es irgendwann am meisten von allen genießen. Sie versuchen es ein wenig und ab der dritten Stunde sind sie die Lautesten! Ich erlebe das immer und immer wieder.

Das Wichtigste bei den Mantras ist das Wiederholen. Konzentrieren Sie sich darauf und schon nach kurzer Zeit hört Ihr Verstand auf zu schreien: »Das ist total bescheuert! Ich muss aussehen, wie ein Idiot!« oder »Für so was fehlt mir echt die Zeit!«. Allmählich wird es schwieriger, sich mit trivialen Gedanken zu befassen, die sich zum Beispiel darum drehen, wann die Katze rausgelassen werden muss oder was Sie noch für das Abendessen einkaufen sollten. Stattdessen empfinden Sie langsam aber sicher diese unendliche Weite um sich herum.

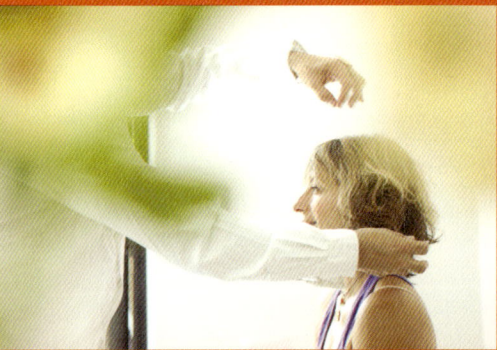

Gehen Sie tief nach innen. Entspannen Sie die Hände, die Arme und das Gesicht. Machen Sie Ihren Körper ganz locker. Vielleicht haben Sie das Gefühl konturlos und mit dem Raum um Sie herum eins zu werden. Vielleicht verspüren Sie ein Kribbeln in Händen und Füßen – das ist ganz normal.

Bleiben sie auch nach Beendigung der Übung noch eine Weile in der Ruhe und Stille. Meditieren Sie ein, zwei Minuten und geben Sie Körper, Geist und Seele Gelegenheit, sich zu vereinen. Lauschen Sie nach innen auf etwaige Botschaften oder Einsichten, die auftauchen mögen – dies ist genau der Zeitpunkt, zu dem Sie Antworten auf Ihre Fragen erhalten. Selbst auf Fragen, die Sie noch gar nicht gestellt haben! Nur Sie werden diese Antworten hören. Es ist ein sehr persönlicher und wertvoller Moment und eine wunderbare Gelegenheit, Ihre Höhere Macht – wer immer das auch für Sie sein mag – um Segen zu bitten. Gott, die Natur, das Universum, Ihr besseres Selbst – der Ort oder das Wesen von dem Sie persönlich glauben, der Ursprung aller Liebe, Güte und Weisheit zu sein.

Das Chanten von Mantras ist zum zentralen Punkt meiner täglichen Übungen geworden. Ich weiß nicht, wie ich ohne auskommen würde. Sogar meine Kinder lassen mich in Ruhe chanten, weil sie wissen, dass ihre Mutter dann bedeutend ruhiger und gelassener ist. Sie haben sogar ihr eigenes Mantra entwickelt: *Gib ihr Raum / Gib ihr Zeit / Wenn sie chantet / Wird sie weit.*

Sogar meine Kinder lassen mich in Ruhe chanten, weil sie wissen, dass ihre Mutter dann bedeutend ruhiger und gelassener ist.

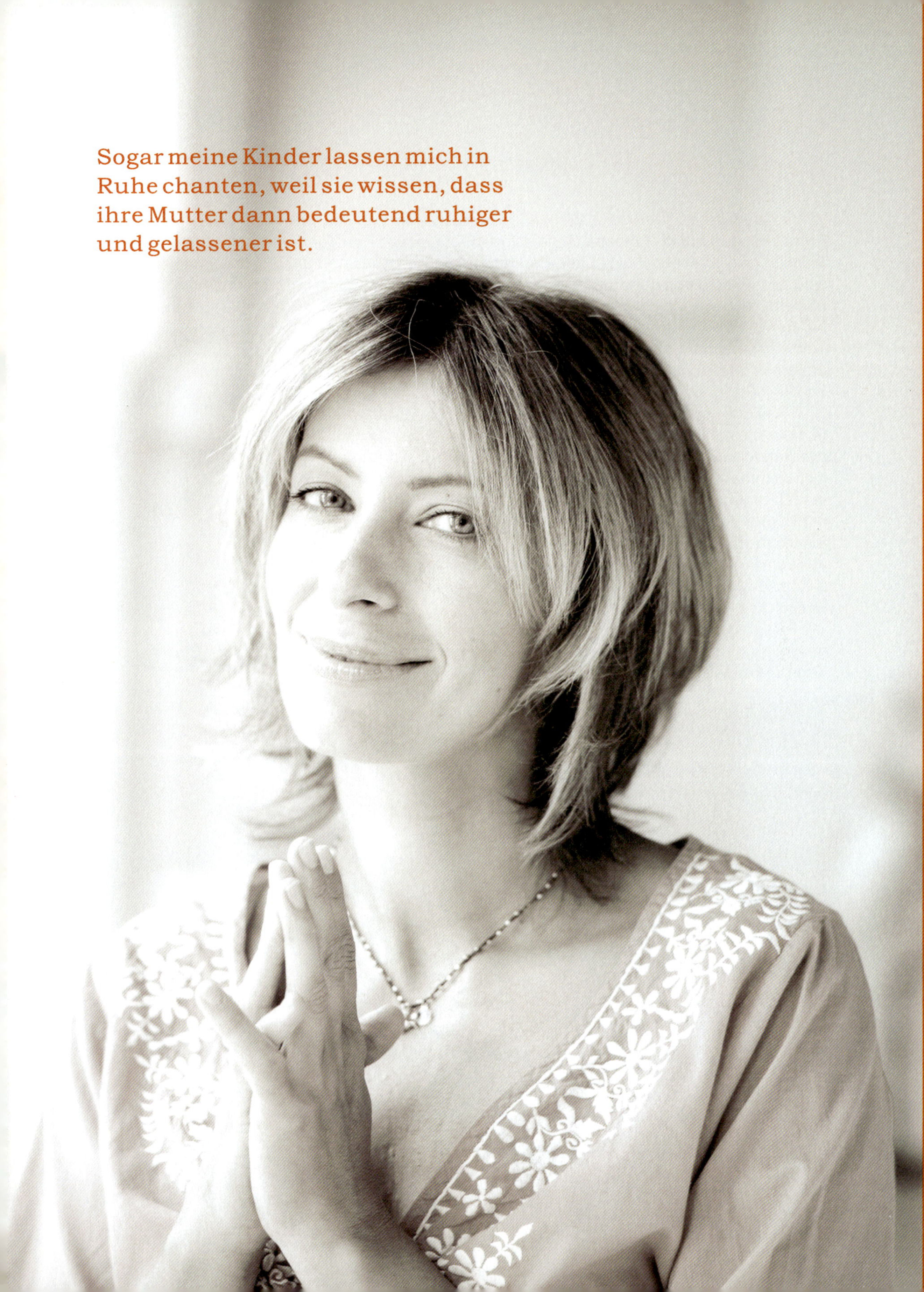

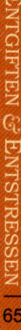

Einige Gedanken zur Kreativität

WIR ALLE SIND SCHÖPFERISCHE WESEN - nur haben viele von uns vergessen, wie man diese Kreativität ausdrückt. Frühere Generationen, die weder Fertiggerichte noch Kleider oder Möbelstücke preisgünstig in Läden erstehen konnten, mussten alles selbst machen. Wir sind zum Erschaffen geboren, nicht nur zum Konsumieren. Und ob wir nun einen Kuchen backen, eine Geschichte erzählen, Blumen in der Vase arrangieren oder Formen und Figuren in den Wolken erkennen, so ist das Ausdruck des jedem innewohnenden Schöpfergeists. Wenn wir bei allem, was wir tun – und sei die Aufgabe noch so klein und einfach –, unsere Vorstellungskraft und Fantasie einsetzen, gewinnt das Leben an Reichtum und Vielfalt.

Im Zuge der Übungen in diesem Kapitel mag es sein, dass sich Impulse einstellen, die Sie beispielsweise dazu anregen, sich ein Paar rote Schuhe zu kaufen, tanzen zu gehen, am Zeitungskiosk einen Flyer mitzunehmen, auf dem ein Schneider- oder Töpferkurs angeboten wird, künftig Tagebuch zu schreiben, Wasserfarben zu kaufen oder Ihr Fenster mit Blumen zu dekorieren. Tun Sie diese Impulse nicht ab, sondern freuen Sie sich darüber und handeln Sie danach. Und sollten doch andere Stimmen aus dem endlosen inneren Geplapper Sie mit ihren miesmacherischen Kommentaren umzustimmen versuchen, ignorieren Sie diese Gedanken einfach und machen Ihr Ding!

Es geht nicht darum, einen Bestseller zu schreiben oder den Turner-Preis zu gewinnen, sondern einfach Freude am kreativen Schaffen zu empfinden. Fangen Sie Klein und ohne große Erwartungen an. Wer weiß, wohin es führen mag …

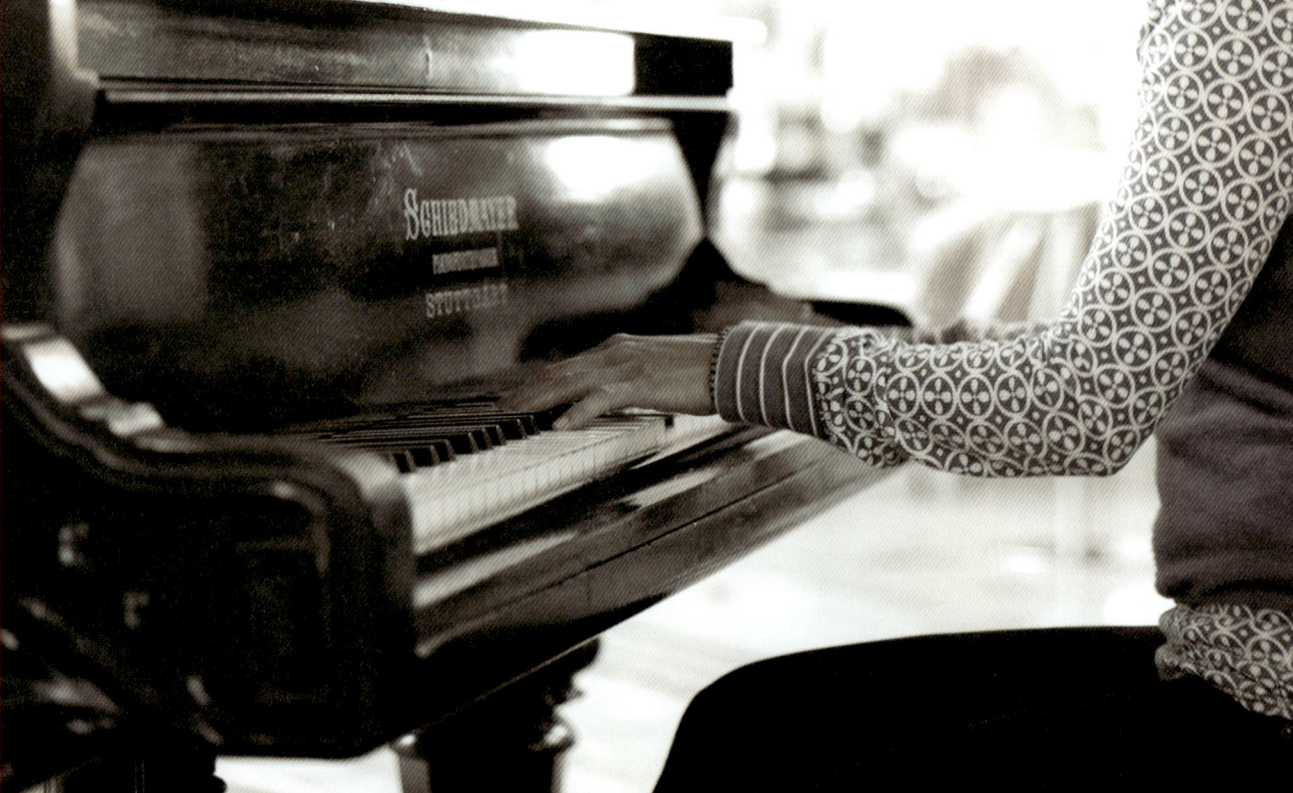

Fließen lassen

Wo immer auch Ihre Leidenschaft liegen mag – leben Sie sie aus! Gehen Sie mit Liebe und Hingabe, aber auch fokussiert und mit einer gewissen Disziplin zu Werke. *Glauben* Sie an Ihre Fähigkeiten. Inspiration ist keine Kraft im Außen, sondern die lichterloh brennende Flamme in uns. Sie gibt uns das Gefühl von freudiger Erregung, Motivation und grenzenloser Weite. Ideen sind die Samenkörner, aus denen unsere Schöpfungen keimen und wachsen. Und wenn wir sie mit Engagement und Hingabe aussäen und pflegen, werden sie mit Sicherheit irgendwann Früchte tragen. Einige sollten wir leichten Herzens und in dem Wissen verkümmern und vergehen lassen, dass die robusteren schließlich erblühen werden.

Der erste Impuls mag noch eher bescheiden sein, aber nach und nach werden weitere Elemente hinzukommen. Die eine oder andere Idee wird überarbeitet und verbessert werden. Andere, so wertvoll sie auch sein mögen, werden verworfen werden, bis etwas von wirklicher Substanz auftaucht. Es ist fast, als streiften wir durch einen wundervollen Irrgarten: Es gibt Sackgassen und manchmal führt uns der Weg gar wieder zurück auf »Los«. Das Geheimnis liegt darin, die Reise genauso zu genießen wie das Erreichen des Ziels.

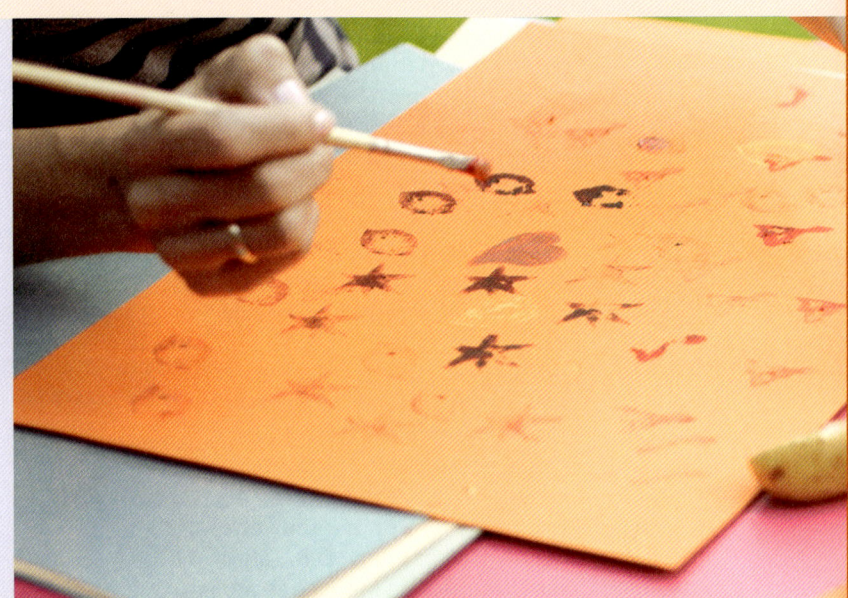

Versuchen Sie, jedem Moment Ihres Lebens den Atem der Kunst einzuhauchen. Seien Sie innovativ. Brechen Sie immer wieder aus Ihrer täglichen Routine aus. Tragen Sie eine Farbe, die Sie sonst nie tragen, kochen Sie etwas ganz Ungewöhnliches, stellen Sie die Möbel um oder streichen Sie eine Wand in einer völlig verrückten, schreienden Farbe. Erfinden Sie auf einer Autofahrt Lieder über Freunde, die Sie gerade besucht haben, sammeln Sie Steine am Strand und malen Sie lustige Gesichter darauf, stellen Sie Ihre eigenen Grußkarten her, lassen Sie Ihre Lieblingsfotos auf Leinwand vergrößern und hängen Sie sie an die Wand.

Meine kreative Reise

Musik und Freiheit

Schon als kleines Kind in Jugoslawien wollte ich nichts mehr, als Klavier spielen. Jedes Mal, wenn wir meine Großtante Sylvana besuchten, zog mich ihr Keyboard magisch an und ich verlor mich in den Klängen. Ich hielt einfach nur eine Taste gedrückt und spürte der Schwingung nach. Dann kam eine zweite und eine dritte hinzu, bis ich in den Harmonien förmlich badete.

Obwohl meine Eltern alles taten, um mich von den finanziellen und praktischen Vorteilen einer Violine gegenüber einem Klavier zu überzeugen, gaben sie schließlich nach und meldeten mich im Alter von sechs Jahren an der Musikschule in Skopje an. Von diesem Moment an verspürte ich einen gewissen Sinn in meinem Leben. Nach der Schule setzte ich mich ans Klavier und übte drei bis vier Stunden täglich. Ich war ein sehr schüchternes Kind, das wenig sprach. Ich drückte all meine Gefühle durch die Musik aus.

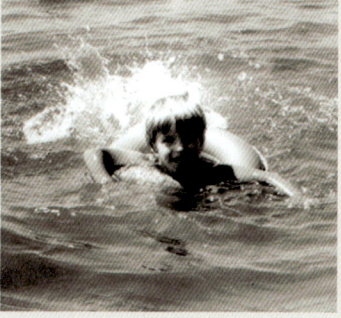

Im Jahre 1990 entschloss ich mich, Konzertpianistin zu werden. Jugoslawien hatte sich gerade aufgelöst und Mazedonien war unabhängig geworden. Politische Unruhen und ethnische Spannungen waren an der Tagesordnung und führten geradewegs in den furchtbaren Balkankrieg. Die Jahre des Kommunismus hatten die Menschen abgestumpft und willfährig gemacht – Engstirnigkeit auf allen Seiten versperrte den Blick für Lösungen. Mein Umzug nach London war begleitet von Aufregung und Begeisterung. Die Stadt erschien mir so unfassbar groß! Jede nur erdenkliche Ebene des Lebens war hier vertreten. Die 1980er Jahre waren vorüber und Rezession lag in der Luft, aber in den Zirkeln, in denen ich verkehrte schien noch immer der Glamour zu regieren. Ganz klar: Wenn ich es irgendwo schaffen konnte, dann hier!

Der Erfolg kam, die Freude ging

Zu jener Zeit war London noch nicht so international wie heute und ich war ein echter Exot. Völlig naiv nahm ich jede Einladung zu unglaublich glamourösen Partys oder in In-Lokale an, um dann die versammelten Reichen und Schönen mit den schnellsten und eingängigsten Stücken zu unterhalten. Dadurch wurde ich schnell bekannt und spielte bald auf prestige-trächtigeren Veranstaltungen. Mir wurde sehr bald klar, dass ich durch diese Art von Networking bedeutend mehr erreichen könnte als durch monatelanges Touren durch die tiefe englische Provinz. Ich war ziemlich skrupellos und betrachtete meine einflussreichen Bekannten lediglich als Sprungbretter.

Meine Technik verbesserte sich zwar stetig, aber ich war immer weniger mit dem Herzen bei der Sache. Das Klavierspielen hatte meiner Kindheit einen Sinn verliehen und sie zugleich mit Freude erfüllt. Je mehr ich es jedoch benutzte, um Erfolg zu haben, desto mehr entfernte ich mich davon. Je mehr ich mich abstrampelte, um mir meinen Traum vom Welt-ruhm zu erfüllen, desto weniger wollte ich tief in mir dieses Leben. Dadurch entstand eine Blockade, die mich von meinem einst so klaren Ziel fernhielt. Noch immer war ich der Mittelpunkt jeder Party, aber meine Seele schrie vor Schmerz.

Zeit, etwas zu verändern

In meiner klassischen Ausbildung war ich darauf getrimmt worden, nur vom Blatt zu spielen. Als Ed, ein befreundeter Musiker, mir vorschlug, meine eigene Musik zu komponieren, erschien mir die Idee anfangs verrückt, wenn nicht gar verboten.

Anhand eines Klavierkonzerts von Mozart brachte er mir die Kunst des Improvisierens über ein vorhandenes Stück bei. Ich begann mit der ersten Seite der Noten und Ed zog mir das Notenheft weg. »Nicht aufhören«, rief er, und ich spielte einfach weiter und nahm die Melodie mit auf einen Pfad, den mein Herz mir zeigte. Diese Erfahrung beschwingte mich, aber ich war noch immer sehr unsicher. Ein völlig neues Stück erschaffen? Wo sollte ich da anfangen? Wo die Zeit und die Inspiration hernehmen? Was, wenn es nicht gut wäre?

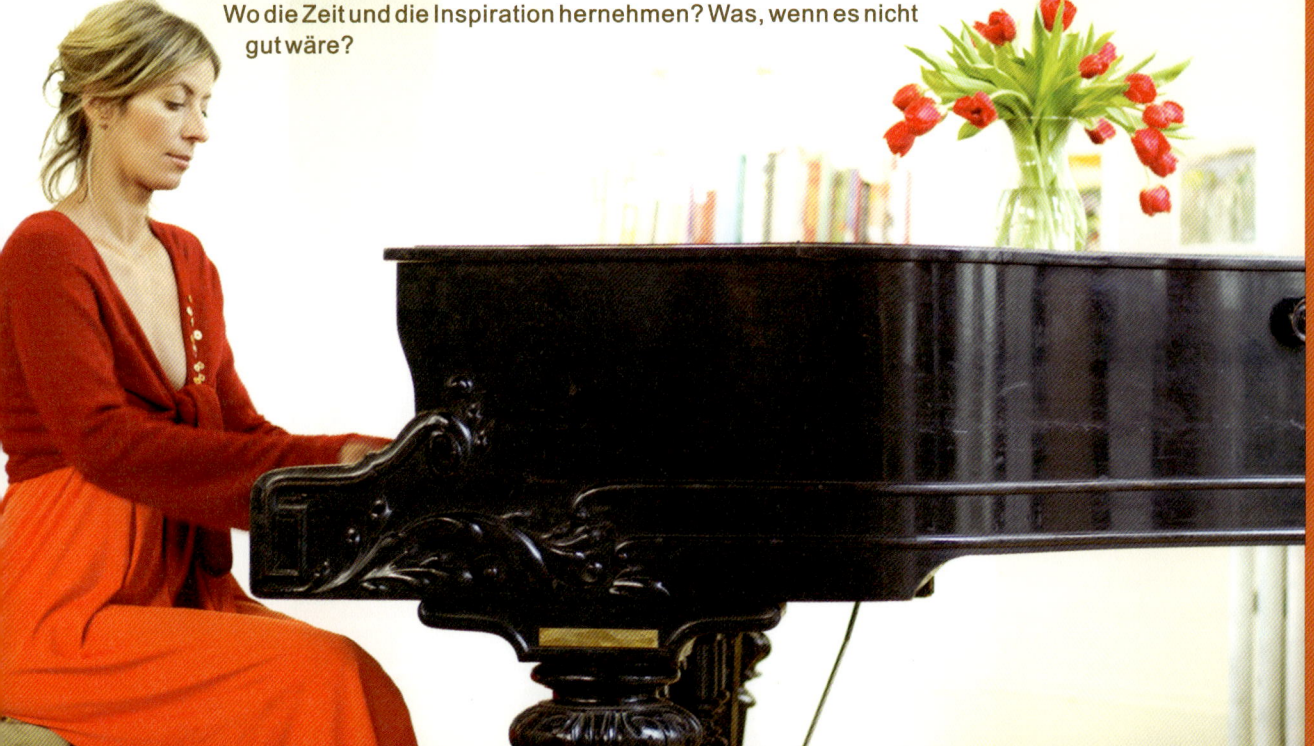

Befreie Deinen Geist!

Als ich Ed das nächste Mal traf, spielte ich ihm eine Improvisation eines mazedonischen Volksliedes vor und er ermutigte mich, in dieser Richtung weiterzuarbeiten. Im Laufe der folgenden Wochen lieferte ich ihm immer neue Ideen und Entwürfe und Ed half mir, daraus komplette Stücke zu arrangieren. Als ich sah, was fähige Hände aus einer Idee machen konnten, war ich plötzlich motiviert! Ich setzte mich ans Klavier, schloss meine Augen und hielt die Hände über die Tastatur. Nach einigen Sekunden kamen aus dem Nichts die Töne! Es war, als hätte sich eine geheime Tür, die seit Jahren verschlossen gewesen war, geöffnet und das Sonnenlicht konnte endlich ungehindert einströmen. Meine kreativen Instinkte wurden mit Energie gefüllt und ein Gefühl großer Freude durchströmte mich. Ein Gefühl, das mir der materielle Erfolg nie gegeben hatte.

Heute weiß ich, dass ich mich jahrelang hinter einer von mir selbst entworfenen Idee versteckt hielt, die mein wahres Sein hinter Schloss und Riegel gesperrt hatte. Es bleibt uns nichts anderes übrig, als eine ganze Menge Konditionierungen aus dem Weg zu räumen, bevor wir unser volles Potenzial ausschöpfen können. Sobald Verstand und Ego sich einmischen und wir mit der falschen Motivation zu Werke gehen, tauchen Blockaden auf, die das freie Fließen behindern.

Als ich zum ersten Mal öffentlich mit meinen eigenen Werken auftrat, war ich ein reines Nervenbündel. Vor der Pause lief die Sache ganz gut – mein Programm bestand aus einer Reihe klassischer Stücke, von denen ich wusste, dass sie beim Publikum gut ankommen würden. Dann wurde es spannend. Als ich die Bühne erneut betrat, ging es zum ersten Mal um meine eigene Musik! Glücklicherweise hatte ich ein paar wunderbare Konzertmusiker bei mir auf der Bühne, die meinem Selbstvertrauen sehr wohltaten. Dennoch war ich zutiefst erstaunt und beglückt über den tosenden Applaus, der am Ende des ersten Stücks aufbrandete! Die Mischung aus Filmpiano, ethnischen Rhythmen, mazedonischer Volksmusik und virtuosem Spiel schien den Nerv des Publikums zu treffen. Sie mochten meine Musik!

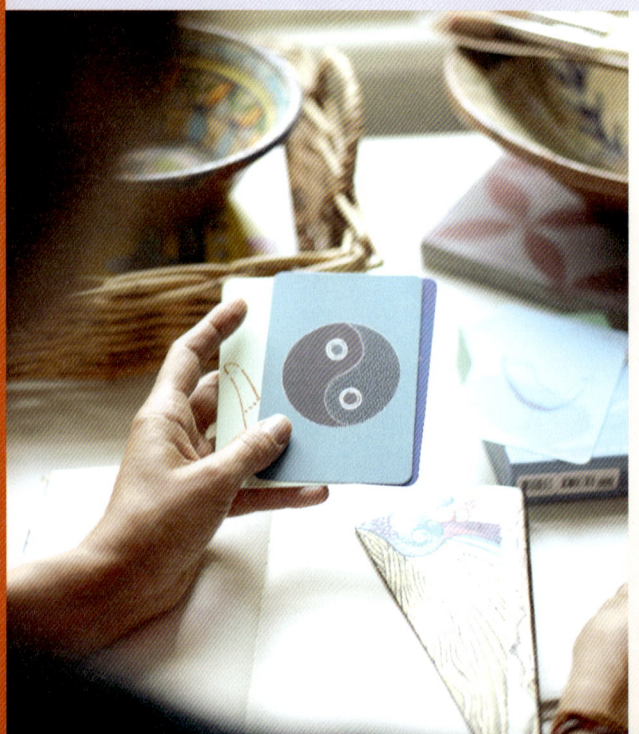

Wir sind zum Erschaffen geboren, nicht nur zum Konsumieren. Und ob wir nun einen Kuchen backen, eine Geschichte erzählen, Blumen in der Vase arrangieren oder Formen und Figuren in den Wolken erkennen, so ist das Ausdruck des jedem innewohnenden Schöpfergeists.

Ihre kreative Reise

Finden Sie Ihre eigene Stimme

Wir sind dafür erschaffen, kreative Muster und Verbindungen zu finden. Überall gibt es Botschaften zu entdecken, wenn wir uns dafür öffnen, und Meditation sowie die Integration von Yoga in unser tägliches Leben verstärken unsere kreativen Fähigkeiten. Nach einer Meditation verkürzt sich die ›Nachdenkzeit‹ für eine neue Idee mehr und mehr. Klarheit setzt sich durch und eine neue Sicherheit darüber, welcher Weg einzuschlagen ist. Sie werden zunehmend Ihren Instinkten vertrauen – so, wie Sie ein Sonderangebot im Schaufenster sofort erkennen oder wissen, wann Sie die Fahrbahn wechseln müssen, um einem unachtsamen Fahrer auszuweichen.

Ich kann mich noch sehr gut an den Moment erinnern, als ich im Regen stand und vor dem Studio auf den Bus wartete. Während ich über einen Text nachdachte, an dem ich gerade arbeitete, löste ich mich von meiner Umgebung und begann, tief und langsam zu atmen. Der Rhythmus des Regens auf dem Dach des Wartehäuschens, ein entfernter Zug, das Rauschen des Verkehrs auf der nassen Straße und der Kinderlärm vom nahen Schulhof vereinigten sich beinahe hypnotisch zu einem derart intensiven Klangerlebnis, dass ich auf einmal das vollendete Musikstück inklusive der zugehörigen Worte ›hören‹ konnte – als bestünde es seit Urzeiten.

Sobald wir es schaffen, uns vom lärmenden, überanalytischen Verstand zu lösen, der mit Vorliebe irgendwelche Informationen durchkaut, wird unsere Inspiration angefacht. Sportler sprechen vom ›Tunnelblick‹, der sie in eine Zone, einen quasi heiligen Raum bringt, in dem Wunder geschehen können. Wenn ein Sportler alles Menschenmögliche zur Vorbereitung getan hat, muss er komplett loslassen, um wirklich Großes erreichen zu können. Geben Sie die Verantwortung ab an die Götter, das Universum oder wie auch immer Sie es nennen wollen. Die Wahrheit ist, dass diese Kraft in Ihnen selbst liegt.

Wie soll ich mich heute einbringen?

Ob Musik, Töpfern oder Blumenarrangieren – geben Sie Ihrer Arbeit Ihre persönliche Note. Als ich mit dem Kundalini Yoga anfing, bemerkte ich ziemlich schnell, dass mir die alten Mantras aus den 1970er Jahren nichts gaben. Sie inspirierten mich einfach nicht und ich entschloss mich, meine eigenen aufzunehmen. Mittlerweile sind sie integraler Bestandteil meines Unterrichts.

Der Pfad, auf dem ich mich jetzt befinde, ist um so vieles erfüllender als der Starruhm, von dem ich einst als Kind träumte. Auch Ihnen können sich viele neue Wege öffnen, können Freude und Erfüllung aus völlig unerwarteten Richtungen ins Haus stehen, sobald Sie Ihren kreativen Impulsen folgen. Ich habe mal gelesen, dass Pablo Picasso üblicherweise seinen Tag mit den Worten begann: »Was soll ich heute schaffen?« Was glauben Sie, wie sich unser Leben verändern würde, wenn wir alle den Tag mit dieser Frage beginnen würden!

TIPPS

Wie geht man mit Panik um?

DAS SINGEN EINES MANTRAS kann bewirken, dass Sie in wenigen Sekunden von einem panisch rasenden Puls mit trockenem Mund in die absolute Ruhe und Gelassenheit kommen. Es muss kein Mantra aus meinem Buch sein. Es kann so etwas Einfaches sein wie: »Es geht mir gut. Alles ist in Ordnung.« Oder man konzentriert sich auf das Bild von jemandem, der einem ein Gefühl innerer Ruhe gibt. Vor Kurzem besuchte Jayne einen meiner Workshops in London und erzählte mir, dass sie einmal mit dem *Eurostar* im Tunnel unter dem Ärmelkanal stecken geblieben war. Die Zugpassagiere flippten total aus, während sie eine CD mit meinen Mantras anhörte. Sie behielt den Kopfhörer auf und chantete still in dem Chaos aus Schreien und Rufen. Die Lage entspannte sich nach einiger Zeit wieder und sie kam frisch und ausgeruht in Paris an und konnte sofort mit ihrer Arbeit loslegen. Fangen Sie also einfach an, ein Mantra zu chanten und tief zu atmen, wenn sich erste Anzeichen von Panik zeigen. Das hilft Ihnen, ruhig zu bleiben.

Wie baut man Stress im Körper ab?

WENN SIE MIT VERSPANNTEN SCHULTERN und gekrümmtem Nacken im Büro am Schreibtisch sitzen, behindert diese Verspannung den Blutfluss in den Kopf und führt früher oder später zu Kopfschmerzen. Zur Entspannung ziehen Sie Ihre Schulter mit dem Einatmen übertrieben nach oben und lassen sie mit dem Ausatmen schwer nach unten fallen. Wenn möglich, sollten Sie laut und rhythmisch atmen – Sie dürfen gerne nach einer echten Dampflok klingen! Arbeiten Sie zuerst mit einer Schulter, dann mit der anderen und schließlich mit beiden gleichzeitig. Zum Abschluss ziehen Sie beide Schultern nach oben, halten Sie ein paar Sekunden dort und lassen dann wieder los. Ganz einfach. Das kann man eigentlich überall machen.

Um einen verspannten Rücken zu entspannen, setzen Sie sich auf einen Stuhl und falten die Hände hinter dem Rücken im sogenannten *Venusschloss* (siehe gegenüber). Lassen Sie den Kopf nach hinten fallen, strecken Sie die Arme nach hinten oben, sodass diese sich öffnen müssen, atmen Sie einige Male und kehren Sie dann zu Ihrer normalen Sitzhaltung zurück.

Wenn Sie sich total steif fühlen, hilft es schon, mit den Sprung- und Handgelenken kreisförmige Bewegungen auszuführen. Das wird auch schon mal vom Bordpersonal auf längeren Flügen empfohlen. In den Gelenken wird nämlich gerne tote Energie gespeichert. Kreisen Sie die Gelenke zuerst im Uhrzeigersinn und entgegengesetzt, um den Kreislauf anzuregen und sich wacher zu fühlen.

Venusschloss

Falten Sie die Hände wie unten gezeigt – bei Frauen sollte der linke Daumen über dem rechten liegen, bei Männern umgekehrt.

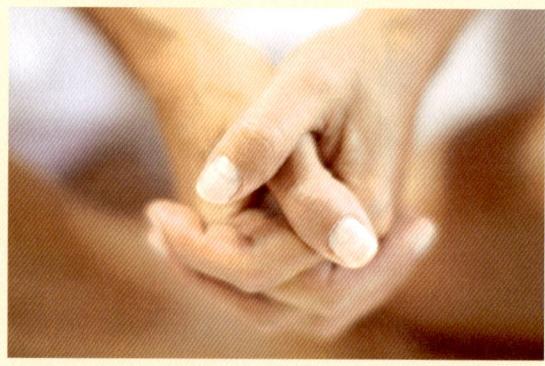

Schnelle Linderung bei brennenden und müden Augen

SCHLIESSEN SIE DIE AUGEN und massieren Sie den Augapfel sanft mit dem Zeigefinger. Beginnen Sie unterhalb des unteren Lidrands und streichen Sie nach oben und anschließend massieren Sie von oberhalb des oberen Lids nach unten. Danach massieren Sie von rechts nach links und von links nach rechts. Danach diagonal von unten nach oben und umgekehrt. Wiederholen Sie den gesamten Vorgang dreimal. Öffnen Sie die Augen und spüren Sie den unglaublichen Unterschied.
Richten Sie nun Ihren Blick zuerst nach rechts, dann nach unten und schließlich nach links ohne den Kopf zu bewegen. Auch wiederholen Sie den gesamten Vorgang dreimal. Danach blicken Sie mehrfach diagonal von oben nach unten – zuerst in die eine, dann in die andere Richtung. So versorgen Sie den gesamten Bereich der Augen mit Energie.

Abhilfe bei Schlaflosigkeit

Bei Einschlafproblemen verschließen Sie das rechte Nasenloch mit dem Zeigefinger und atmen ganz normal durch das linke. Atmen Sie nur durch das linke Nasenloch ein und aus. Der Mund bleibt dabei geschlossen. Damit laden Sie die weibliche, entspannende Mondenergie oder Yin-Energie ein und Sie können ganz einfach einschlummern.

REZEPT

Liebes- und Leidenschaftstonic

Dieser einfache Trunk ist aufgeladen mit essenziellen Minera-
lien, Vitaminen und Aminosäuren, ohne den Körper mit Fett,
Cholesterin oder Laktose zu belasten. Von jeher wird er auch als
Aphrodisiakum gereicht und fördert die Verbundenheit zweier
Liebender.

240 ml junges Kokoswasser, frisch oder
aus dem Getränkekarton (ohne Zusätze)
¼ Teelöffel Vanilleextrakt
eine Prise Cayennepfeffer

Geben Sie den Saft in ein Glas, rühren Sie die Vanille ein und
streuen Sie dann den Cayennepfeffer darauf.
(Junges Kokosnusswasser können Sie zum Beispiel hier in Bio-
Qualität bestellen: www.kulau.de/produkte/kokosnusswasser.)

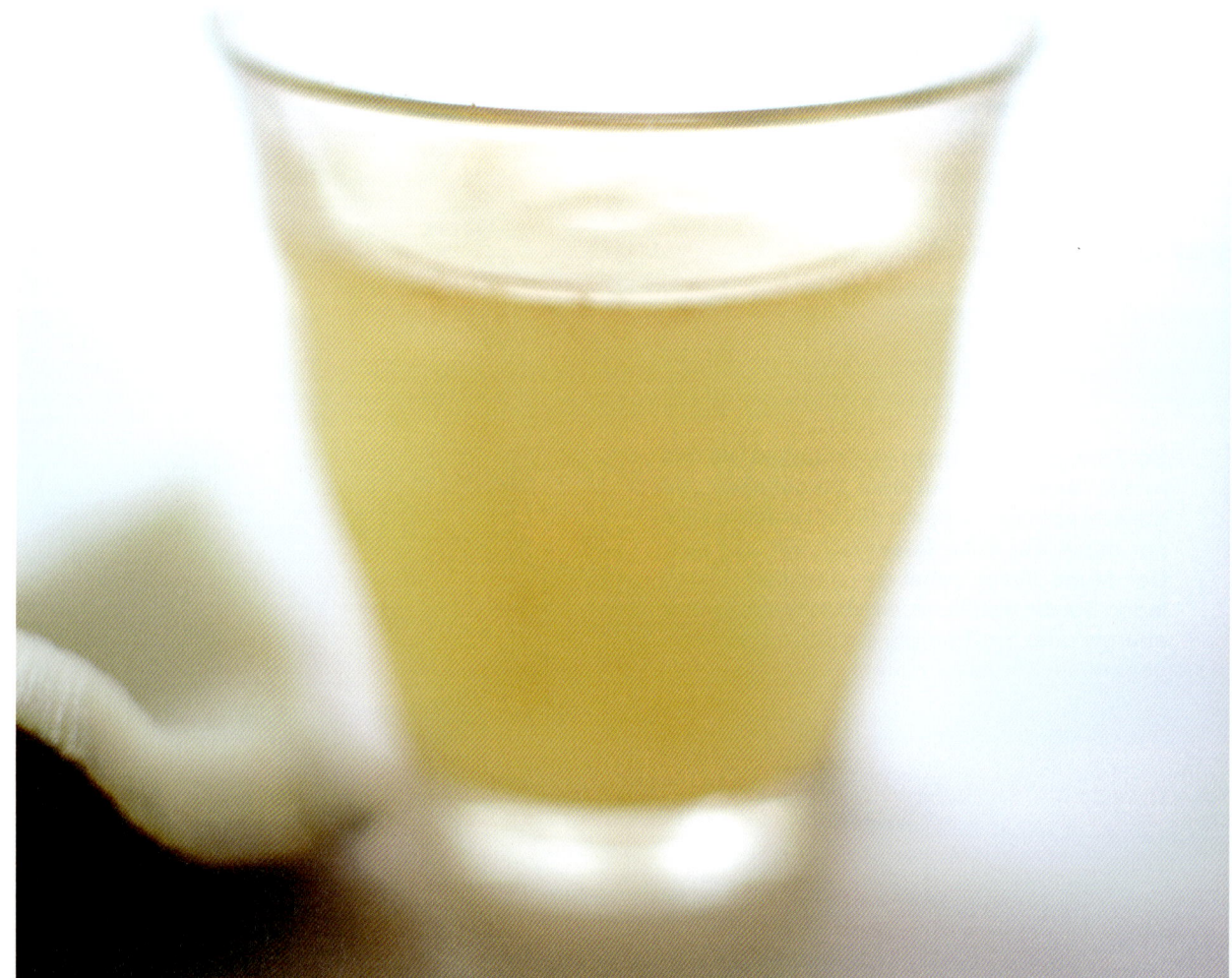

Venustraum

Pfirsiche werden symbolisch gerne der Sexualität und der Sinnlichkeit zugeordnet. Der Trunk hat die Farbe Orange, die mit dem zweiten Chakra in Verbindung gebracht wird. Er inspiriert die Sinne und ist heilsam für den gesamten Organismus.

2 bis 3 kleine in Stücke geschnittene Pfirsiche
240 ml Mandelmilch oder mit Wasser verdünnter Naturjoghurt
½ Teelöffel gehackte frische Minze
½ Teelöffel Kardamom (gemahlen)
1 Teelöffel sehr fein gehackter Ingwer
Honig zum Abschmecken

Geben Sie alle Zutaten in den Mixer und pürieren Sie alles. Servieren Sie den Trank mit Liebe und Leidenschaft.

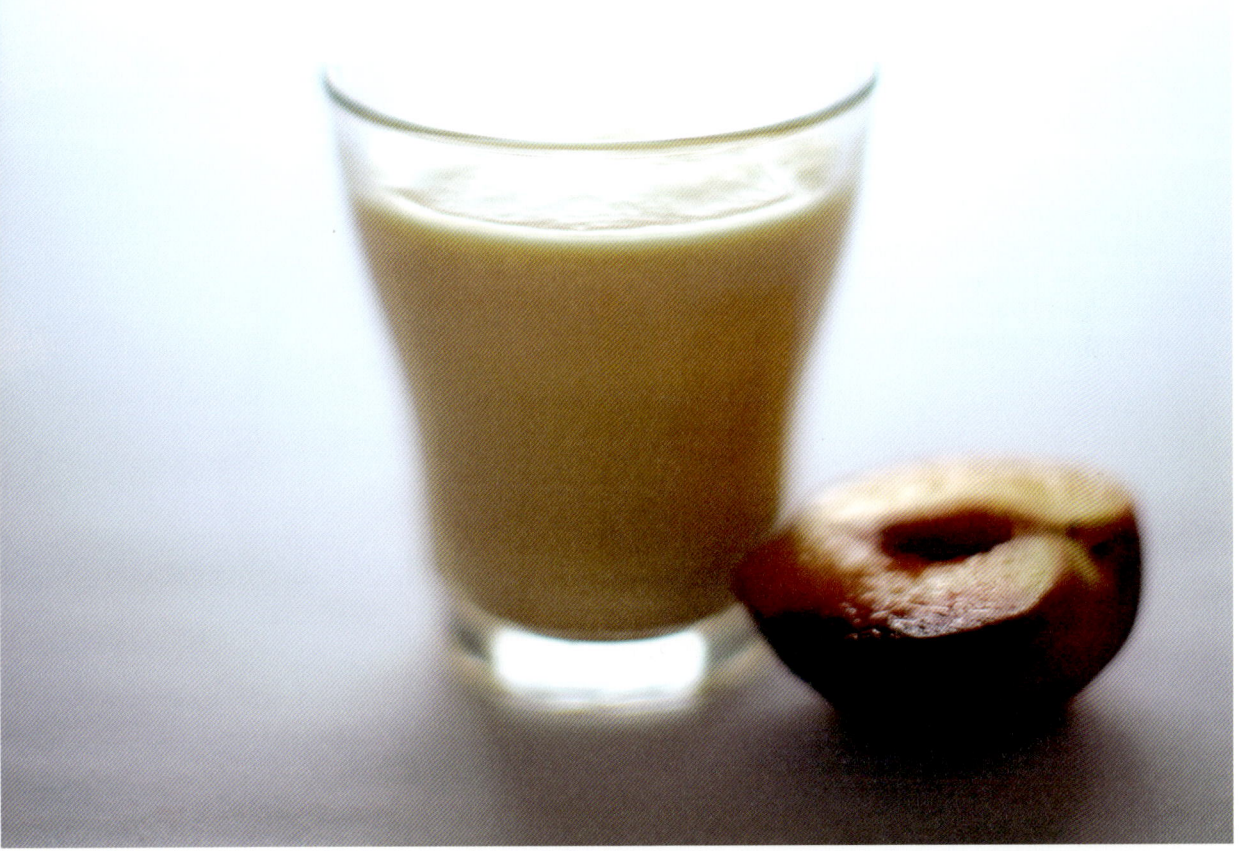

ÜBUNGEN

Nebennieren

Die folgenden Übungen balancieren die Nebennieren aus und wirken verjüngend. Sollten Sie sich schlapp, unkonzentriert und dem Burnout nahe fühlen, bauen Sie mit diesen Übungen wieder Kraft und Stärke auf.

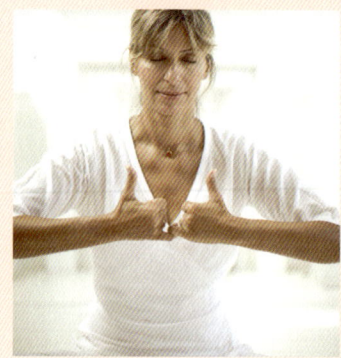

Setzen Sie sich wie auf Seite 18 beschrieben in den Schneidersitz und verhaken Sie die kleinen Finger vor dem Solarplexus miteinander. Die Daumen zeigen dabei nach oben. Ziehen Sie nun Ihre Finger auseinander und beginnen Sie mit dem *Feueratem* (siehe unten oder Seite 103). Atmen Sie kräftig und laut durch die Nase ein und aus – pumpen Sie den Atem ganz aus dem Bauch nach oben. Das kann im Rücken ziehen. Atmen Sie eine bis drei Minuten auf diese Weise. Diese Haltung erzeugt Hitze und arbeitet an der linken Seite der Nebennieren.

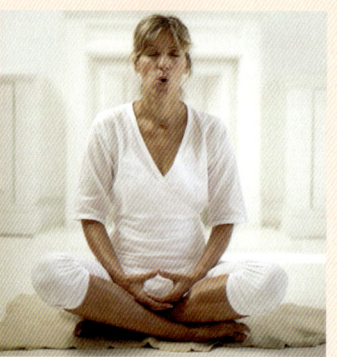

Bleiben Sie im Schneidersitz und machen Sie gleich mit dem *Kanonenatem* weiter (siehe unten). Ihre Hände liegen dabei entspannt im Schoß (siehe Bild). Atmen Sie laut durch den Mund. Auch diese Übung soll eine bis drei Minuten dauern. Sie stärkt die rechte Seite der Nebennieren.

Feueratem

Atmen Sie schnell durch beide Nasenlöcher ein und aus – ähnlich wie beim Schnüffeln. Der *Feueratem* ist **der** Entgiftungsatem schlechthin.

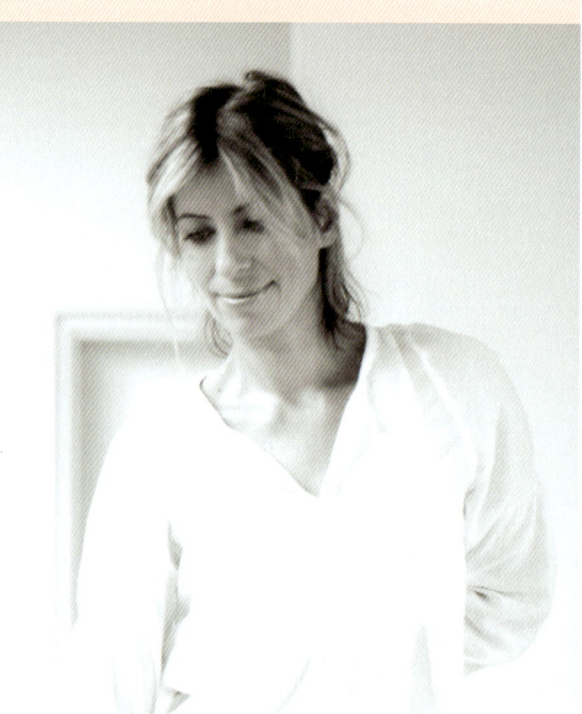

Kanonenatem

Formen Sie mit dem Mund ein »O«. Atmen Sie nun laut durch den Mund gleich lang ein und aus, wie beim *Feueratem*. Die Bezeichnung *Kanonenatem* weist auf den Ton hin, der beim Atmen entstehen sollte.

ÜBUNGEN

Brücke

Diese anspruchsvolle Haltung kräftigt den Rücken und stärkt sowohl die Fortpflanzungs-organe als auch die Nieren. Die Hormonaus-schüttung wird stimuliert und verschiedene Frauenleiden werden verbessert.

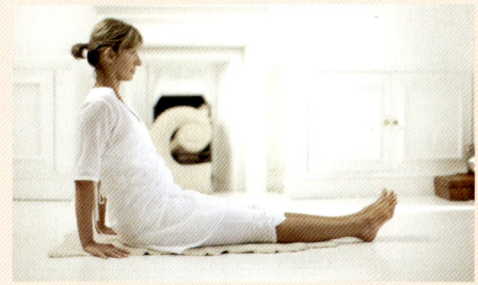

Setzen Sie sich mit ausgestreckten Beinen auf den Boden und stützen Sie sich hinter dem Körper fest auf den Handflächen ab. Heben Sie dann mit dem Einatmen den Po an, sodass der Körper sich parallel zum Boden befindet. Hände und Füße bleiben dabei flach auf dem Boden. Lassen Sie nun den Kopf nach hinten gleiten. Bleiben Sie bis zu zwei Minuten in dieser Haltung und atmen Sie dabei ruhig weiter. Wenden Sie das Mula Bandha an (siehe Seite 19), indem Sie den gesamten Beckenboden und den Nabel einziehen. Entspannen Sie sich und legen Sie sich bis zu einer Minute flach auf den Boden.

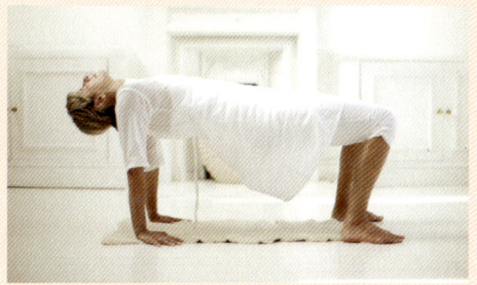

Alternative: Beckenheber

Diese Variation der Brücke ist ein bisschen einfacher.

Legen Sie sich mit angezogenen Knien auf den Boden, sodass Ihre Fersen den Po berüh-ren. Fassen Sie die Fußgelenke und heben Sie mit dem Einatmen das Becken an. Legen Sie es mit dem Ausatmen wieder ab. Auch hier entspan-nen Sie nach einer bis drei Minuten für min-destens eine halbe Minute.

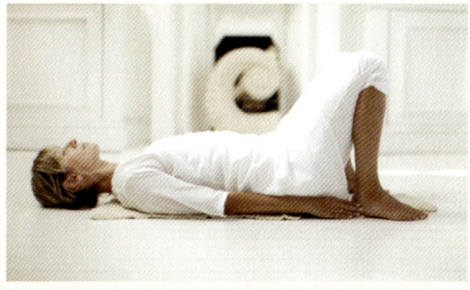

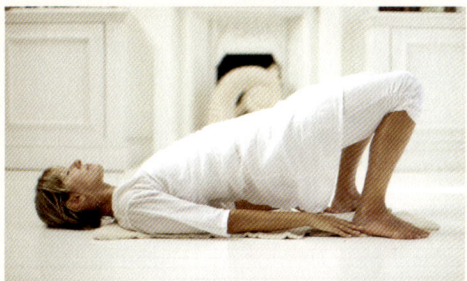

Fließen

Diese Übung unterstützt Sie darin, flexibler mit den Dingen umzugehen, mehr mit dem Strom des Lebens zu fließen, anstatt ständig gegen ihn anzukämpfen. Sie bringt Inspiration in Ihr Leben und öffnet Sie für die allgegenwärtige Fülle. Sie eignet sich besonders dann, wenn Sie mit finanziellen Problemen kämpfen!

Legen Sie sich auf den Bauch. Die Stirn berührt dabei den Boden. Falten Sie die Hände hinter dem Rücken zum *Venusschloss* (siehe Seite 72) und heben Sie Arme und Hände an. Halten Sie dabei Knie und Ellbogen so gerade wie möglich und beginnen Sie dann mit dem *Feueratem* (siehe Seite 76). Atmen Sie schnell und geräuschvoll durch die Nase ein und aus. Spannen Sie dabei unbedingt Ihren Po an, um Ihren unteren Rücken zu schützen. Sollten Sie anfangs Schwierigkeiten haben, die Beine anzuheben, lassen Sie sie einfach auf dem Boden. Die Übung stimuliert das freie Fließen in Ihrem Leben. Alles, was Sie tun, wird Ihnen leichter fallen.

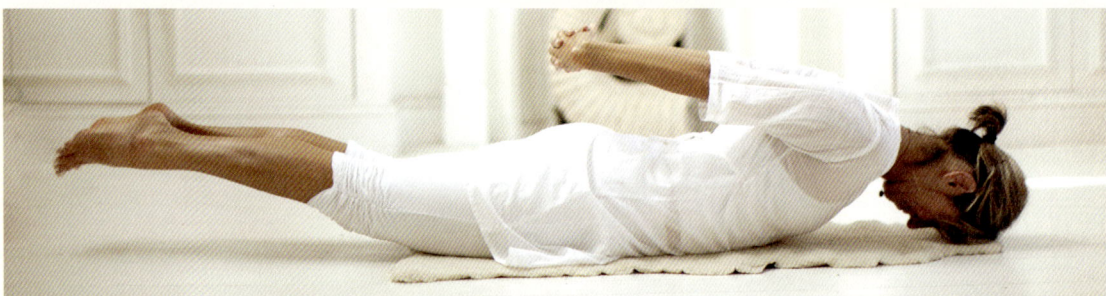

Körperheber

Mit dieser Haltung üben wir Druck auf die Nieren aus und entgiften den Körper. Sie verleiht Ihnen mehr Energie, indem sie die Kundalini-Energie weckt, und macht Sie sowohl körperlich als auch mental stärker. Machen Sie die Übung zweimal pro Woche und Sie werden Resultate sehen!

Setzen Sie sich wie auf Seite 18 gezeigt in den Schneidersitz oder mit ausgestreckten Beinen auf den Boden – wie es Ihnen angenehmer ist. Ballen Sie die Hände zu Fäusten und drücken Sie sich mit dem Einatmen vom Boden ab. Lassen Sie dann den Körper mit dem Ausatmen wieder fallen. Sollte das zu unangenehm für Ihre Hände sein, legen Sie einfach die Handflächen auf den Boden. Wiederholen Sie die Übung eine bis drei Minuten lang.

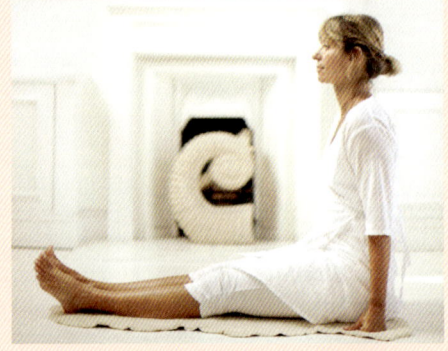

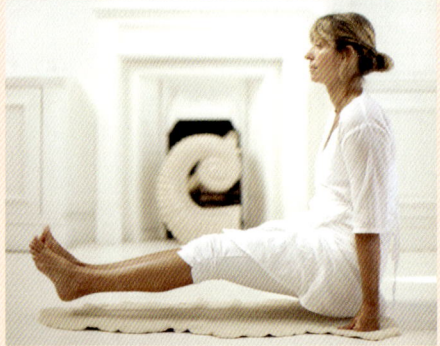

Sat Kriya

Diese trügerisch einfach erscheinende und für sich selbst stehende Übung ist die kraftvollste überhaupt in der Wissenschaft des Kundalini Yoga. Sie regt den Kreislauf an, bringt Energie ins Gleichgewicht, optimiert das Funktionieren der Sexualorgane und arbeitet an den zweiundsiebzigtausend Nerven im Nabelbereich – und Letzteres stößt das Aufsteigen der Kundalini-Energie an. Sie öffnet den Kanal der Kreativität. Wenn Sie mehr Kreativität in Ihr Leben bringen wollen, ist diese Übung genau die richtige!

Setzen Sie sich auf die Fersen (Japanischer Sitz), in den Schneidersitz (siehe Seite 18), falls Ihnen der Fersensitz zu schwierig erscheint, oder auf einen Stuhl. Strecken Sie die Arme am Kopf entlang gerade nach oben und berühren Sie dabei die Ohren. Die Hände sind gefaltet (siehe Bild) und die Mittelfinger zeigen nach oben. Schließen Sie die Augen und richten Sie Ihre Aufmerksamkeit auf das Dritte Auge, den unsichtbaren Punkt zwischen den Augenbrauen. Dadurch stimulieren wir die Hypophyse, schaffen Raum für Visionen, Weitblick und Intuition. Die Schultern bleiben dabei immer tief und entspannt, auch wenn die Arme nach oben gerichtet sind, um Verspannungen vorzubeugen.

Chanten Sie laut und zischend das Wort »Sat« und ziehen Sie dabei den Nabel ruckartig ein. Stellen Sie sich vor, dass Ihnen jemand in den Bauch schlägt. Dann chanten Sie ein längeres, weicheres »Nam« (naaaaaam) mit dem Loslassen des Nabels. Der Atem stellt sich dazu automatisch ein. Wiederholen Sie die Übung so lange, wie Sie können. Fangen Sie auch hier mit ein bis drei Minuten an und verlängern Sie die Übung mit der Zeit.

Mit dem letzten Ausatmen halten Sie den Atem an und lassen das Beckenbodenschloss (Mula Bandha) einrasten, indem Sie Nabel und die gesamte Beckenbodenmuskulatur so stark wie möglich einziehen. Halten Sie die Spannung ein paar Sekunden und lösen Sie wieder. Entspannen Sie anschließend in Shavasana.

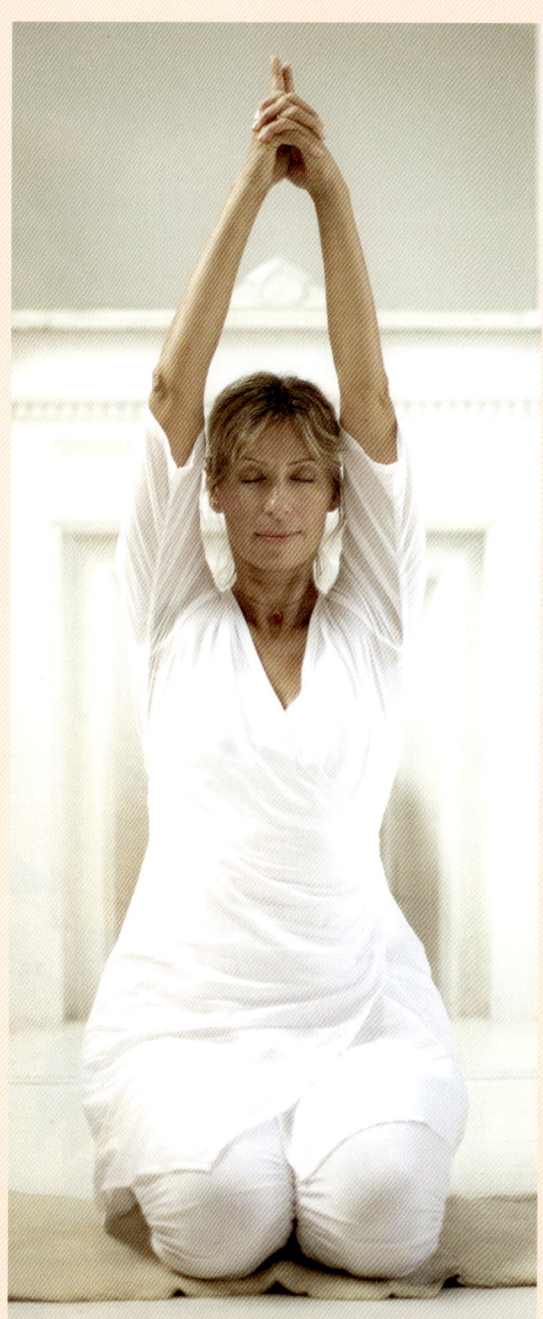

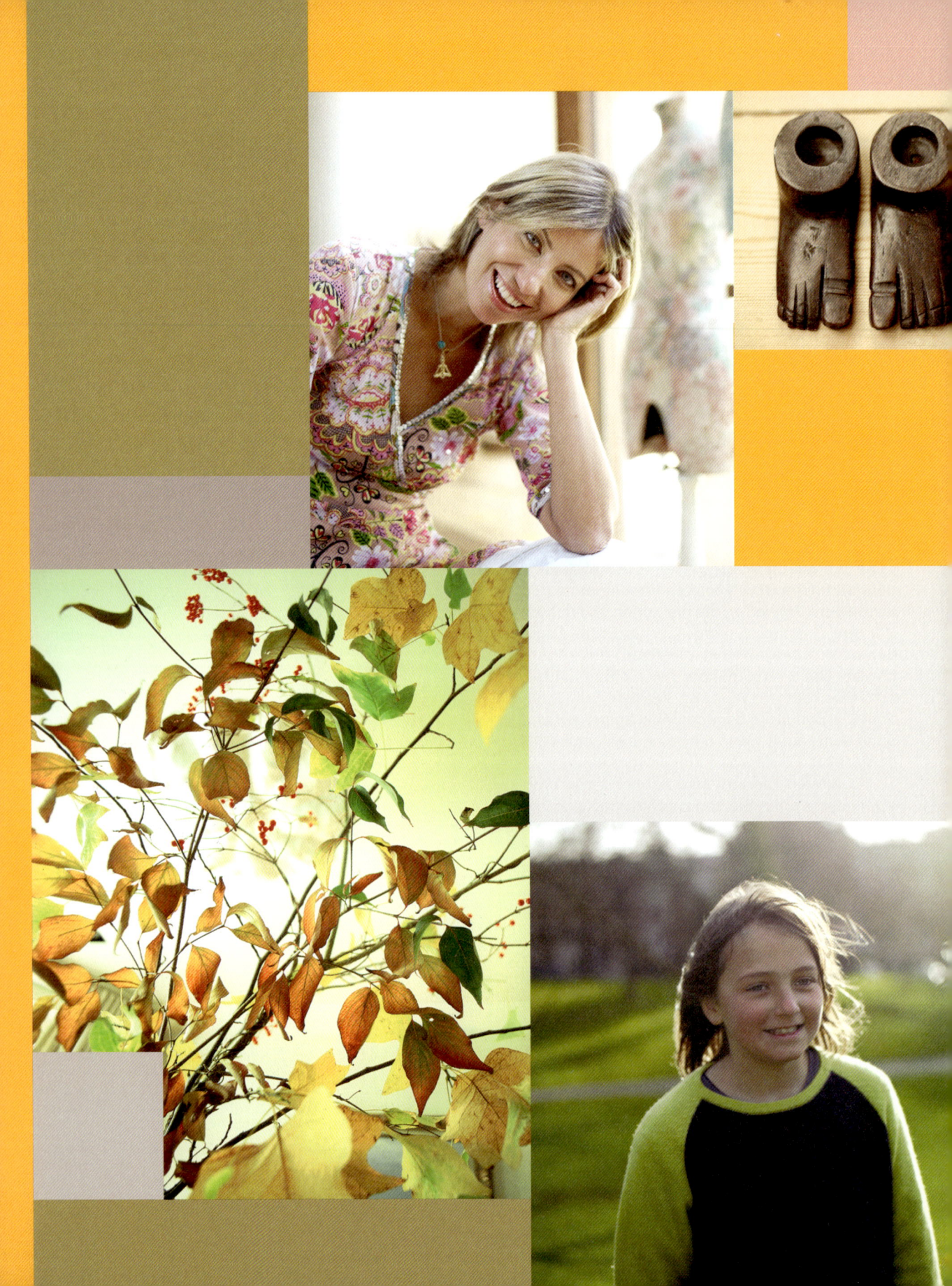

Ja! Ich schaff das!

NABELCHAKRA

DAS DRITTE CHAKRA BEFINDET SICH IM BEREICH DES MAGENS und hat Einfluss auf das Verdauungssystem, auf Leber, Gallenblase, Milz und Bauchspeicheldrüse. Blockaden oder Ungleichgewicht in diesem Bereich können sowohl Essstörungen, Verdauungsprobleme und ein allgemein niederes Energieniveau zur Folge haben als auch negative Emotionen wie Wut, Gier, Neid, Scham und Verzweiflung. Man sollte auch an diesem Bereich arbeiten, wenn Probleme mit der Verdauung aufgrund schlechter Essgewohnheiten bestehen – einschließlich der Tendenz, stets zu viel zu essen. Es ist sicher kein Zufall, dass kaum jemand, der Kundalini Yoga praktiziert an einem Reizdarm leidet.

Stress und Nervosität schlagen uns auf den Magen. Im Bauchbereich ist die Intuition beheimatet – unser Bauchgefühl. Dieses Chakra hat Einfluss auf Ihr Selbstwertgefühl, Ihre Durchsetzungs-, Schaffens- und Willenskraft. Genau hier entsteht das Gefühl: »Ja! Ich schaff das!« Es ist das Zentrum Ihrer ganz persönlichen Tatkraft! Sind Sie ein Macher, überschwänglich und ausdrucksstark? Können Sie ein Projekt anleiern und zur Vollendung bringen? Im Bereich des Nabelchakras entscheidet sich, wie Sie die Dinge im Leben angehen und auf die Erde bringen. Wer hier zentriert ist, erreicht nicht nur seine Ziele, sondern inspiriert andere, es ihm gleichzutun.

LEITBILD:	SCHATTENEMOTIONEN:	FARBE:	SYMBOL:	ELEMENT:
Mut, Selbstwert, Willenskraft; die Energie und das Engagement, die für das Handeln und Umsetzen nötig sind	Wut, Gier und Neid	Gelb	Ein Lotus mit zehn Blütenblättern	Feuer

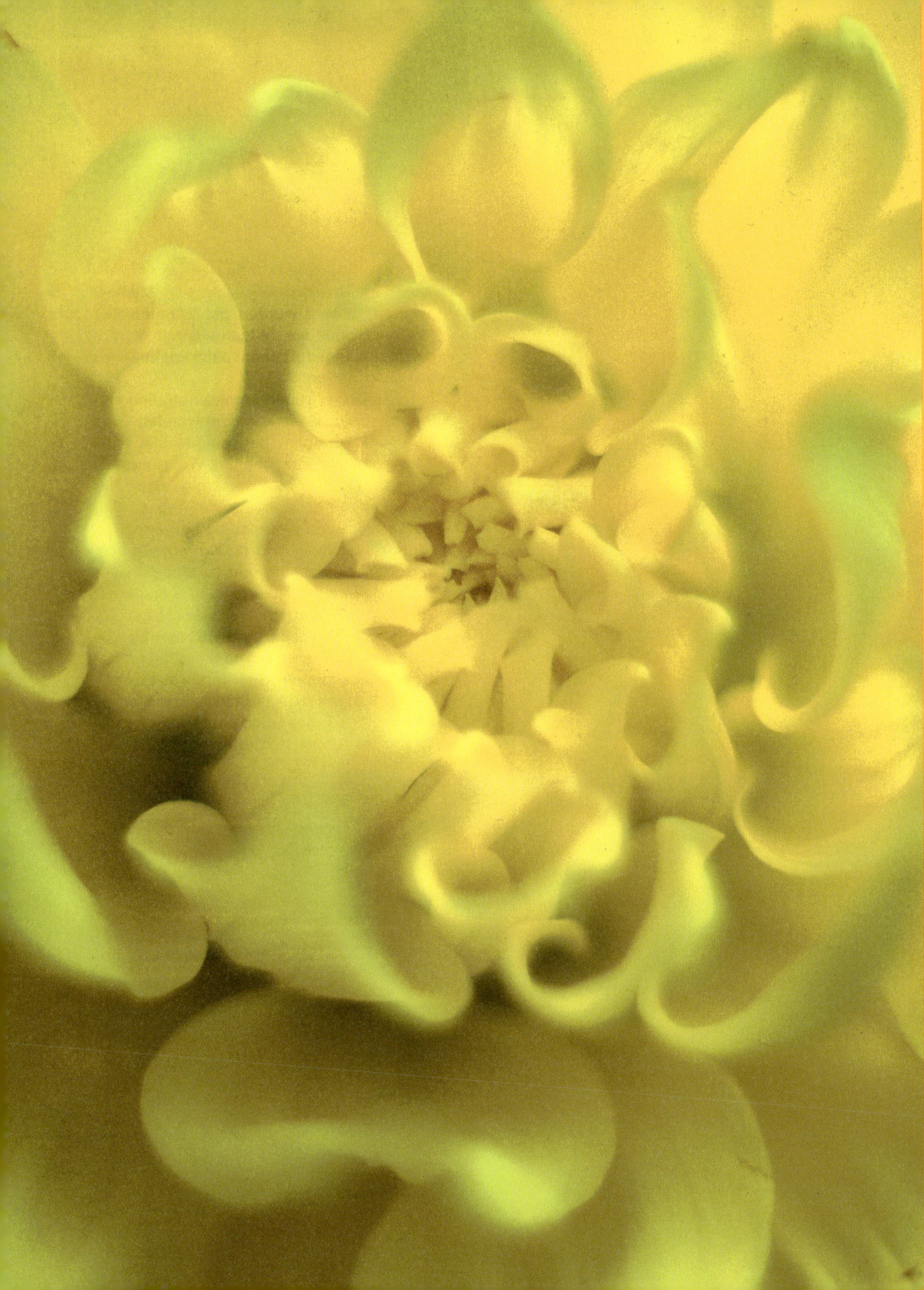

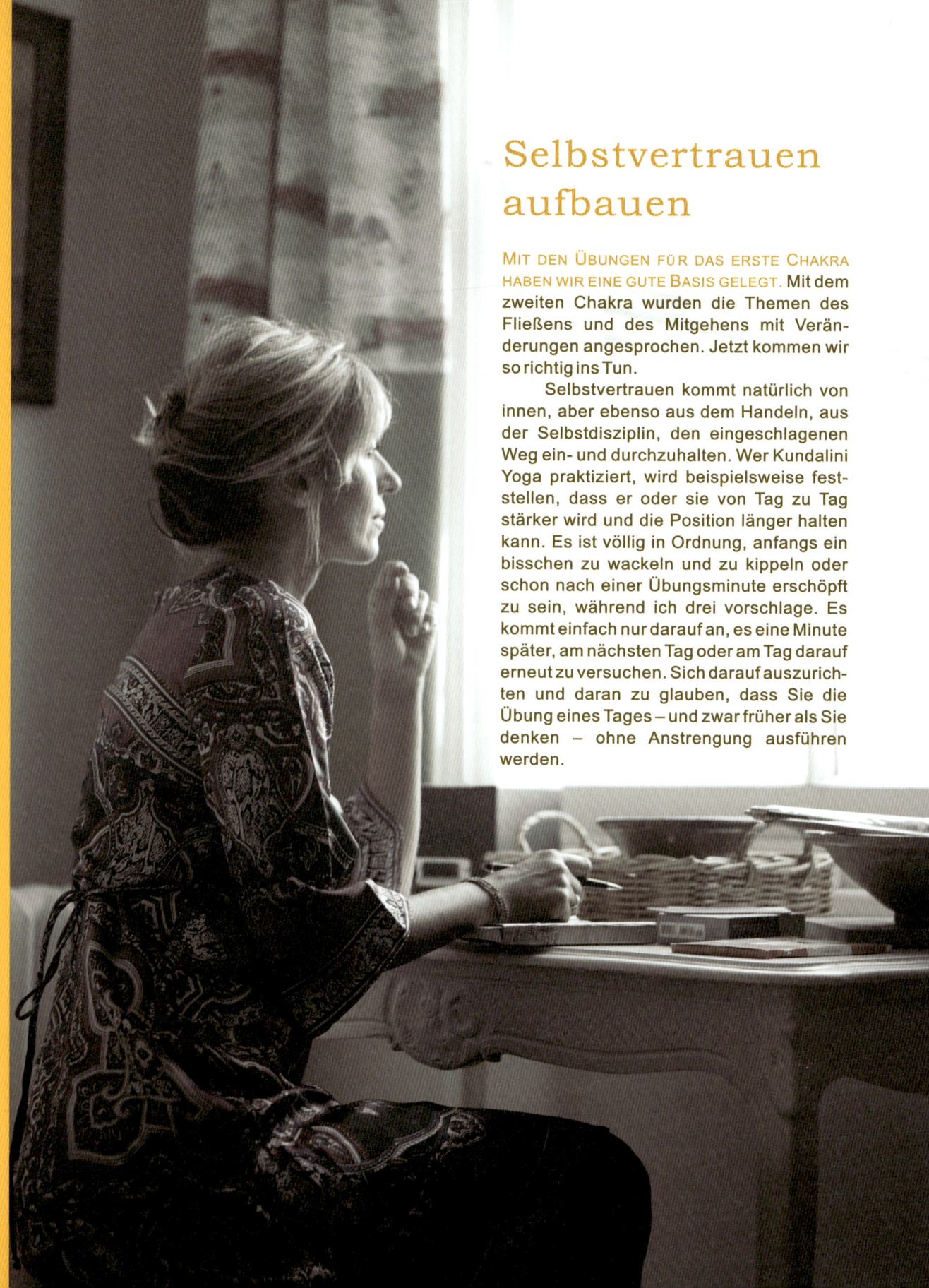

Selbstvertrauen aufbauen

MIT DEN ÜBUNGEN FÜR DAS ERSTE CHAKRA HABEN WIR EINE GUTE BASIS GELEGT. Mit dem zweiten Chakra wurden die Themen des Fließens und des Mitgehens mit Veränderungen angesprochen. Jetzt kommen wir so richtig ins Tun.

Selbstvertrauen kommt natürlich von innen, aber ebenso aus dem Handeln, aus der Selbstdisziplin, den eingeschlagenen Weg ein- und durchzuhalten. Wer Kundalini Yoga praktiziert, wird beispielsweise feststellen, dass er oder sie von Tag zu Tag stärker wird und die Position länger halten kann. Es ist völlig in Ordnung, anfangs ein bisschen zu wackeln und zu kippeln oder schon nach einer Übungsminute erschöpft zu sein, während ich drei vorschlage. Es kommt einfach nur darauf an, es eine Minute später, am nächsten Tag oder am Tag darauf erneut zu versuchen. Sich darauf auszurichten und daran zu glauben, dass Sie die Übung eines Tages – und zwar früher als Sie denken – ohne Anstrengung ausführen werden.

Kellie stolperte in der Stadtbücherei über einer meiner Kundalini-DVDs. Sie war innerhalb von drei Jahren dreimal Mutter geworden, ihr Vater war verstorben und sie hatte sich trostsuchend dem Essen zugewandt, um irgendwie klarzukommen. Sie war müde, fühlte sich gefühllos und wog knapp hundert Kilo. Erst nach mehreren Wochen sah sie sich die DVD an und beim ersten Üben hatte sie Schwierigkeiten, auch nur auf dem Boden zu sitzen.

> »Wenn ich mein Selbst-vertrauen verliere, habe ich das gesamte Univer-sum gegen mich.«
> RALPH WALDO EMERSON
> (1803-1882)

»Und der Schneidersitz fiel mir richtig schwer!«, sagt sie lachend. »Nach zwanzig Minuten schnappte ich nach Luft und musste aufhören – und das sollte nur die Aufwärm-arbeit gewesen sein!« Aber jetzt kommt der Knackpunkt: Sie blieb dran! Beim nächsten Mal setzte sie sich auf ein zusammengelegtes Handtuch, um etwas höher zu sitzen, und schon nach wenigen Stunden konnte sie es beiseite legen und die Übungen komplett durchziehen. »Das hat mir das Selbstvertrauen gegeben weiterzumachen und schon nach kurzer Zeit fand ich im Yoga den Frieden, für den ich gebetet hatte. Ich bin nach den Übungseinheiten so unglaublich leichtfüßig und könnte nur noch tanzen – der Unterschied zu meinem vorherigen Leben könnte kaum größer sein! Durch Yoga fühlte ich mich belebt und voller Energie. Ich freute mich immer schon auf die nächste Stunde! Ich habe keine bestimmte Diät gemacht, sondern einfach nur meine Portionen um die Hälfte reduziert. Schon nach kurzer Zeit hatte ich Lust auf gesündere Nahrung. Dann entschloss sich meine ganze Familie, auf Fleisch zu verzichten, weil es sich einfach besser anfühlte. Mein Gewicht verringerte sich zusehends!«

Kellie hatte schon weit über zwanzig Kilo abgenommen, als wir miteinander sprachen, aber das war bei Weitem nicht die größte Veränderung, die mit ihr vorgegangen war. Sie hatte eine positivere Lebenseinstellung und mehr Selbstvertrauen bekommen. Gewalt im Fernsehen war ihr ein Gräuel geworden. Sie las viel, bildete sich weiter und entwickelte völlig neue Interessen. Heute macht sie Radtouren mit der gesamten Familie und schmiedet ständig neue Zukunftspläne!

Treffen Sie einfach die Entscheidung: Ja! Ich schaff das! Verwandeln Sie das nörgelnde, hartnäckige Nein in Ihrem Leben in ein lautes, positives Ja! Setzen Sie ein Warum-eigentlich-nicht an die Stelle des alten Ich-schaff-das-ja-doch-nicht. Egal, worum es geht.

Wenn Sie dieses Chakra öffnen, werden Sie von Tag zu Tag stärker und Ihre Vision wird immer deutlicher hervortreten. Wenn Sie an sich glauben, können Sie alles schaffen, was Sie sich vornehmen. Es ist an der Zeit, sich wirklich auf Ihre Träume und Ihre Wünsche auszurichten und Ihren Zielen positiv gegenüberzustehen.

Kritik, Bewertung und Neid

»Was uns am meisten zerfrisst, ist der Neid.«
ALEXANDER SOLSCHENIZYN (1980-2008)

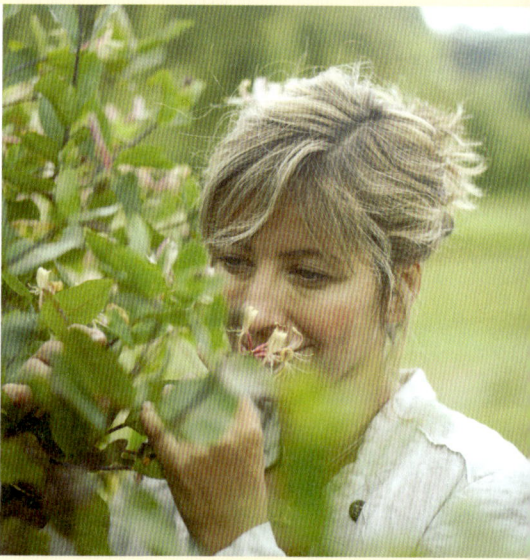

DU BIST DUMM. Du verschwendest mit diesem Buch Deine Zeit. Es hat doch keinen Sinn. Die Leute werden über Dich lachen. Du machst ja doch immer alles falsch. Du bist zu alt. Zu hässlich. Zu dick, nicht fit genug, zu schwach. Du hast doch noch nie etwas aus Deinem Leben gemacht. Glücklich wirst Du auch nicht. Dich kann doch sowieso keiner leiden. Und hatte ich schon erwähnt, dass Du dumm bist?

Fühlen Sie sich angegriffen? Vielleicht denken Sie jetzt: »So lasse ich doch nicht mit mir reden!« Aber die Wahrscheinlichkeit ist sehr groß, dass es jemanden gibt, der genau so mit Ihnen spricht – und derjenige sind Sie selbst. Wir alle haben einen wahren Chor kritischer innerer Stimmen, die den lieben langen Tag vor sich hin plappern. Kleine Kobolde, die uns ständig einflüstern, dass sich sowieso all unsere Bemühungen in Luft auflösen werden. Hören Sie sich genau zu und Sie werden Ihre eigene wütende Stimme erkennen – neben den Stimmen Ihrer Eltern, Lehrer und Ex-Partner. Und alle sind sich einig in ihrer Missbilligung Ihnen gegenüber. Aber die Tatsache, dass sie da sind, bedeutet noch lange nicht, dass Sie auf sie hören oder ihnen gar zustimmen müssen. In keinem Fall sollten Sie ihnen gestatten, Sie von Ihren Plänen abzuhalten!

Letztlich sind es einfach nur Gedanken und wenn Sie üben und dranbleiben, müssen Sie sich immer weniger damit befassen.

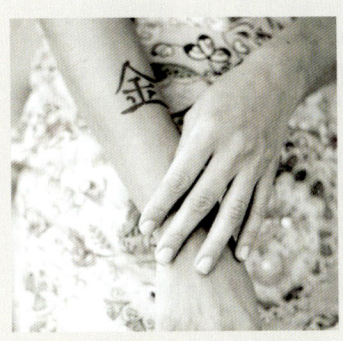

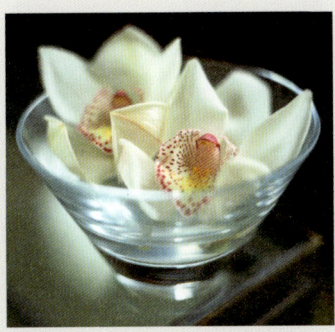

Die Stimmen haben anfangs vermutlich noch die besten Absichten: Sie wollen Sie vor einem Fehlschlag oder Schmerz bewahren, sie machen sich um Ihren ungesunden Lebensstil oder Fehlentscheidungen Sorgen. Versuchen Sie einmal, sie so zu sehen, und Sie werden vielleicht Mitgefühl oder sogar Dankbarkeit aufbringen können – um sie dann loszulassen. Letztlich sind es einfach nur Gedanken und wenn Sie üben und dranbleiben, müssen Sie sich immer weniger damit befassen.

Mit Meditation bringt man die inneren Kritiker am besten zum Schweigen, können wir die zarte innere Stimme, die Ausdruck unserer authentischen Wünsche und Träume ist, vom inneren Palaver am besten unterscheiden. Wenn wir uns auf den Atem, unsere Bewegungen oder ein Mantra konzentrieren, verklingen die Stimmen und wir können hinter der Ansammlung alter Erinnerungen und gedanklich eingefahrene Muster eine Fülle neuer Möglichkeiten entdecken. Unsere Gedanken erschaffen unsere Erfahrungen: Alles beginnt mit uns selbst.

Wir haben doch alle schon einmal erlebt, dass ein Freund oder eine Freundin zu uns gesagt hat: »Hast Du gesehen, wie die mich angeguckt haben? Die denken bestimmt dies oder jenes von mir.« Und ganz gleich, was Sie daraufhin erwiderten, kam doch immer wieder die gleiche Antwort: »Nein, nein. Ich hab's doch selbst gesehen!« Und Ihnen ist klar, dass sich das Ganze ausschließlich im Kopf des Freundes oder der Freundin abspielt. Es ist reine Projektion. Sie verurteilen sich selbst und haben dadurch das Gefühl, dass andere dies ebenso tun.

Alleine diesen Drang, sich selbst und andere zu bewerten und zu verurteilen, loszulassen ist so eine unglaubliche Befreiung! Ich habe mich um so vieles leichter gefühlt, als ich es geschafft hatte. Ich war als Kind und Jugendliche sehr auf Wettstreit ausgerichtet, denn mit meiner Musik nahm ich immer wieder an Wettbewerben teil, die ich natürlich gewinnen wollte. Es ging mir eher darum etwas zu erreichen, als etwas zu genießen. Seit mir dann klar wurde, dass wir alle Gut und Böse in uns tragen und wir alle Teil eines großen Ganzen sind, ist mein Leben bedeutend leichter geworden. Ich muss die anderen weder bewerten oder verurteilen noch ständig meine Kräfte mit ihnen messen.

Und mir wurde auch klar, dass Liebe, Gesundheit, Wohlstand, Erfolg und Glück etwas Wesentliches gemeinsam haben: Sie sind unerschöpflich und immerwährend vorhanden. Wenn jemand eines davon schon hat, bedeutet das keineswegs, dass für uns nicht genügend davon übrig wäre. Ganz im Gegenteil – wenn jemand etwas davon für sich erschaffen hat, heißt das, dass jeder von uns das ebenso gut kann!

Ich hatte eine gute Freundin, die mit jemandem zur Schauspielschule ging, die es sehr schnell ganz nach oben schaffte. Nennen wir meine Freundin Jane und die andere Schauspielerin Sarah. Während der Ausbildung hatte die beiden Freundschaft verbunden, die sich aber von Jane ausgehend ins Gegenteil verkehrte, nachdem Sarah nach ihrem ersten durchschlagenden Erfolg nach Los Angeles gezogen war und Janes Karriere nicht so recht in Schwung kommen wollte. Jane las Interviews mit Sarah lediglich, um darüber zu spotten, sie bemerkte alle möglichen Makel an Sarahs (absolut makellosem) Äußeren, zerpflückte ihre Auftritte und machte sich über ihre Rollenauswahl lustig.

Eines Tages trafen sie sich anlässlich einer Premiere in London wieder. Auf der anschließenden Party schüttete Sarah Jane ihr Herz aus und gestand ihr, wie alleine sie sich anfangs in L.A. gefühlt hatte, dass sie vor Heimweh beinahe umgekommen war und dass es sehr schwer für sie gewesen war, sich ohne Führerschein fortzubewegen. Als Jane ihr dann erzählte, dass sie immer noch keine Rolle bekommen hatte, erbot sie sich sofort, ein Meeting mit ihrem äußerst angesehenen Agenten zu arrangieren. Zudem bot sie Jane an, bei ihr in L.A. zu wohnen während ihrer Vorsprechtermine. »Ich habe Glück gehabt«, sagte Sarah. »Alles was Du brauchst, ist Dein eigenes Stück vom großen Glückskuchen. Denn das Talent ist Dir in die Wiege gelegt worden!«

Jane musste danach sehr viel über die ganze negative Energie nachdenken, die sie auf Sarah projiziert hatte. Sarahs Erfolg nahm anderen Schauspielerinnen nichts weg. Im Gegenteil – Sarahs Erfolg hatte einen regelrechten Nachfrageboom für britische Schauspielerinnen in Hollywood ausgelöst. Ihr Loslassen war eine riesige Erleichterung für Jane und sie konnte den nächsten Schritt tun. Als wir uns zuletzt sprachen, hatte sie gerade eine Aufführungszeit an einem Theater im Londoner West End gespielt und jede Minute davon genossen.

Wenn es jemandem so richtig gut geht, freuen Sie sich ehrlichen Herzens darüber. Je mehr Sie sich mit einem oder für einen anderen freuen, desto leichter kommen die Dinge auch zu Ihnen.

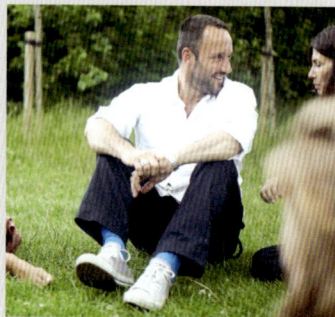

Wenn es jemandem so richtig gut geht, freuen Sie sich ehrlichen Herzens darüber. Je mehr Sie sich mit einem oder für einen anderen freuen, desto leichter kommen die Dinge auch zu Ihnen. Wenn Sie einem anderen etwas missgönnen und neiden, verhindern Sie damit, es selbst zu bekommen. Sobald Sie akzeptieren können, dass alles mit allem verbunden ist, wird das Leben viel leichter. Zu Beginn mag das noch schwer sein, vor allem dann, wenn Sie Abneigungen und Missgunst schon seit Langem in sich tragen. Ich habe vor vielen Jahren aufgehört neidisch zu sein, als mir klar wurde, dass wir alle unsere Themen am Laufen haben – egal wie perfekt etwas oberflächlich erscheinen mag. Jeder kennt das doch: Wir haben Freunde, die wir für das perfekte Paar halten, und dann trennen sie sich und es stellt sich heraus, dass sie ständig Streit hatten.

»Du hast leicht reden!«, sagen wir manchmal voller Bitterkeit und nehmen diesen Satz als Ausrede dafür, selbst nicht in die Puschen kommen zu müssen. »Du hast die Zeit/das Geld/die Unterstützung/die Kontakte, die man dafür braucht, aber ich habe das alles nicht.« Anstatt aber eine Freundin zu beneiden und ihr das Glück zu missgönnen, sollten Sie ihr gratulieren und sie nach ihrem Erfolgsrezept fragen. Vielleicht bekommen Sie genau die Information, die Ihnen gerade fehlt! Es lohnt sich auch, wenn wir uns zwischendurch ins Gedächtnis rufen, dass Bitterkeit und Missgunst uns unglücklich machen – und dass wir uns manchmal an unser Elend klammern, weil es uns so vertraut ist. Es geht wie gesagt um Selbstvertrauen, darum, sich selbst zu vertrauen, um den Sprung ins kalte Wasser zu wagen!

Je mehr Sie sich den Übungen dieses Kapitels widmen, desto tiefer liegende Schichten von Neid, Verurteilung und zwanghaftem Wettstreit werden sich lösen und verschwinden. Irgendwann gelangen Sie dann an den Punkt der Reinheit, an dem alles in Ordnung ist, so wie es ist. Sie gelangen zum bedingungslosen Annehmen – dem Gegenteil der Bewertung und Verurteilung. Erst dann können Sie sich Ihrer Kreativität vollkommen öffnen und sich wahrhaft weiterentwickeln. Und dann geschehen die Veränderungen, um die Sie so sehr mit Ihren inneren Kritikern gerungen hatten, auf eine ganz natürliche Art und Weise – wenn es so sein soll. Es geht weniger darum, sich nur auf das Ziel auszurichten, sondern vielmehr die gesamte Reise zu genießen.

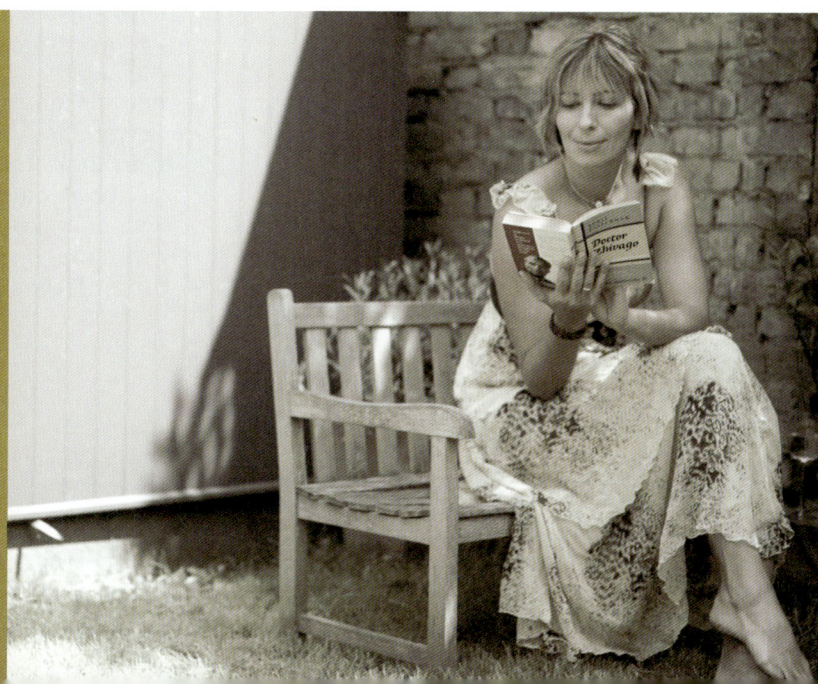

Manifestieren Sie Ihre Träume!

»Bittet, so wird euch gegeben; suchet, so werdet ihr finden; klopfet an, so wird euch aufgetan. Denn wer da bittet, der empfängt; und wer da sucht, der findet; und wer da anklopft, dem wird aufgetan.«
MATTHÄUS KAPITEL 7, VERSE 7 UND 8

SOBALD SIE SICH DARÜBER IM KLAREN SIND WAS SIE WOLLEN, findet das Universum sehr oft Wege, es Ihnen zu bescheren. Sie müssen sich nur dafür öffnen. Lassen Sie sich einfach von Ihrer Intuition, von Ihrem Bauchgefühl leiten – und dafür ist es notwendig, den Bereich der Magengegend energetisch zu reinigen.

Wenn Sie etwas in Ihr Leben ziehen wollen, müssen Sie es sich zuerst einmal vorstellen. Egal ob es sich um ein Auto, ein Haus, einen Partner, einen Freund oder einen Job handelt. Lassen Sie es zuerst in Ihrem Kopf lebendig werden. Seien Sie präzise. Welche Motive liegen Ihrem Wunsch zugrunde? Verschaffen Sie sich Klarheit darüber, welchen Zweck Sie mit Ihrem Wunsch verfolgen. Es besteht ein großer Unterschied zwischen dem schwammigen Wunsch: »Ich will eine Menge Geld verdienen«, und der weitaus präziseren Aussage: »Ich möchte genug Geld verdienen, um ein angenehmes, sorgenfreies Jahr zu verleben, mich um meine Familie kümmern zu können, mir sowohl einen schönen Urlaub, als auch eine Yoga-Woche leisten zu können, zwanzig Prozent meines Einkommens spenden und weitere zwanzig Prozent für den Ruhestand zurücklegen zu können.«

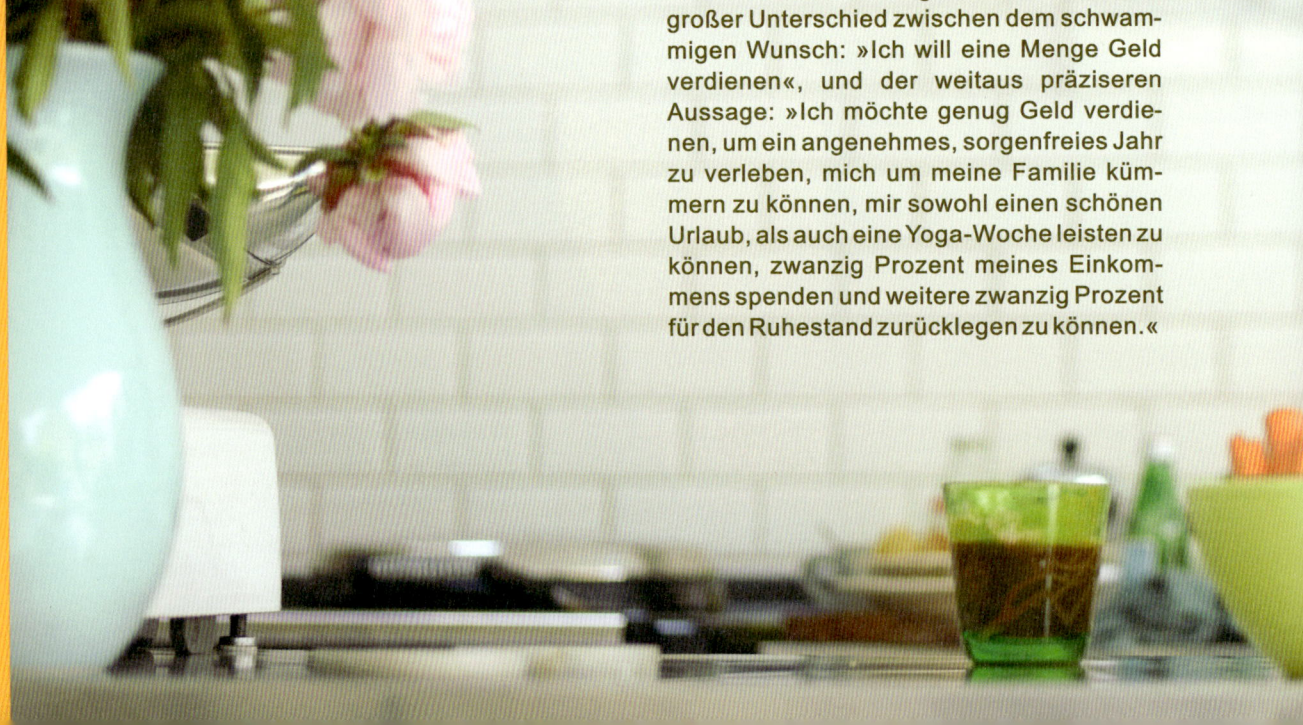

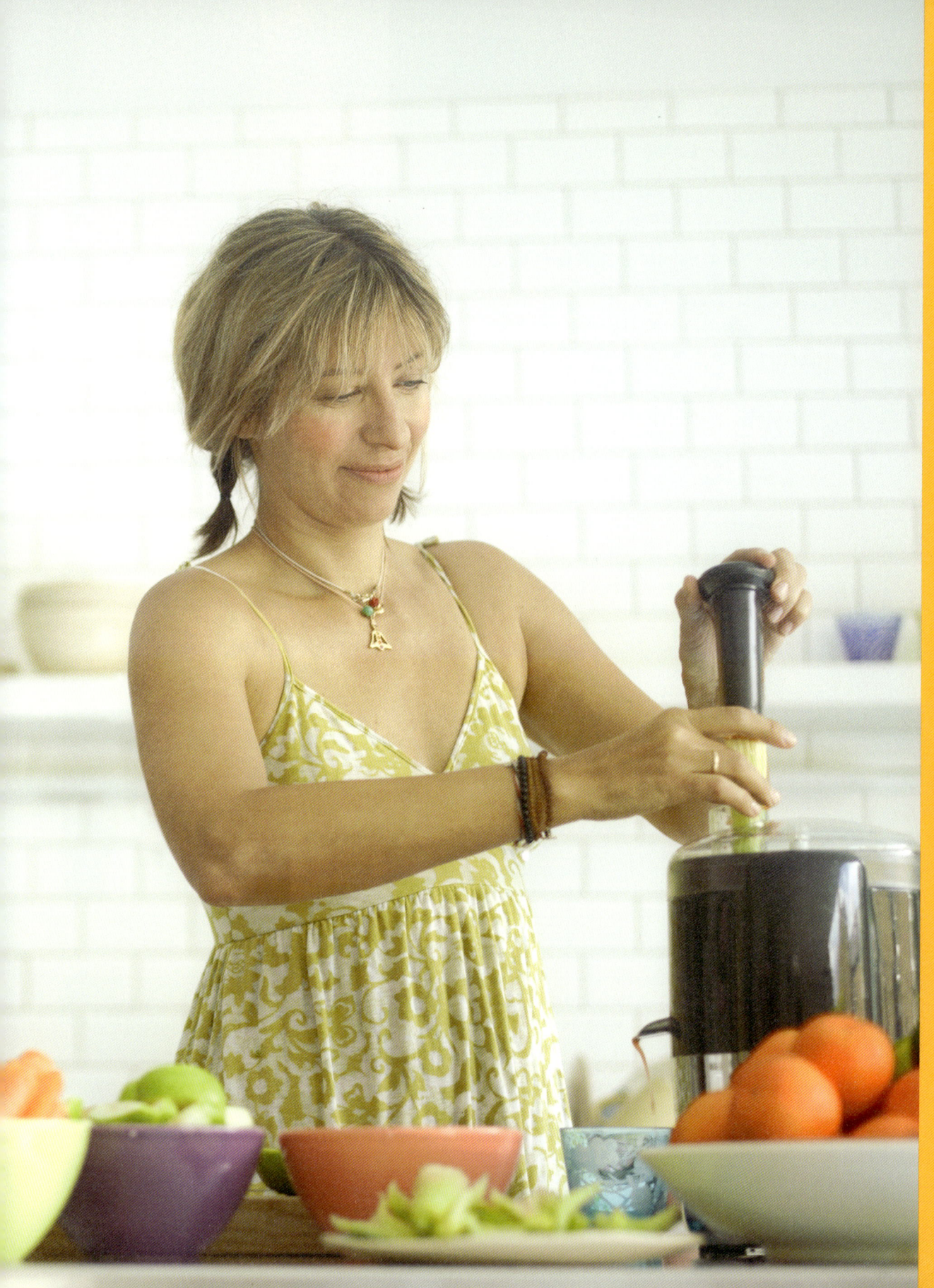

Und wenn Sie sich darüber im Klaren sind, was Sie wollen, dann erfreuen Sie sich an dieser Vorstellung. Nutzen Sie dazu sämtliche Sinne. Nehmen Sie den Duft der Ledersitze Ihres neuen Autos wahr; schmecken Sie das kalte Bier abends am Strand; gehen Sie durch jedes einzelne Zimmer Ihres neuen Hauses. Tun Sie alles, was in Ihrer Macht steht, um Ihre Vorstellung so real wie nur irgend möglich zu erfahren. Besorgen Sie sich Urlaubskataloge, machen Sie eine Probefahrt mit Ihrem Traumauto oder verbringen Sie ein bisschen Zeit in der Gegend, in der Sie wohnen wollen.

Und jetzt kommt der schwierige Teil – wenn Sie all das getan haben, müssen Sie die Vorstellung komplett loslassen. Räumen Sie ein, dass es zwar toll wäre, Ihren Traum zu leben, dass aber Ihr Leben auch schon jetzt perfekt ist. Sie müssen es nicht haben und können auch ohne Ihren Traum zufrieden sein. Es ist sehr wichtig, sich nicht an ein bestimmtes Ziel zu klammern. Sie können alles erreichen, doch geht es immer darum, wie Sie es tun. Machen Sie sich einen Riesenstress damit? Oder sagen Sie sich vielleicht einfach: »Ich bin davon überzeugt, dass ich mein Ziel erreichen kann, und es wäre echt toll, wenn es klappen würde. Aber egal, was da wie kommt, das ist für mich in Ordnung.« Ihr Leben wird viel leichter werden, wenn Sie sich mit dieser Haltung anfreunden können.

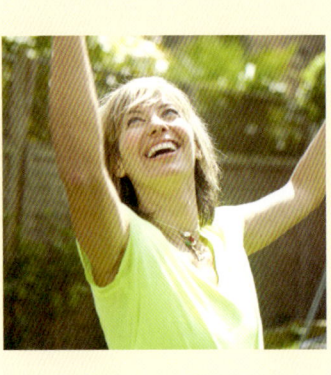

Achten Sie dann auf Zufälle und Synchronizitäten. Es könnte sich um Hinweise des Universums handeln, das Ihnen Ihren Wunsch erfüllen will. Achten Sie genau auf Ihre eigenen Eingebungen und beherzigen sie. Aber forcieren Sie nichts, sondern vertrauen Sie darauf, dass alles zu Ihnen kommen wird, was zu Ihnen gehört. Vielleicht gewinnen Sie Ihre Urlaubsreise in einem Preisausschreiben. Oder Ihnen wird bewusst, dass Sie nur monatlich einen bestimmten Betrag zurücklegen müssen, um in ein oder zwei Jahren aufbrechen zu können. Vielleicht können Sie auch für zwei Wochen Ihr Haus mit jemandem tauschen oder hören von einem Saisonjob an Ihrem Urlaubsziel.

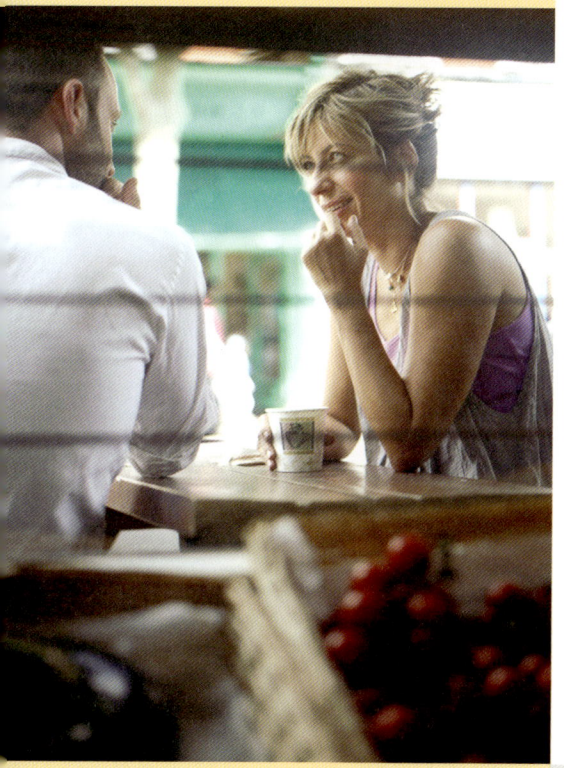

Es gibt einen guten Witz dazu. Während einer Sturmflut versuchen alle bis auf einen, sich so schnell wie möglich in Sicherheit zu bringen. Dieser eine bleibt völlig gelassen und sagt: »Ich vertraue auf Gott. Er wird mich retten.« Da kommen die Nachbarn vorbei und bieten ihm einen Platz in ihrem Wagen an. Er aber lehnt ab und sagt wieder, dass Gott ihn schon retten werde. Das Wasser steigt immer höher und überflutet inzwischen schon das Erdgeschoss seines Hauses. Da treibt ein Boot vorbei und die Insassen rufen ihm zu: »Schnell, steig ein! Wir bringen Dich in Sicherheit!« Er aber antwortet auch jenen: »Nein, danke! Gott wird mich schon retten.« Das Wasser steigt und steigt und der Mann klettert aufs Dach. Ein Hubschrauber taucht auf und die Retter lassen ihm eine Leiter herunter. Er lehnt auch dieses Angebot ab und beharrt weiterhin darauf, Gott werde ihn retten.

Kurz darauf wird er von den Wassermassen fortgespült und ertrinkt. Im Himmel angekommen beschwert er sich bei Gott darüber, dass der ihn nicht gerettet habe. Und Gott antwortet: »Ich habe Dir ein Auto, ein Boot und einen Hubschrauber geschickt. Was hätte ich deiner Meinung nach denn noch tun sollen?«

Achten Sie genau auf
Ihre eigenen
Eingebungen und
beherzigen sie.

Ein paar Gedanken zur Ernährung

ES IST ABSOLUT WICHTIG, WAS WIR ESSEN, weil der Körper unser Tempel ist. Wir müssen sowohl darauf achten, was wir essen, als auch darauf, *wie* wir essen. Wenn Sie Ihre Nahrung leicht verdauen können, können Sie auch das Leben leicht verdauen. Es geht jedoch nicht darum, eine bestimmte Diät einzuhalten. Dieses Wort hat ohnehin eine ganze Reihe negativer Assoziationen wie Selbstbestrafung, Enthaltsamkeit oder auch ein übergroßes Achten auf jeden einzelnen Bissen. Worüber ich hier sprechen möchte, ist *gutes und sinnvolles Essen*. Natürlich müssen wir essen, um zu überleben, aber unsere Nahrungsaufnahme sollte auch mit Freude verbunden sein. Essen ist ein Geschenk und als das sollten wir es auch behandeln, zelebrieren und segnen. Ganz so, wie unsere Vorfahren es getan haben, nachdem sie ein Tier erlegt oder eine gute Ernte eingefahren hatten. Geschmack, Konsistenz und Duft frischer Früchte, frischen Gemüses, zarten Fleischs oder feiner Gewürze sind Genüsse, die mit allen Sinnen erfahren werden wollen. Mahlzeiten sind etwas Besonderes und für mich stellen sowohl das Kochen als auch das Essen lebensbejahende Rituale dar.

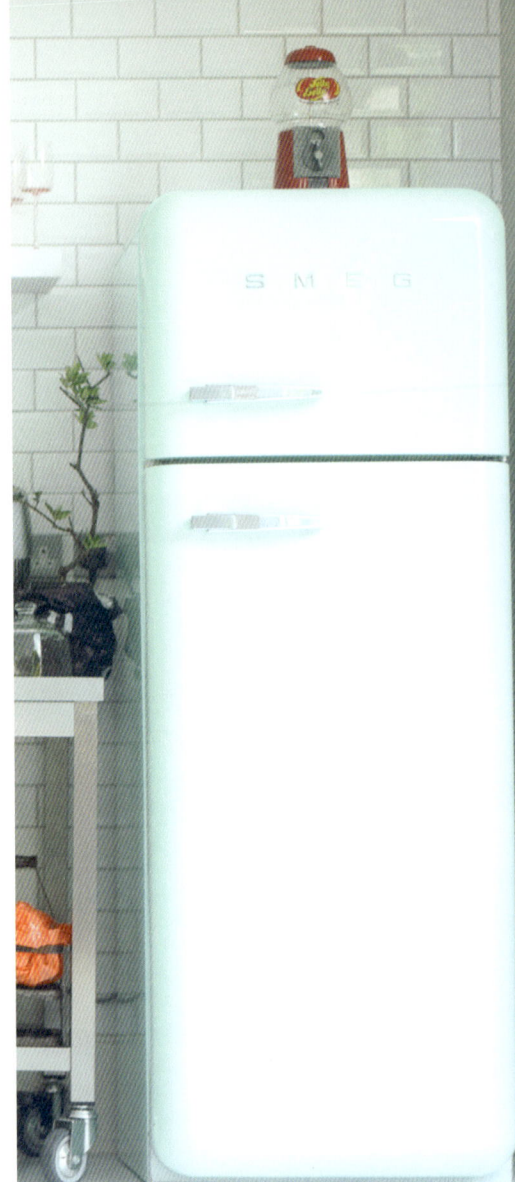

Es bringt nichts, neidisch auf den Teller des Tischnachbarn zu schauen, der gerade Ihre Leibspeise zu sich nimmt. Bestellen Sie das, was Sie wirklich wollen, und genießen Sie es ... Es geht immer um die Balance, das Stimmige.

Du bist, was Du isst

Wir sollten uns absolut darüber bewusst sein, was wir essen und wo und wie die Lebensmittel produziert wurden. Mir ist dabei der biologisch-ökologische Aspekt wichtig. Zum einen sollten es Produkte sein, die nicht um die halbe Welt geflogen wurden, sondern aus der Region stammen, und zum anderen sollten es saisonale Lebensmittel sein. Überlegen Sie sich doch einmal, vielleicht einige Lebensmittel selbst anzubauen – und wenn es nur ein paar Kräuter oder Tomaten im Topf sind oder Pflücksalat, der mehrfach geerntet werden kann.

Außerdem bevorzuge ich Lebensmittel, die frei sind von Chemikalien, Pestiziden und sonstigen Zusatzstoffen, wie sie in der industriellen Landwirtschaft und Produktion eingesetzt werden. Biologische Lebensmittel sind glücklicherweise inzwischen auch in normalen Supermärkten erhältlich, wenngleich sie noch immer etwas teurer sind. Sollte Ihr Haushaltsgeld hier eine Rolle spielen, empfiehlt es sich, Obst und Gemüse aus konventionellem Anbau vor dem Verzehr gründlichst zu waschen.

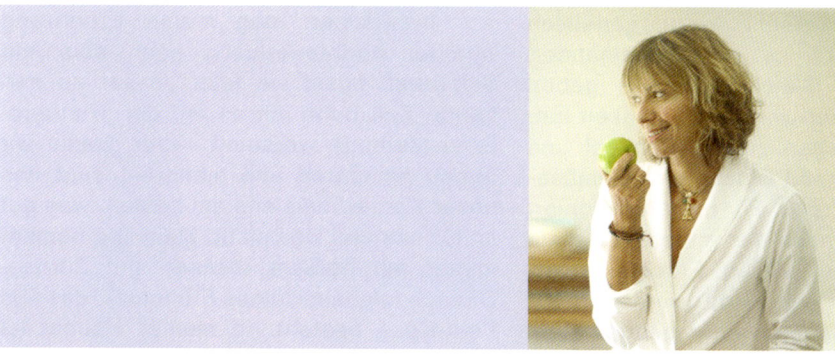

Da steckt mehr drin!

Mittlerweile ist es wirklich einfach, die Verbindung zu unserer Nahrung und die Auswirkungen des Produktionsprozesses auf uns zu vergessen. Wir nehmen es als selbstverständlich hin, dass die Regale in den Supermärkten zum Bersten voll sind mit allen nur erdenklichen Köstlichkeiten, von Litschis über Kumquats bis hin zu Jakobsmuscheln und Schwertfisch. Sobald wir die ganze Fülle an hervorragenden Lebensmitteln, die heute für uns bereitsteht, wahrlich zu schätzen wissen, sollten wir auch an die Menschen denken, die dafür gesorgt haben, dass Früchte, Tiere oder Getreide gehegt und gepflegt wurden. Dieses Wunder zu erkennen ändert sofort unsere Sicht der Dinge, wir kommen in Harmonie mit dem, was wir zu uns nehmen, und genießen jeden Bissen in Dankbarkeit. Ich vergesse niemals, dass meine Nahrung nicht nur dazu da ist, auf der Zunge zu zergehen und genossen zu werden, sondern dass sie mir auch positive Lebenskraft schenkt.

Genießen Sie Ihr Essen!

Es gibt Yogis, die Sie zu einer puritanischen und enthaltsam vegetarischen Ernährungsweise anhalten. Ich gehöre nicht dazu. Ich trinke sehr gerne mal ein Gläschen Wein oder eine Tasse guten Kaffees. Auch ruft mein Körper hin und wieder nach einem Stück Rind- oder Lammfleisch. Es gibt auch keinen Grund, sich schlecht zu fühlen, wenn uns mal nach einem belegten Brötchen oder nach einem Joghurt mit natürlichem Fettgehalt ist. Diese ganze Kalorienzählerei macht uns nichts als schlechte Laune. Und letztlich werden wir dadurch eher dicker. Wahrscheinlich sind wir der großen Auswahl und dem Angebot von heute einfach nicht gewachsen. In meiner Kindheit gab es bei Tisch immer nur zwei Möglichkeiten: Iss es oder lass es stehen!

Diäten und Modeerscheinungen

Die Medien sind heutzutage voll von hippen Diäten, die uns wundersame Ergebnisse versprechen. Heute ist Soja der absolute Heilsbringer, morgen wird es geradewegs verteufelt. Wem sollen und können wir glauben? Wenngleich professioneller Rat immer wertvoll sein kann, müssen wir doch endlich dazu kommen, uns selbst in den Mittelpunkt unseres Selbsthilfeprogramms zu stellen. Was wir brauchen ist das Vertrauen in die Tatsache, dass nur wir selbst abschließend bestimmen und beurteilen können, wie viel und wie gut wir essen wollen. Wir alle unterscheiden uns genetisch und physiologisch so sehr voneinander, dass es keine Gleichmacherdiät geben kann, die für jeden von uns Gültigkeit hat. Zum Beispiel liegen zurzeit Rohkost und Entgiftungskuren mit Frucht- und Gemüsesäften hoch im Trend. Für mich funktioniert weder das eine noch das andere, da mein Körpertypus dazu tendiert, Früchte zu vergären und nur ungenügend zu verdauen. Mir geht es mit gekochten oder gedünsteten, warmen Speisen bedeutend besser.

Als ich noch jünger war und auch schon mal mit heftigeren Dingen experimentierte (die eher Zartbesaiteten mögen diesen Abschnitt vielleicht überspringen), war ich immer auf der Suche nach dem letzten Schrei in Sachen Gesundheit. Einmal fuhren meine Mitbewohnerin und ich total auf Spirulina und blaugrüne Algen ab. Dieses pulverförmige Wundermittel aus Flechten war so voller Mineralien und Vitamine, dass wir uns nach der Einnahme oft wie auf Droge fühlten. Wir schütteten es einfach überall rein, sodass sogar die farbechtesten Speisen von blaugrünen Schlieren durchzogen waren. Wir waren zutiefst davon überzeugt, auf diese Weise mindestens hundert Jahre alt zu werden, während unser Umfeld davon überzeugt war, dass wir uns langsam aber sicher mit einem seltsamen Gift um die Ecke brachten, dass optisch an die Exkremente von Außerirdischen erinnerte!

Inzwischen mag meine Ernährung weniger abenteuerlustig sein, aber mit Sicherheit passt sie jetzt besser zu mir. Lange Zeit habe ich es mit der Trial-and-Error-Methode versucht, aber wenn wir genau hinspüren und hinhören, sagt uns unser Körper meistens am besten, was gut ist für uns und was nicht. Mein Tag beginnt immer mit heißem Wasser und Zitrone. Danach folgt ein kleines Frühstück, das aus Feta-Käse besteht. In meiner Heimat ist Käse seit Generationen üblicher Teil der Ernährung und mein Körper produziert das notwendige Enzym, um Milchprodukte aufzuspalten. Jede Nation hat ihre genetischen und kulturellen Wurzeln, die sich auch in der Ernährung niederschlagen. Mit Sicherheit gibt es Elemente daraus, die Sie für sich nutzen können.

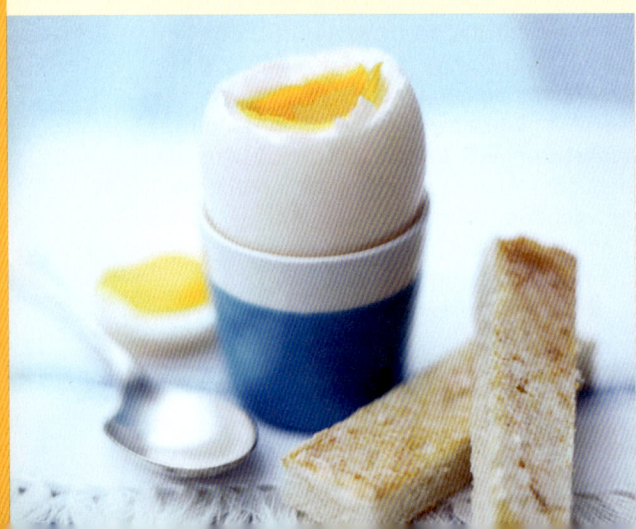

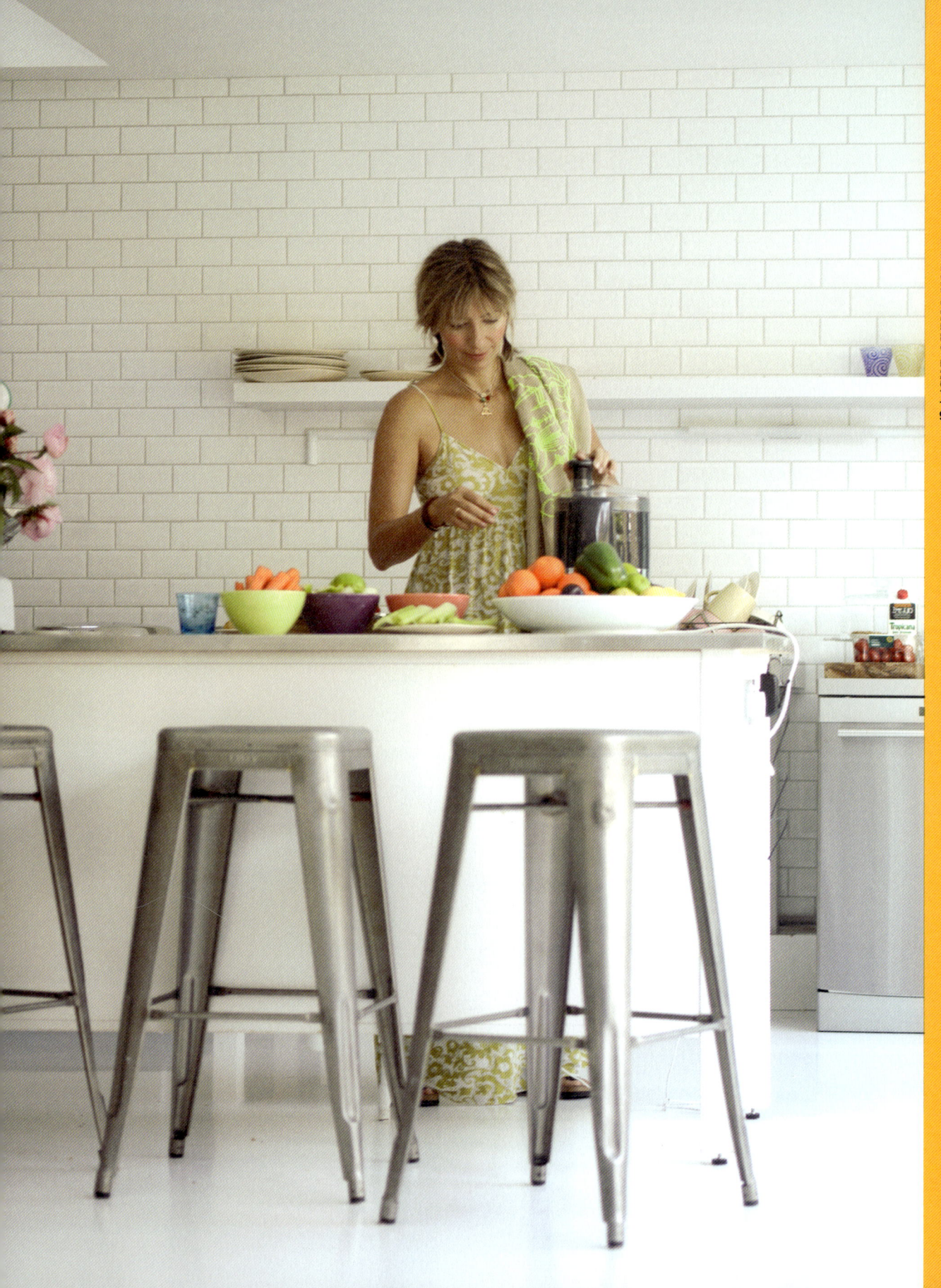

Was soll ich essen?

DER MENSCH HAT SICH IM VERLAUF SEINER ENTWICKLUNG als Jäger und Sammler von Fleisch, Fisch, Nüssen, Beeren und Pflanzen ernährt. Diese prähistorische Ernährungsweise ist auch heute immer noch am passendsten für uns.

Die riesigen Mengen an Industriezucker, pasteurisierten und homogenisierten Milchprodukten sowie gehärteten Pflanzenfetten, die inzwischen auf unsere Körper einprasseln, sind ein regelrechter Schock für unser System und es ist kein Wunder, dass Fettleibigkeit und Fettsucht immer weiter um sich greifen. Wir trösten uns mit übersüßten und fetten Leckereien, während unser Körper historisch so gewachsen ist, dass er Hunger und Enthaltsamkeit gut ertragen konnte, wenn unsere Vorfahren keine Nahrung fanden. Wir helfen ihm keineswegs, wenn wir Brot, Plätzchen, Donuts, Kuchen und andere ›Seelentröster‹ in uns hineinstopfen.

Das Mindeste, was wir tun können, ist getreide- und kohlenhydrathaltige Produkte auf maximal ein Viertel der täglichen Kalorienaufnahme zu beschränken. Zuckerhaltige Produkte sollten keinen wesentlichen Bestandteil unserer Ernährung darstellen. Mageres Fleisch und Fisch sind eine gute Quelle für gesunde Fette und Protein und sollten mit Früchten, Nüssen, Eiern und Gemüse den größeren Teil unserer Ernährung ausmachen.

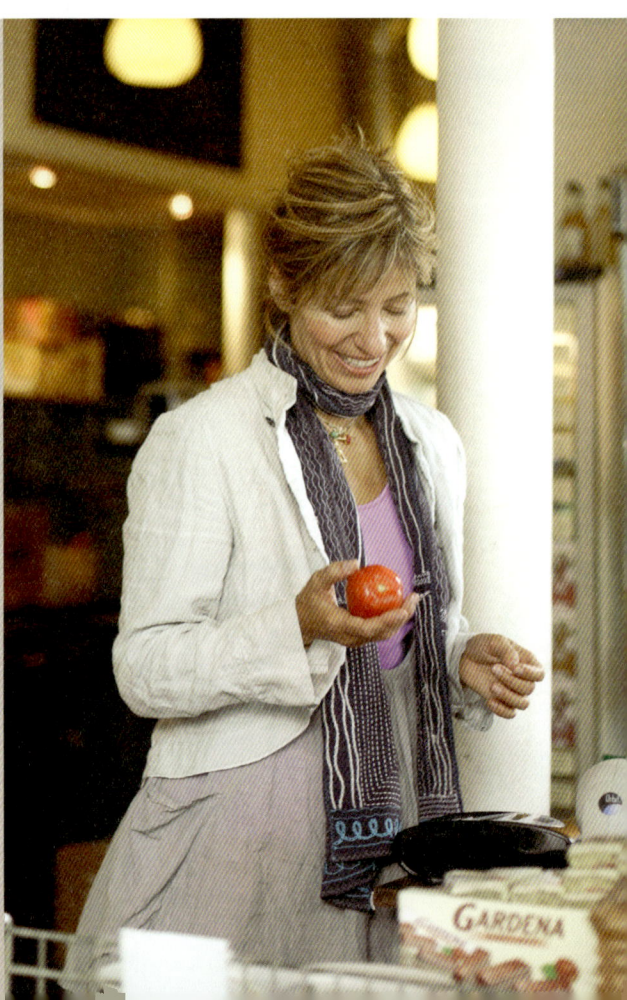

»Mein Körper ist ein Instrument auf dem, in dem und durch das das Leben eine göttliche und vollkommene Harmonie spielt.«
ERNEST HOLMES (1887-1960)

Der glykämische Index

Mit dem glykämischen Index (GI) wird in Zahlen von 1 bis 100 die blutzuckersteigernde Wirkung von Lebensmitteln angegeben. Speisen mit einem hohen GI-Wert lösen einen unmittelbaren Anstieg des Blutzuckerspiegels aus, wodurch auch eine verstärkte Ausschüttung des Hormons Insulin verursacht werden kann. Insulin ist für einen ausgeglichenen Blutzuckerspiegel verantwortlich. Nehmen wir nun zu viele Speisen mit hohem GI-Wert zu uns, wird zu viel Insulin ausgeschüttet und der Blutzuckerspiegel sinkt.

Daher empfiehlt es sich, Speisen mit niedrigem GI-Wert zu verzehren. Beispiele hierfür sind Linsen, Hafer und Naturreis, die reich an Ballaststoffen und sehr nahrhaft sind, ohne dabei, wie geschälter Reis oder die übliche Frühstückszerealien wie Cornflakes, den Blutzucker durcheinanderzubringen und ein schales Gefühl des Nichtsattseins zu hinterlassen. Roggenvollkornbrot und Pumpernickel haben Hafer als Grundlage und liegen auf der GI-Skala bedeutend weiter unten als Weizenbrot. Weißbrot sollten Sie unter allen Umständen vermeiden!

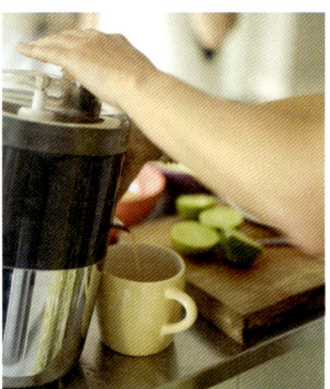

Kinder und Essen ...

Die Gesundheit meiner Kinder ist ein guter Gradmesser für die vielen Probleme, die sich aus der industriellen Massenproduktion von Nahrungsmitteln ergeben. Meine jüngste Tochter Shanti litt unter einem schweren Ekzem, das auf eine Weizen- und Laktoseunverträglichkeit zurückzuführen war. Wir recherchierten ein bisschen, ließen ihre Haarfollikel untersuchen und nahmen die entsprechenden Ernährungsanpassungen vor. Ihr Frühstück besteht nun aus Hafermüsli mit Reismilch und ihre Haut erstrahlt ebenso wie ihr freudiges Gesicht!

Aber noch einmal – wir sollten unseren Kindern beibringen, ihr Essen zu genießen! Ich versuche, das gesunde Essen mit einer gesunden Haltung in Einklang zu bringen. Es geht mir nicht darum, zwanghaft irgendwelche Regeln einzuhalten. Wenn die Kinder bei Freunden Pizza bekommen, dann sollen sie es sich so richtig schmecken lassen! Wenn ich nach einem langen Tag erschöpft nach Hause komme, tut es auch mal eine große Schüssel Spaghetti mit Pesto, weil es schnell und einfach geht. Der Trick besteht darin, immer genügend leckere und gesunde Sachen vorrätig zu haben. Außerdem sollte die Obstschale stets gut und bunt gefüllt sein. Und wenn weder Chips noch Cola im Haus sind, wird man erst gar nicht in Versuchung geführt!

Wie soll ich essen?

VIELE MENSCHEN SIND VOM ESSEN GERADEZU BESESSEN und können an nichts anderes denken – bis es endlich wieder soweit ist …

Fünf Mahlzeiten pro Tag

Unser Körper reagiert weitaus positiver auf mehrere kleine Mahlzeiten pro Tag als auf die klassischen drei, die uns traditionell ›verordnet‹ werden. Das heißt allerdings nicht, dass man ständig an irgendetwas knabbern oder naschen sollte – im Gegenteil, das führt sogar zu einer empfindlichen Störung der Stoffwechselprozesse. Und daraus entstehen gerne mal Gewichtsprobleme.

Fünf sinnvoll verteilte Mahlzeiten wären perfekt: Frühstück, Vormittagssnack, Mittagessen, Nachmittagssnack, Abendessen. Vermeiden Sie möglichst ein spätes Abendessen. Ich versuche, mit meinen Töchtern gegen neunzehn Uhr zu essen, damit mein Körper Gelegenheit bekommt, die Verdauung abzuschließen, bevor ich zu Bett gehe. Dadurch schlafe ich besser, bin am folgenden Tag ausgeruhter und entspannter und brauche weniger schmackhafte ›Seelentröster‹. Sicher gibt es Ausnahmen, wenn man beispielsweise eingeladen ist. Dann darf man natürlich den Moment genießen. Generell aber gilt, dass Sie Ihrem Körper kaum einen schlechteren Dienst erweisen können, als nach zweiundzwanzig Uhr eine vollständige Mahlzeit zu sich zu nehmen.

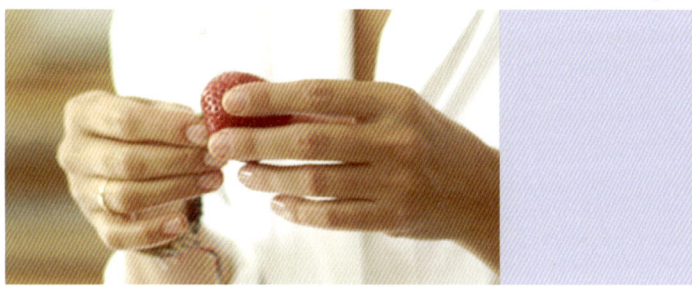

Essen Sie achtsam

Rituale rund ums Essen sind sehr wichtig. Segnen Sie Ihre Speisen und bedanken Sie sich vor dem Essen. Bevor ich zu essen anfange, nehme ich mir ein paar Sekunden, um mir meine Speise zu betrachten: Ich genieße den Duft, die Farben und das Aussehen und ich denke kurz daran, woher sie kommt. Dann sage ich zu meinem Essen: »Ich danke Dir, ich liebe Dich und ich achte Dich.« Es bedarf nur wenig Zeit für diese kurzen Worte, die Sie auch gerne innerlich sprechen können. Doch macht dieser Moment der Dankbarkeit einen großen Unterschied. Sobald wir eine tiefere Achtung empfinden für das, was wir zu uns nehmen, sind wir auch achtsamer in Bezug auf den Lebenszyklus von Energie und Ernährung.

Denken Sie an den buddhistischen Mönch, der sagte: »Wenn ich esse, esse ich.« Wenn Sie beim Essen ganz präsent sind und wenn Sie tatsächlich jeden Bissen genießen, werden Sie auch immer leichter bemerken, wann Sie satt sind. Sie werden zufriedener sein und Ihre Mahlzeiten mehr genießen. Und Sie werden dann fast wie von selbst und ohne sich zwingen zu müssen bei der Auswahl Ihrer Nahrungsmittel achtsamer vorgehen.

Echtes Fingerfood

Vielleicht sollten Sie einmal ausprobieren, wie es sich anfühlt, mit den Fingern zu essen. Die alten Kulturen in Indien und Asien tun dies aus gutem Grund – es macht das Essen spürbarer und freudvoller und spart zudem das Besteck! Wir fühlen die Konsistenz und Feuchte der Speisen und genießen dabei irgendwie auch den Geschmack noch mehr. Zudem wird uns schneller bewusst, wenn das Essen zu fettig ist. Diese erhöhte Bewusstheit fördert den Speichelfluss und löst die Produktion bestimmter Magenenzyme aus, die die Verdauung unterstützen. Wenn Sie allerdings einen Tisch im ersten Haus am Platz reserviert haben, empfiehlt sich vermutlich dann doch, den europäischen Tischsitten gemäß mit Messer und Gabel zu essen!

Kauen, kauen und nochmals kauen

Kauen ist so wichtig. Durch oftmaliges Kauen erhalten wir sowohl den besten Nährwert als auch das Gefühl, wirklich satt zu sein. Ein altes mazedonisches Sprichwort sagt »Kaue dein Getränk und trinke dein Essen.« Das bedeutet, dass wir ein Getränk nicht nur einfach schlucken sollen. Es sollte im Mund bewegt und hin und her gespült werden, damit sämtliche Zellen sowohl Inhaltsstoffe als auch Geschmack vollständig aufnehmen können. Was das Essen anbelangt, heißt das: Kauen Sie länger, als Sie es bisher gewohnt waren. So lange, bis aus der Speise eine flüssige Masse geworden ist. Legen Sie am besten Messer und Gabel zwischen den einzelnen Bissen aus der Hand und konzentrieren Sie sich auf den Geschmack, anstatt schon wieder die nächste Gabel vorzubereiten. Sie werden vermutlich früher satt sein und möglicherweise auch ein bisschen müde vom gründlichen Kauen. Logischerweise werden Sie dadurch auch weniger essen. Sie essen dann nämlich exakt so viel, wie Ihr System ernährungsphysiologisch benötigt.

Achten Sie auf Ihre Grenze

Zum Abschluss sei noch erwähnt, dass Sie nicht so lange essen müssen, bis sie pappsatt sind. Wenn Sie eine Stunde nach dem Essen wieder Hunger bekommen, ist es ja nicht so, als müssten Sie raus in die feindliche Welt und ein Mammut erlegen – der Kühlschrank oder der Laden um die Ecke sorgt problemlos für Nachschub. Wir können uns darin üben, schon bei einem Sättigungsgrad von 80 % zufrieden zu sein. In Japan begegnete mir die 80-Prozent-Regel – »hara hachi bu«, was so viel bedeutet wie »den Magen nur zu 80 % befüllen«. Es ist sicher kein Zufall, dass Japaner länger leben als die meisten anderen Menschen.

REZEPT

Manipura Shake

Dieser leckere Drink fördert die Verdauung und
damit die Ausscheidung.

60 ml Kokosmilch
120 ml gefiltertes Wasser
2-3 große frische (oder getrocknete), geschälte
und in kleine Stücke geschnittene Feigen
1 entkernte und fein zerkleinerte Dattel
Eine Prise gemahlenen Zimt

Geben Sie alle Zutaten in einen Mixer und
pürieren Sie alles.

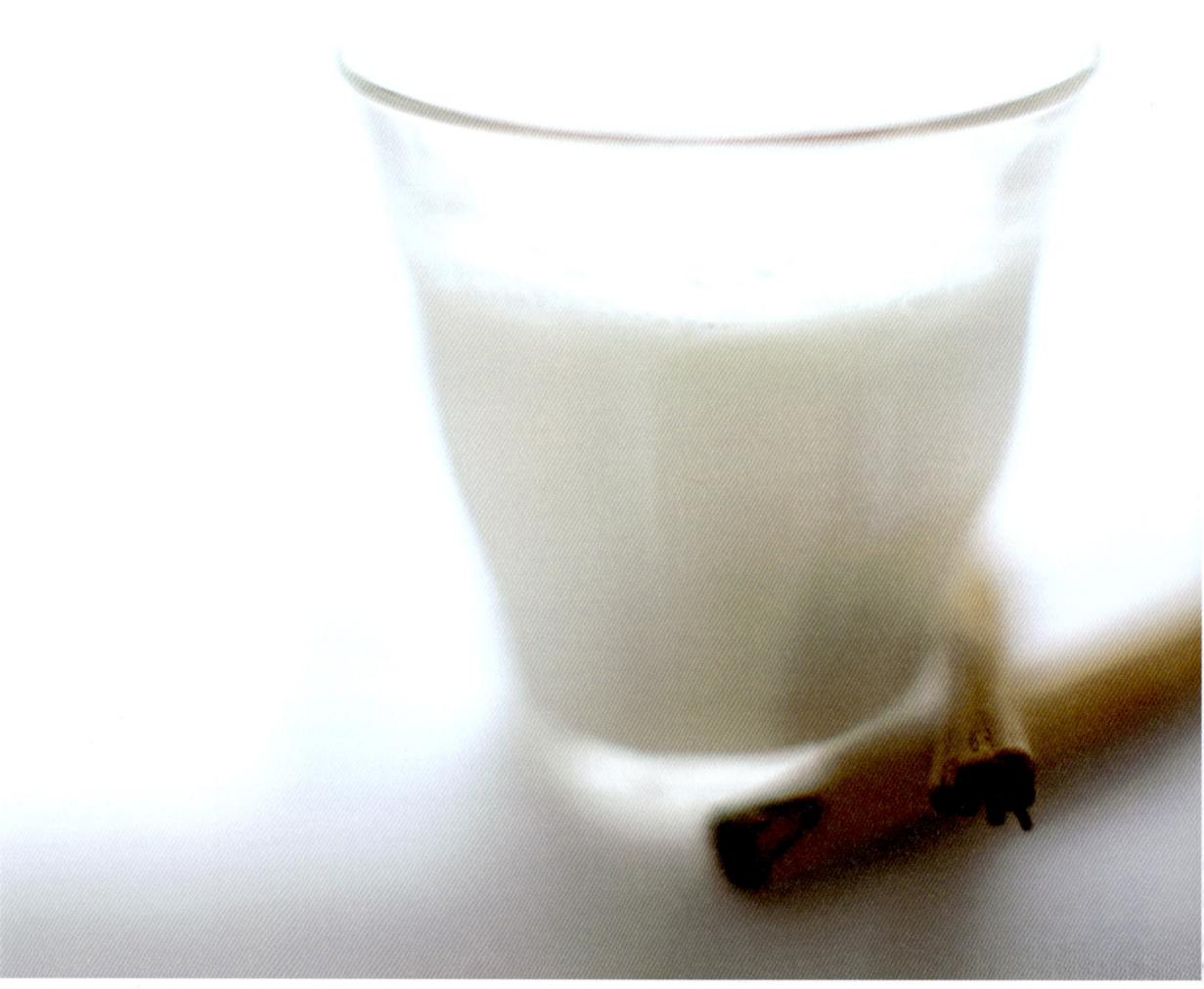

TIPPS

Soforthilfe für die Nerven

Im Bauchbereich befinden sich zahllose Nervenenden. Das können wir deutlich spüren, wenn wir nervös sind. Die folgende Atemtechnik habe ich vielen Künstlern empfohlen, die unter Lampenfieber leiden und sie hat sich als sehr effektiv erwiesen. Ebenso kann man sie nutzen, um sich zum Beispiel auf ein wichtiges Meeting oder eine Präsentation vorzubereiten. Atmen Sie einfach durch die Nase ein und dann kraftvoll durch den Mund wieder aus, wobei Sie den Ton ›Schhhhhhh‹ erzeugen. Das entspannt den Bauchbereich.

Die Technik hilft auch, wenn Sie nach einer körperlichen Anstrengung nach Luft ringen und ruhiger werden wollen. Ihr Puls wird sich innerhalb kürzester Zeit beruhigen.

Wach ohne Koffein

Wenn Sie die Müdigkeit übermannt, setzen Sie sich in den Schneidersitz (siehe Seite 18) oder auf einen Stuhl – eigentlich können Sie diese Übung überall ausführen. Verschließen Sie das linke Nasenloch mit einem Finger und atmen Sie so schnell Sie können durch das rechte ein und aus. Auf diese Weise bewegen Sie nur die männliche Yang-Energie – wir nennen sie auch Sonnenenergie. Sie erfüllt Sie innerhalb weniger Minuten mit neuer Kraft. Der Effekt ist vergleichbar mit dem von Kaffee, weil dadurch die Chemie des Blutes verändert wird. Das schnelle Atmen wird *Feueratem* genannt, da es die Nasenlöcher erwärmt und dadurch Giftstoffe verbrannt werden. Es ist die effektivste Atemtechnik zum Entgiften. Atmen Sie zu Beginn ganz normal und erhöhen Sie dann langsam die Geschwindigkeit. Finden Sie Ihr eigenes Tempo.

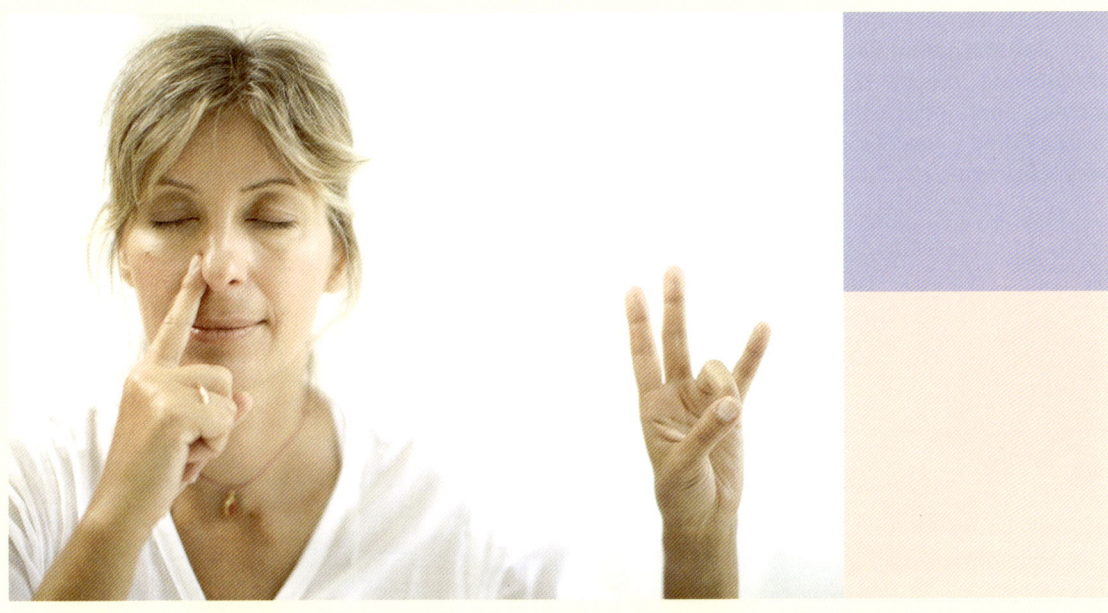

ÜBUNGEN

Streckung

Dies ist eine der Meisterübungen im Kundalini Yoga und grundlegend für die Stärkung und Formung der zentralen Bauchregion. Sie ist nicht einfach, zeitigt aber großartige Ergebnisse, auch wenn Sie zu Beginn nur ein paar Sekunden durchhalten. Sie steigert Ihr Selbstvertrauen, Ihren Glauben an sich selbst und Ihr Vertrauen in das Universum.

Legen Sie sich auf den Rücken. Die Arme befinden sich unter dem Körper, um den unteren Rücken zu schützen, die Handflächen zeigen nach unten. Heben Sie dann Kopf und Beine etwa fünfzehn Zentimeter vom Boden, bringen Sie das Kinn so weit wie möglich in Richtung Brustkorb und beginnen Sie mit dem Feueratem (Seite 76). Atmen Sie dabei geräuschvoll und gleichmäßig durch die Nase ein und aus. Im Laufe der Zeit werden Sie immer schneller atmen können. Halten Sie so lange aus wie möglich. Das wird anfangs nicht besonders lang sein – an einem guten Tag schaffe ich maximal zwei Minuten!

Danach gehen Sie in Shavasana (siehe Seite 19) und entspannen total. Es besteht immer die Versuchung, diesen Teil auszulassen, wenn wir nicht viel Zeit haben. Aber es ist wirklich sehr wichtig, nach jeder Übung zu entspannen, da dies den passiven Anteil, den weiblichen Aspekt repräsentiert – das Nehmen. Die Übung an sich stellt den männlichen Aspekt dar. Kundalini Yoga versucht immer, ein Gleichgewicht zwischen dem Männlichen und Weiblichen herzustellen.

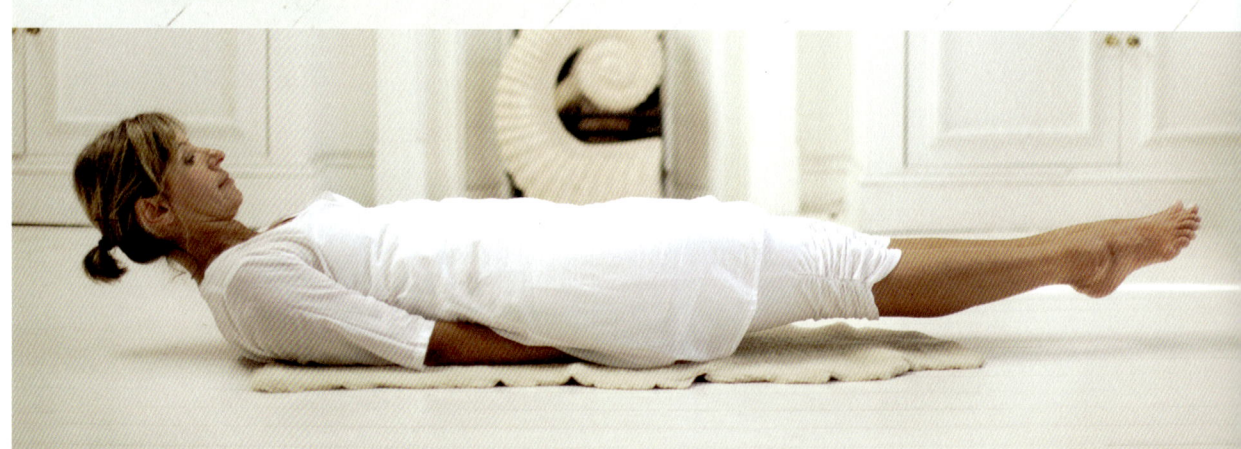

ÜBUNGEN

Lymphdrainage

Führen Sie die folgende Übung aus, wenn Sie sich frustriert oder verschlossen fühlen und sich der Welt mehr öffnen wollen. Insbesondere Kinder mögen diese Übung sehr.

Setzen Sie sich wieder in den Schneidersitz oder auf einen Stuhl und schließen Sie die Augen. Nehmen Sie die Ellbogen an den Körper und halten Sie die Unterarme waagerecht nach vorne, wobei die Hände gestreckt sind und die Handflächen zueinander zeigen. Strecken Sie mit dem Einatmen den rechten Arm in einem Winkel von etwa sechzig Grad nach oben und mit dem Ausatmen wieder in die Ausgangsposition. Führen Sie dann sofort die gleiche Bewegung mit dem linken Arm durch. Dann wieder mit dem rechten Arm und so weiter. Bleiben Sie fünf Minuten dran – es mag Ihnen mit einer fetzigen, rhythmischen Musik leichter fallen.

Die Lymphdrainage-Übung ist sehr lebhaft und anspruchsvoll und reinigt das gesamte Lymphsystem. Die größte Herausforderung besteht darin, dranzubleiben und keine Pausen einzulegen. Nach der Hälfte der Zeit mögen Sie das Gefühl haben, nicht mehr zu können – aber glauben Sie mir, danach wird es wieder leichter. Glauben Sie an sich und vertrauen Sie auf den Prozess. Endorphine, die natürlichen Schmerztabletten des Körpers, werden ausgeschüttet und verschaffen Ihnen ein ungeahntes Glücksgefühl! Halten Sie durch und erinnern Sie sich daran, dass wir durch eine kämpferische Haltung wachsen und stärker werden können.

Zum Abschluss schütteln Sie die Hände aus und ruhen einige Minuten. Dadurch ermöglichen Sie die Integration von Körper, Geist und Seele.

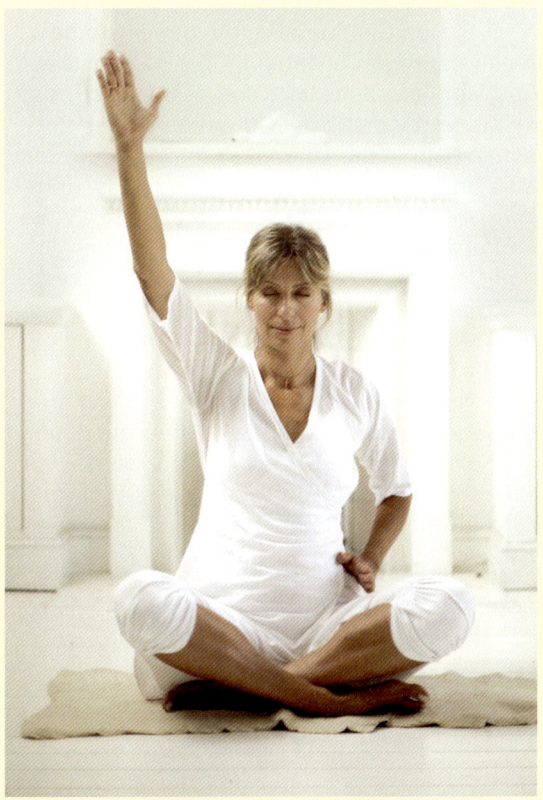
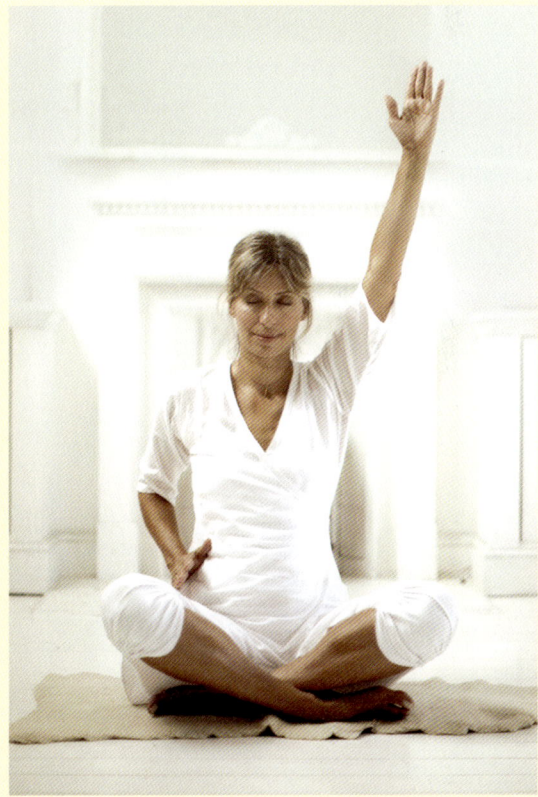

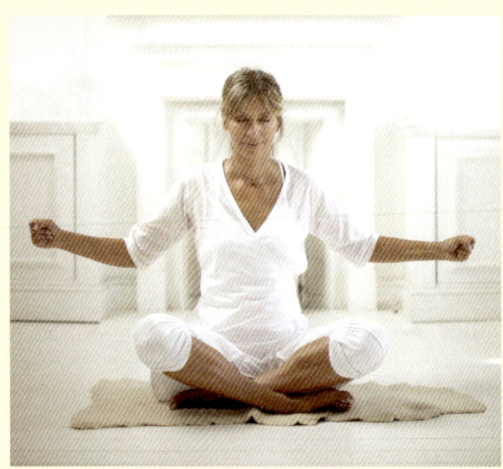

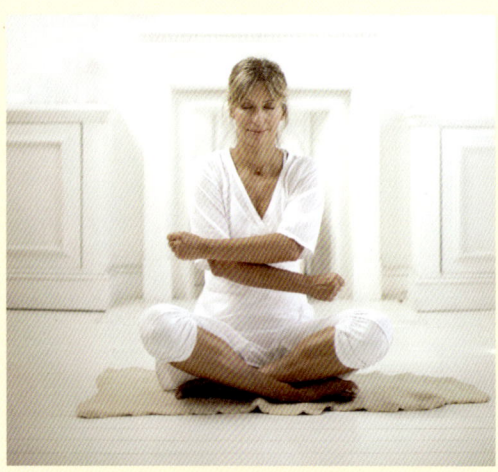

Ärger- und Wutventil

Mit dieser Übung können Sie Ärger und Wut loslassen, den Verstand beruhigen und Frieden zulassen. Sie macht in einer Gruppe großen Spaß, ist aber auch sehr effektiv, wenn Sie mal rot sehen und gerade alleine sind. Danach spüren Sie, was Stille bedeutet.

Setzen Sie sich mit geschlossenen Augen in den Schneidersitz. Die Ellbogen zeigen entspannt nach unten. Strecken Sie die Unterarme parallel zum Boden und mit zu Fäusten geballten Händen zur Seite. Führen Sie nun die Unterarme kraftvoll und ruckartig, aber ohne den Körper zu berühren in Richtung Brustkorb, wobei einmal die linke und dann die rechte Faust oben ist. Stoßen Sie dabei jedes Mal laut den Schrei »Har!« aus – so wie Sportler beim Karate oder einer anderen Kampfsportart. Wie beim Schlagen auf einen Punchingball wird man dabei seine Aggressionen auf positive Weise los.

Rollen Sie das »R«, um den Hypothalamus anzuregen – dadurch löst sich Wut auf und der Verstand wird frei. Über den Laut »Har« verbinden Sie sich mit dem schöpferischen Aspekt der Unendlichkeit. Sie befreien sich damit aus den Fesseln, den Einschränkungen dieser negativen Emotionen. Viele Leute verziehen bei dieser Übung voller Wut das Gesicht. Mir ist es jedoch lieber, sowohl die Übung als auch das Loslassen zu genießen. Mit einem einfachen Lächeln verwandeln Sie die Wut in Liebe und Vergebung.

Nach dieser unglaublich starken und tiefgehenden Übung dürfte es Ihnen so richtig gut gehen. Viele Leute lachen oder weinen vor Erleichterung. Wurde die innere Wut erst einmal erlöst, bleibt nichts als Weisheit zurück.

Unterschenkelschwung (Bye-bye Blähungen)

Es empfiehlt sich, diese Übung alleine auszu-führen, da sie sehr effektiv bei Blähungen hilft und unangenehme Winde entweichen lässt! Sie entspannt aber auch das Herz und es ist eine der seltenen Gelegenheiten, sich mal wieder in den Allerwertesten zu treten – aus den richtigen Gründen natürlich.

Ziehen Sie auf dem Rücken liegend die Knie zum Brustkorb. Arme und Kopf liegen da-bei entspannt auf dem Boden. Schwingen Sie nun die Unterschenkel schnell auf und ab, sodass Ihre Fersen schwungvoll auf den Po treffen. Atmen Sie mit der Bewegung nach oben ein und mit dem Tritt nach unten wieder aus. Machen Sie wirklich ernst und treten Sie sich drei Minuten lang in den Hintern! Entspannen Sie sich danach so lange Sie wollen in Shavasana (Siehe Seite 19).

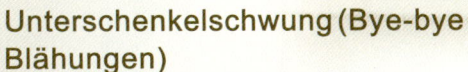

Fels

Setzen Sie sich auf die Fersen, sodass sich diese in Ihre Pobacken eingraben. Sollte das unbequem sein, nutzen Sie für den Anfang noch ein Kissen, um etwas an Höhe zu gewin-nen. Probieren Sie die Übung nach dem Essen, Gespräch mit Freunden oder beim Fernsehen aus. Sie werden schnell merken, wovon ich spreche!

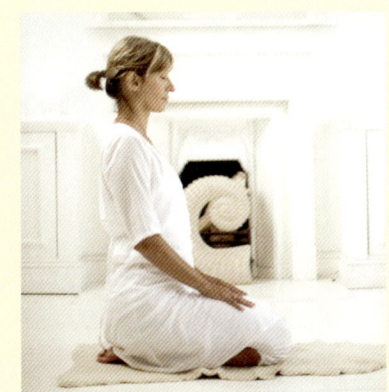

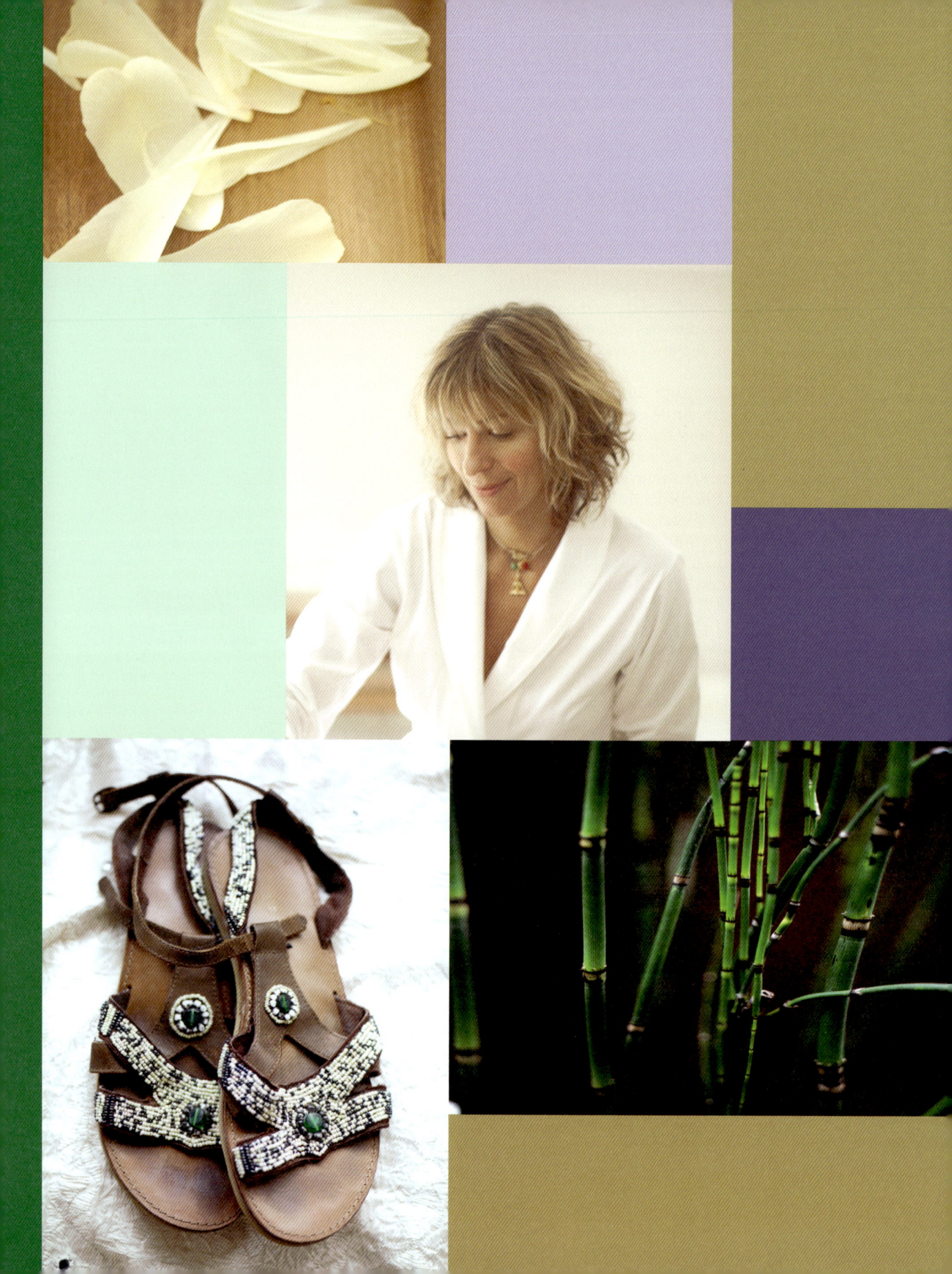

Liebe & Beziehungen

HERZCHAKRA

DAS VIERTE CHAKRA, DAS HERZZENTRUM DES KÖRPERS, liegt im Bereich des Brustbeins. Es handelt sich um den Ort, an dem ›ich‹ zu ›wir‹ wird. Das ganze Ich, Ich, Ich – die Arbeit, die Sie in den ersten drei Chakras an sich selbst geleistet haben – wird hier in ein verbindendes ›Wir‹ transformiert, in ein Teilen, einen Austausch, ein gemeinschaftliches Tun, in Gemeinsamkeit. Dieser Energiepunkt ist mit Liebe, Mitgefühl, persönlichem Wachstum und der Fähigkeit zu selbstloser Liebe verbunden.

Das Herzzentrum steuert nicht nur unsere sexuellen Beziehungen, sondern auch diejenigen mit Arbeitskollegen, unseren Kindern, Mutter Natur – also unsere Beziehungen schlechthin. Wenn unsere Energie durch dieses Zentrum fließt, öffnet sich das Herz und wahre Liebe wird möglich. Sobald es sich nicht im Gleichgewicht befindet und blockiert ist, können wir die Liebe nicht spüren. Kundalini Yoga kann den Energiefluss wieder in Gang bringen und das Gleichgewicht aufrechterhalten. Und wenn wir mit ganzem Herzen bei der Sache sind, ist alles möglich!

LEITBILD:	SCHATTENEMOTIONEN:	FARBE:	SYMBOL:	ELEMENT:
Mitgefühl, Liebe	Angst, Zurückweisung und Anhaftung	Grün	Ein Lotus, mit zwölf Blütenblättern	Luft

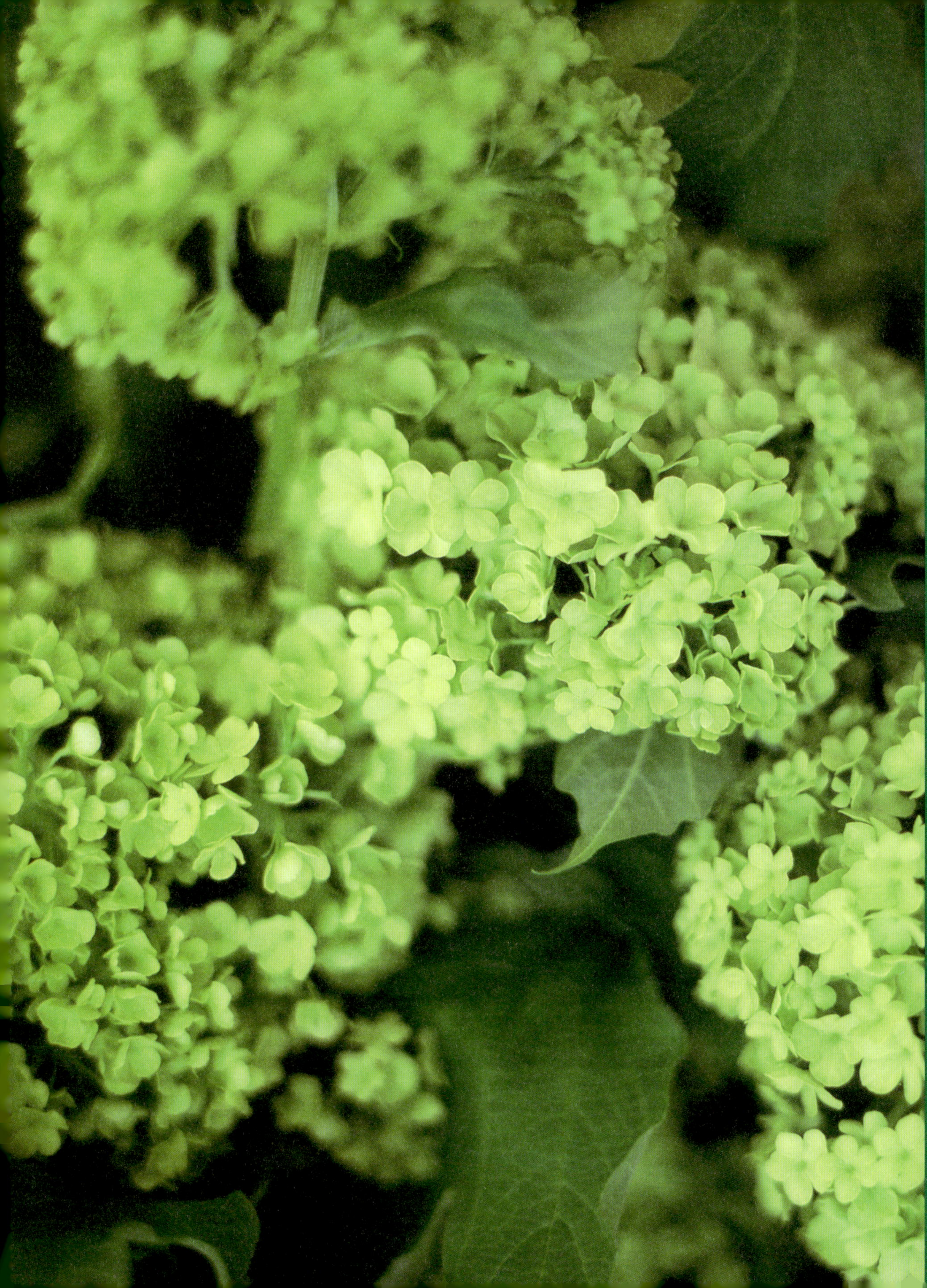

Hauptsache Liebe

FANGEN WIR MIT DEM WICHTIGSTEN MENSCHEN AN: MIT IHNEN! Bevor Sie irgendjemanden oder irgendetwas vollständig lieben können, müssen Sie zunächst sich selbst lieben gelernt haben. Wie sollten wir etwas weitergeben können, das wir uns selbst verweigern? Sobald Sie Ihre Selbstliebesfähigkeit und Selbstsicherheit steigern, ziehen Sie auch im Leben mehr Glück und Liebe an. Bevor Sie nicht wirklich authentisch und ganz mit sich selbst im Reinen sind, sich mit all Ihren Stärken und Schwächen lieben und akzeptieren, sind wirklich erfüllende Beziehungen unmöglich.

»Es geht nicht darum, die Liebe zu suchen, sondern vielmehr darum, sämtliche Barrieren zu finden, die wir im Innern gegen den Ansturm der Liebe aufgebaut haben.«
RUMI (1207-1273)

Es ist alles andere als selbstsüchtig, zuerst einmal sich selbst zu lieben und zu verstehen. Es ist im Gegenteil ein großes Geschenk an Ihren Partner oder Ihre Partnerin, mit einem Menschen zusammen zu sein, der mit sich selbst im Reinen und im Frieden ist. Es ist absolut wichtig! Wenn Sie sich selbst vergeben und bedingungslos lieben, verschwinden viele Probleme wie von selbst. Daher sind die Übungen dieses Kapitels von öffnenden Bewegungen geprägt. Wir sagen damit: »Ich liebe mich. Ich zeige mich anderen ohne Maske und ungeschminkt. Ich vergebe.«

Wie aber gelangen wir zu diesem Punkt der Selbstliebe und des Sich-selbst-Verstehens? Ein Bereich, an dem besonders wir Frauen arbeiten dürfen, ist unsere Haltung zur Sexualität. Von klein auf werden Frauen auf ein bestimmtes Verhalten und Aussehen getrimmt, werden konditioniert, um zunächst anderen zu gefallen und sich dann später das Interesse der Männerwelt zu sichern. Es ist an uns Frauen, die uns aufgelasteten Erwartungen loszulassen, um verinnerlichte Zerrbilder loszuwerden. Es geht darum, uns in Selbstannahme zu üben und uns aus einem neuen Blickwinkel zu betrachten.

Sexuelle Sicherheit hat nichts damit zu tun, einen tollen Körper zu haben – es geht vielmehr darum, seinen Körper in all seiner Einzigartigkeit kennenzulernen, anzunehmen, zu achten, zu pflegen und herauszufinden, was mir wirklich gut tut.

Als Kellie mir ihre Geschichte erzählte (siehe Seite 85), berichtete sie mir auch von ihrem Beruf als Fotografin. Als sie nach der Geburt ihrer drei Kinder immer mehr an Gewicht zugelegt hatte, vermied sie es unter allen Umständen, vor statt hinter der Kamera zu stehen, weil sie wusste, sie würde ihren Anblick nicht ertragen können. Die Wende kam mit ihrer Entscheidung, sich selbst so anzunehmen und zu lieben, wie sie war. Sie nahm bewusst eine ihrer Profikameras mit auf einem Familienausflug und jeder durfte mal hinter die Linse und nach Herzenslust knipsen! Aus den gesammelten Werken wählte sie 150 Bilder aus, rahmte alle und verteilte sie an allen Wänden des Hauses. »In meiner professionellen Arbeit retuschiere ich üblicherweise meine Bilder und merze die Fehler aus. Diese Familienbilder aber habe ich ganz bewusst so belassen, wie sie waren, und ich fand sie fantastisch. Ich sah so glücklich und frei aus, weil ich mich nicht mehr für meinen Körper schämte.« Kurz darauf entdeckte sie Kundalini Yoga und ihre Pfunde schmolzen dahin. Aber es hatte damit begonnen, dass sie anfing, sich so zu lieben, wie sie in dem Moment war.

Wir alle wissen, dass die sogenannten ›perfekten Körper‹ äußerst dünn gesät sind. Wir haben das Gefühl, uns mit den Hochglanzbildern in Modemagazinen messen zu müssen, vergessen dabei aber, dass die Models Stunden bei Hairstylisten und Make-up-Artists verbracht haben, dass sie in schmeichelndes Licht getaucht wurden und dass das Kleid oft nur deswegen so unglaublich perfekt passt, weil der unsichtbare Rücken mit Steck- und Sicherheitsnadeln gespickt ist. Die wenigsten Models sehen im täglichen Leben so perfekt aus wie auf den Bildern. Fotografen und Grafiker können Schönheitsfehler oder Falten mit einem Mausklick verschwinden lassen, sie können Beine verlängern, Taillen schmälern, Brüste vergrößern und Haaren Glanz und Fülle verleihen. Wir messen uns mit Frauen, die oftmals nur auf einem Bildschirm existieren! Und erstaunlicherweise sehen sich selbst von Natur aus schöne Frauen eher selten so, wie sie sind. Fragen Sie doch mal ein Supermodel oder eine bezaubernde Schauspielerin, was sie gerne an sich verbessern würde, und Sie erhalten eine lange Liste vermeintlicher oder tatsächlicher Makel!

Lernen wir wieder, uns auf das Positive auszurichten. Sehen Sie gut aus, um sich selbst zu gefallen. Machen Sie Kundalini Yoga und Ihre innere und äußere Schönheit werden sich zu strahlender Gesundheit vereinigen. Aber warten Sie nicht darauf.

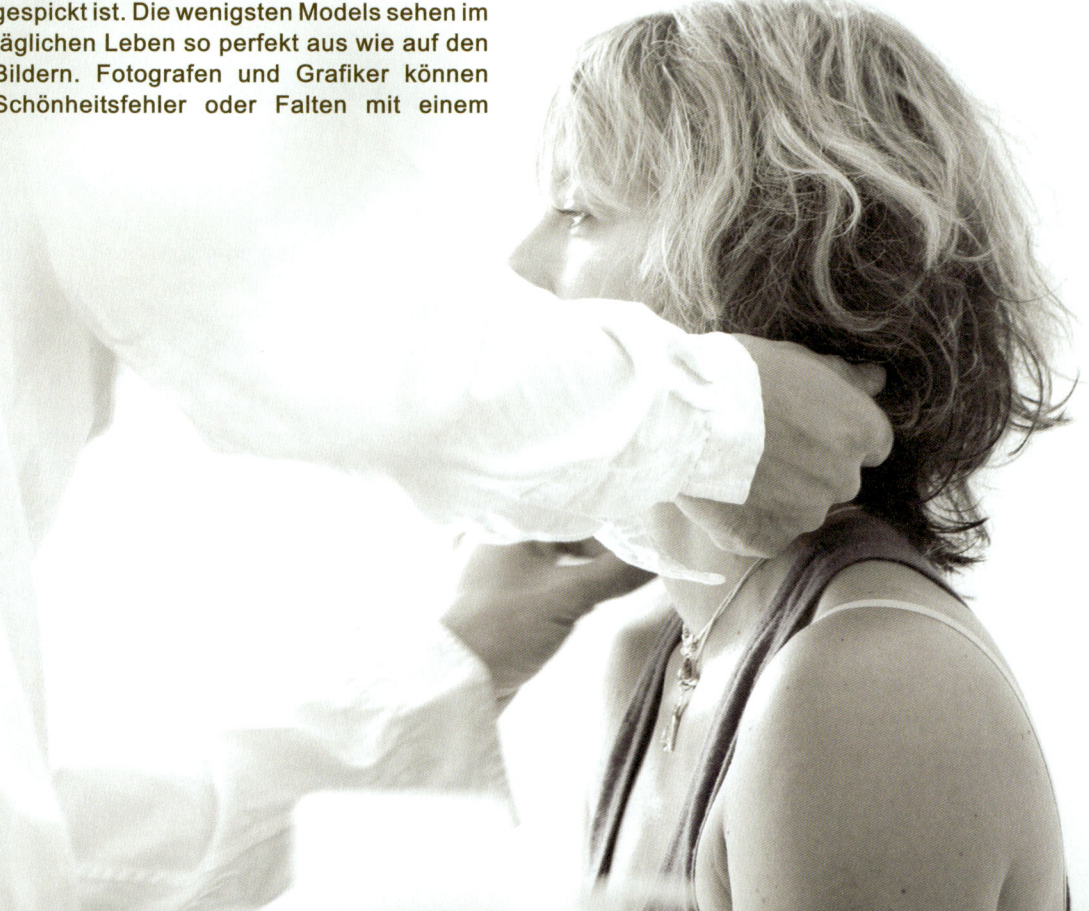

Hören Sie *jetzt* auf, sich zu bewerten und sich darum zu scheren, was andere von Ihnen denken. Es mag Dinge geben, an denen Sie arbeiten können – aber es gibt nichts zu reparieren, denn Sie sind ja nicht kaputt. In diesem Moment sind Sie vollkommen, und zwar genau so, wie Sie gerade sind.

Es gibt nichts Attraktiveres als eine Frau, die sich in ihrer Haut wohlfühlt und die Schönheit in sich selbst und ihrer Umwelt sieht, anstatt ständig zu urteilen und zu kritisieren. Eine sich ihrer Weiblichkeit bewusste Frau betritt einen Raum lächelnd und entspannt – lächeln Sie also und *fühlen* Sie sich sexy! Wenn wir uns attraktiv fühlen, ändert sich unsere Haltung von ängstlich in einladend. Bei bewusster Weiblichkeit geht es um Haltung und auch um Macht – die Macht, die uns daraus erwächst, uns selbst zu lieben.

Es gibt nichts zu reparieren, denn Sie sind ja nicht kaputt. In diesem Moment sind Sie vollkommen, genau so, wie Sie gerade sind.

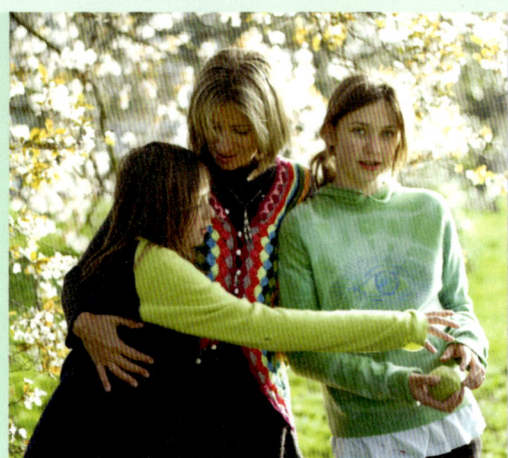

Die Selbstliebe bringt es auch mit sich herauszufinden, was uns auf anderen Gebieten glücklich macht, und dies dann umzusetzen! Die Übungen für das vierte Chakra öffnen uns für unsere Instinkte und die Stimme des Herzens. Hören Sie auf, in der Vergangenheit und den dazugehörigen alten Gewohnheiten zu leben – seien Sie ganz gegenwärtig im Hier und Jetzt, denn hier finden Sie alle Antworten.

In Bezug auf außergewöhnliche Genüsse und Vergnügen sind wir besonders hart zu uns selbst. Wir haben schnell das Gefühl, diese nicht zu verdienen. Es mag Ihnen helfen, eine Liste der Dinge aufzustellen, die Sie besonders gerne mögen: Fügen Sie wöchentlich ein paar hinzu, bis mindestens einhundert auf der Liste stehen.

Wie viele davon gönnen Sie sich regelmäßig? Natürlich kann man einige davon nicht ständig haben oder tun, aber die Welt ist voller kleiner Freuden, die nichts oder nicht viel kosten: spazieren gehen, eine gute Komödie ansehen, ein heißes Bad nehmen, eine Duftkerze anzünden, im Wohnzimmer zu Lieblingsmusik tanzen, mit einer guten Freundin oder einem Freund telefonieren, saftige Erdbeeren essen oder einen schönen Blumenstrauß kaufen. Sich selbst etwas Gutes zu tun – das mag eine wöchentliche Massage oder das tägliche Yoga sein –, ist nicht nur für Ihre persönliche Entwicklung absolut notwendig, sondern auch, um anderen Gutes tun zu können. Sie schaffen damit ein stabiles Fundament für jedwede Beziehung in Ihrem Leben.

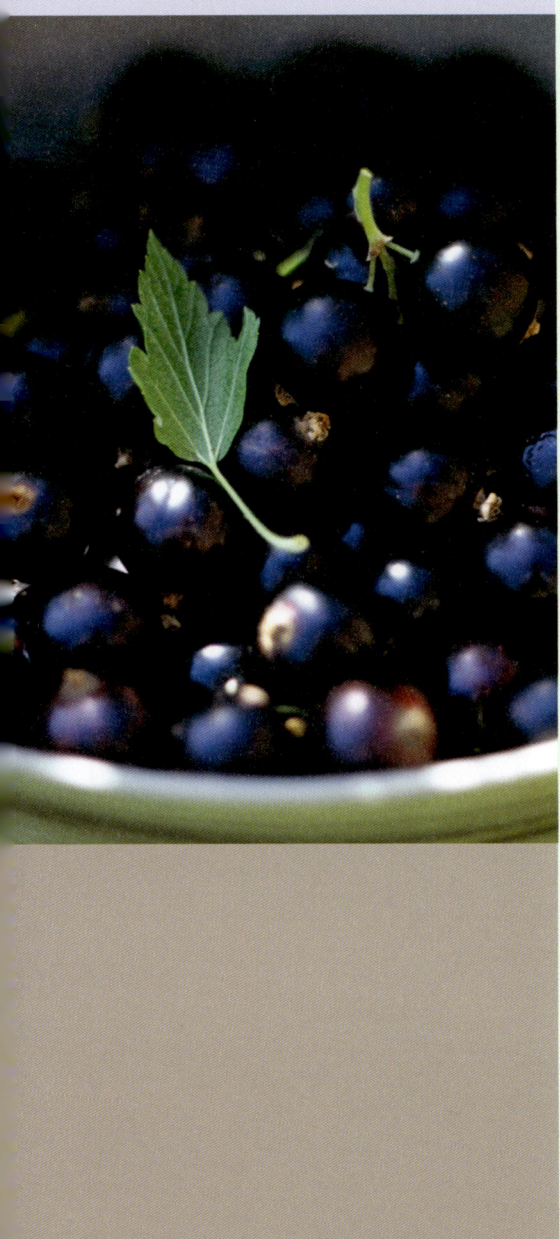

> »Der Schwache kann nicht verzeihen. Verzeihen ist eine Eigenschaft des Starken.«
> MAHATMA GANDHI
> (1869-1948)

Liebe verbreiten

UM IHR HERZ DER LIEBE ZU ÖFFNEN, müssen Sie sich selbst verzeihen – für Ihre Fehler, für Ihre Vergangenheit und dafür, bewertet zu haben. Dann gilt es, anderen zu vergeben. Lassen Sie Ihren gehegten Groll los, Ihre Wut. Vergeben Sie und lernen Sie, anderen Wertschätzung entgegenzubringen, sie eher mit Lob zu überhäufen, als ständig an ihnen herumzumäkeln. Wir erschaffen unsere eigene Realität: Alles beginnt mit unseren Gedanken, unserer Haltung, unseren Reaktionen. Je besser Sie es mit anderen meinen, desto mehr kommt das Gute auch zu Ihnen. Es braucht eine Weile, um das zu verstehen, aber sobald wir es verinnerlicht haben, wird das Leben um so vieles leichter und angenehmer. Je mehr Sie es anderen gegenüber laut aussprechen, desto mehr sagen Sie es auch zu sich selbst: »Du weißt ja gar nicht, wie schön Du bist, wie wunderbar. Ich finde, Du machst Deine Sache richtig gut, und ich bin echt stolz auf Dich!«

Sobald wir das Gute in einem anderen aufspüren, finden wir es auch in uns selbst. Viele Leute sagen: »Bevor ich nicht mit mir selbst im Reinen bin, lasse ich das mit den Beziehungen mal lieber sein.« Der beste Weg aber, mit sich selbst ins Reine zu kommen, führt über Beziehungen! Beobachten Sie also bewusst Ihre Reaktionen auf andere Leute. Was wünschen Sie anderen wirklich? Das ist anfangs gar nicht so leicht, aber beginnen Sie mit kleinen Schritten. Der Trick in Beziehungen besteht darin, nicht zu versuchen, den anderen zu ändern, sondern sich auf sich selbst zu besinnen und seine eigene Haltung dem anderen gegenüber zu ändern.

Positive Schwingungen

Jeder Gedanke hat eine Schwingung, die sich ausbreitet. Versuchen Sie doch mal, einem Kollegen, der Sie im Büro schon lange nervt, bei der nächsten Begegnung gedanklich Liebe zu schicken. Sagen Sie demjenigen innerlich, wie intelligent und attraktiv Sie ihn finden, auch wenn Sie es nicht ernst meinen. Wünschen Sie ihm einfach das Beste oder stellen Sie ihn sich in einer Lichtkugel vor. Schicken Sie ihm Licht und umhüllen Sie ihn damit. Das ist eine Sache von wenigen Augenblicken, aber derjenige könnte Sie bei der nächsten Begegnung unvermittelt anlächeln. Und selbst wenn das nicht geschehen sollte, werden Sie feststellen, dass er Sie nach einer Weile nicht mehr nervt, sondern dass Sie echtes Mitgefühl für sein Verhalten aufbringen können – aber zumindest, dass er Ihnen nicht mehr den ganzen Tag verdirbt.

Es ist im Grunde ein Bumerang-Effekt: Was immer Sie ihm wünschen, wünschen Sie auch sich selbst. Wir alle haben die Möglichkeit, Fülle um uns herum zu erschaffen. Aber das ist nicht nur eine Frage von Träumen und Gebeten, sondern wir müssen uns öffnen und wirklich daran glauben. Wir müssen es uns wahrhaftig zugestehen – und das kommt mit der Öffnung unseres Herzens.

Schicken Sie einem Menschen Liebe, anstatt mit ihm zu streiten. Es wird sich vermutlich etwas zwischen Ihnen ändern! Zumindest aber wird er Ihnen nicht mehr den ganzen Tag verderben.

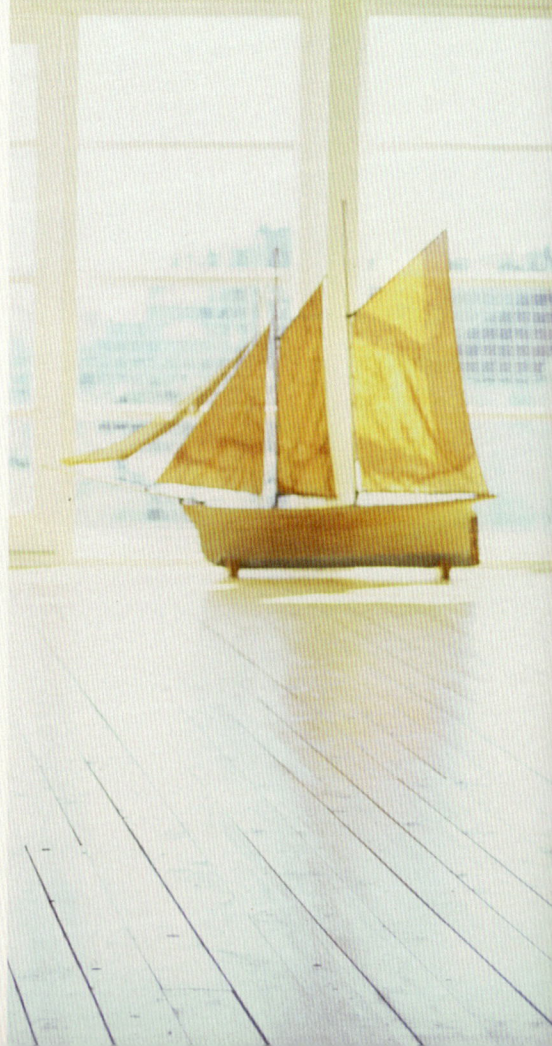

Freundschaft

ALS ICH NACH LONDON KAM, war mein Englisch noch sehr begrenzt und ich hatte weder Familie noch Freunde in meiner Nähe. Abends besuchte ich das Konservatorium und am Tag besserte ich mein Einkommen mit ein bisschen Modeln auf. Bei einem dieser Jobs in einem wahnsinnig eleganten Hotel, in dem die Schickeria beim feinen Mittagessen saß und uns dabei beobachtete, wie wir in den feinsten Gewändern, die teurer waren als die Wohnung meiner Mutter in Skopje, über den Laufsteg stolzierten, traf ich Camilla. Camilla ist eine unsagbar in sich ruhende Schönheit aus Schweden mit einem unwiderstehlichen Lächeln. Ihre Ruhe und mein mazedonisches Temperament ergänzten sich perfekt. Wir wurden beste Freundinnen und gründeten eine Wohngemeinschaft. Diese Freundschaft hält nun schon über zwanzig Jahre an.

»Schütze dich nicht durch einen Zaun, sondern durch deine Freunde.«
TSCHECHISCHES SPRICHWORT

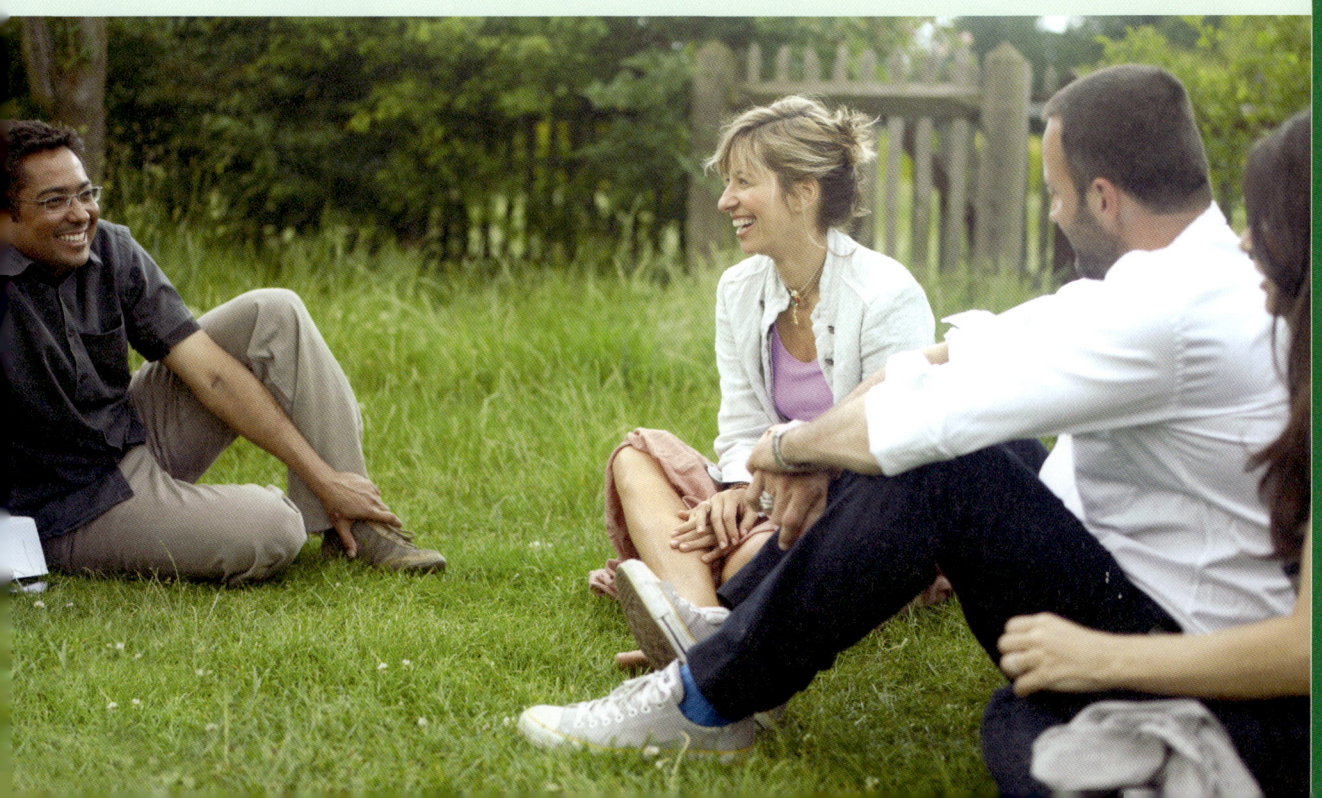

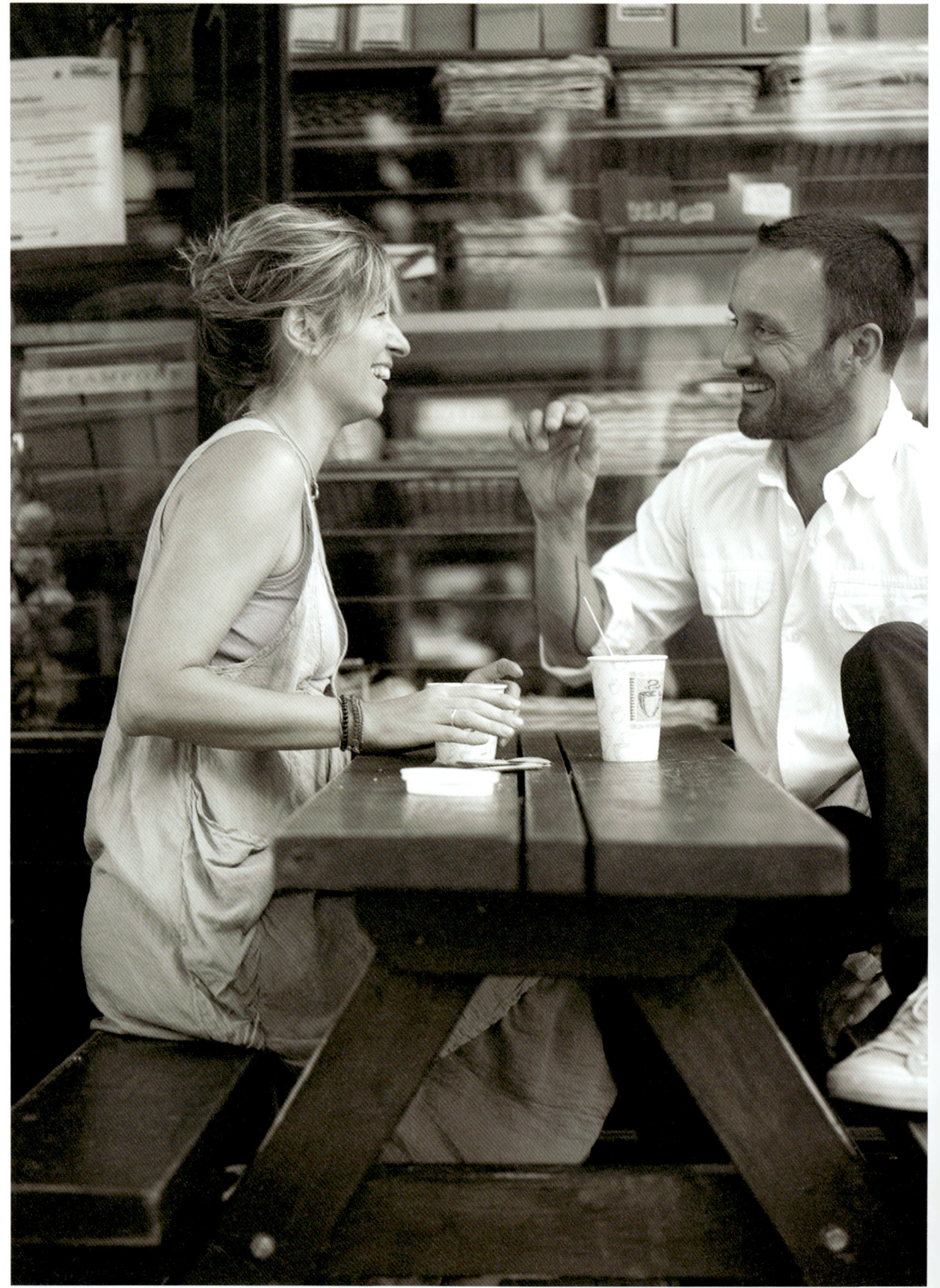

Ohne Freunde ist alles nichts

Eine wahre, tiefe und dauerhafte Freundschaft ist eine der wertvollsten Formen von Beziehung. Ein Freund, der alle Veränderungen miterlebt hat – die Höhen ebenso wie die Tiefen – und dessen Liebe und Unterstützung niemals nachgelassen hat – solch ein Freund oder eine Freundin ist ein unschätzbares Geschenk. Menschen kommen und gehen, aber mit manchen gehen wir eine tiefe Verbindung ein, es entsteht ein starkes Band. Wir wissen um ihre verlässliche und bedingungslose Unterstützung. Und dies beruht ganz selbstverständlich auf Gegenseitigkeit.

Wenn unser Herzzentrum geöffnet ist und Energie zwischen zwei Freunden oder Freundinnen fließt, spüren wir den Funken einer verwandten Seele. Frauen scheinen diese Form naher Freundschaft verstärkt zu suchen – wir verspüren den Drang, jemanden zu finden, bei dem wir uns nicht verstellen müssen, sondern total authentisch sein können, und

> Sobald wir uns mit jemandem auf einer zutiefst vertrauensvollen Ebene verbinden, haben wir uns einen sicheren Hafen erschaffen – und gleichzeitig haben wir jemanden, mit dem wir es so richtig krachen lassen können!

mit dem wir bedingungslos vertraulich reden können. Jemanden, mit dem wir uns über unsere Geheimnisse, unsere Ängste und sogar über unsere Scham austauschen können. Jemanden, der uns in unserem So-Sein bestätigt und uns in schwierigen Zeiten vor der Welt in Schutz nimmt. Sobald wir uns mit jemandem auf einer zutiefst vertrauensvollen Ebene verbinden, haben wir uns einen sicheren Hafen erschaffen – und gleichzeitig haben wir jemanden, mit dem wir es so richtig krachen lassen können! Das Leben und auch Freundschaften sind Veränderung und Entwicklung unterworfen. Aber eine echte Freundin oder ein echter Freund ist eine Konstante.

Seelenschwester, Seelenbruder

Auf eine gewisse Weise ist unsere Welt eingerahmt von unseren Freundschaften. Eine Freundin oder ein Freund kann niemals perfekt sein – aber letztlich sind wir das auch nicht! Es gibt aber Freunde, die nur nehmen, ohne etwas zurückzugeben, die förmlich unsere Energie absaugen und uns davon abhalten, unser Potenzial zu leben. Vermeiden Sie negative Energie und wenn die Stimme Ihres Herzens Sie vor einer Freundschaft warnt, sollten Sie ihr unbedingt Folge leisten.

Es mag sein, dass alte Freundschaften nicht mehr stimmig sind, je mehr sich Ihr Bewusstsein erweitert. Sie mögen Ihnen belanglos oder oberflächlich erscheinen. Eine meiner Schülerin stellte mir vor Kurzem diese Frage, da sie keine Lust mehr hatte, mit ihren Freundinnen auf Sauftour zu gehen und über sinnloses Zeugs zu quatschen. Genau das kann passieren, wenn wir wachsen – es ist, als würde man sich häuten. Das mag auch manchmal eine zeitweilige Erscheinung sein. Wir lernen und erfahren Neues und würden die anderen gerne aufrütteln und sagen: »Hey, aufwachen! Es geht auch anders!«

Wir fangen an zu missionieren und die anderen halten uns für leicht übergeschnappt. Wir scheinen nicht mehr in

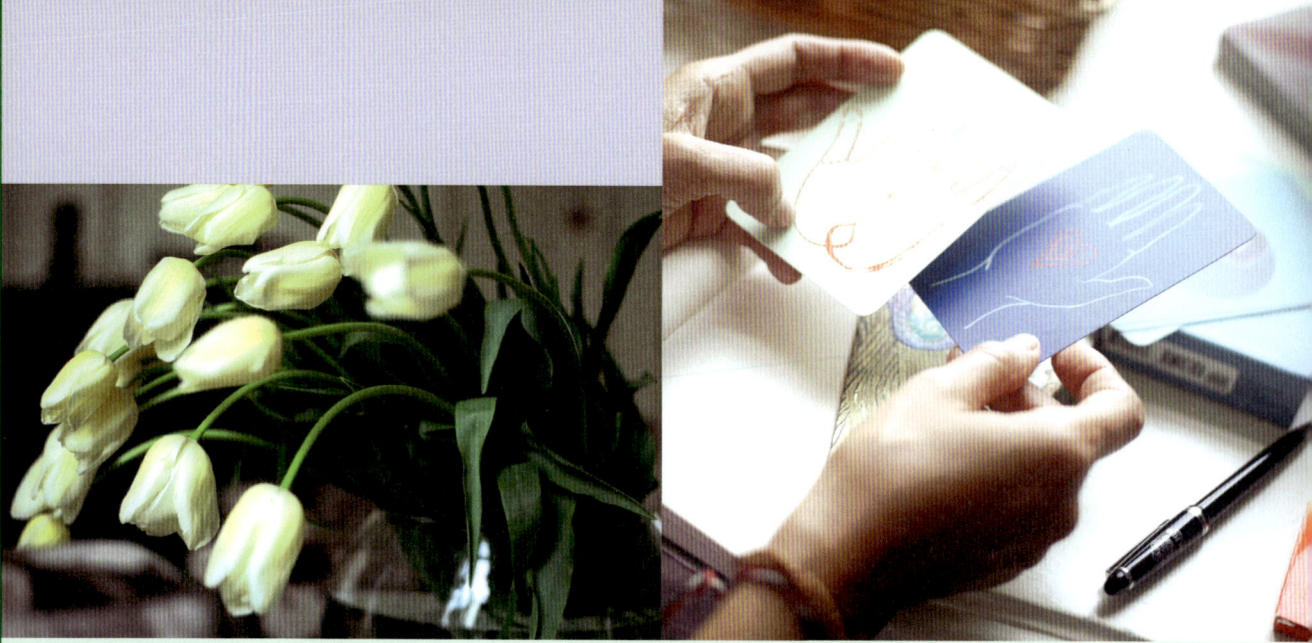

unseren alten Freundeskreis zu passen. Aber wenn Sie an diesem Punkt an Yoga und Meditation dranbleiben, werden Sie über kurz oder lang einen Punkt erreichen, an dem Sie nicht mehr missionieren müssen. Sie werden ruhiger, zufriedener und müssen niemanden mehr von irgendetwas überzeugen. Und dann kommen plötzlich Kommentare wie: »Du siehst ja toll aus! Was hast Du denn gemacht?« Und wenn Sie dann über Ihren Weg sprechen, werden manche sagen: »Das will ich auch!«

Es ist sehr schön, sich mit Menschen zu umgeben, mit denen Sie sich auf einer Ebene fühlen, während Sie durch intensive Veränderungen gehen. Deswegen laufen Yogaunterricht, Yogaworkshops und Yogaferien so gut. Es ist so leicht, auf einem meiner Workshops Gleichgesinnte zu finden – zwar ist man sich fremd und kommt aus unterschiedlichsten sozialen Umfeldern, geht aber doch einen ähnlichen Weg.

Es ist schön, eine Freundin oder einen Freund zum Reden zu haben. Man lernt die gleichen Dinge oder liest die gleichen Bücher und kann darüber sprechen und sich gegenseitig Fragen stellen. Man kann einfach sicherstellen, dass man nicht komplett abdriftet! Sollten Sie aber niemanden in Ihrer

Nähe haben, dann soll es wohl so sein – und das ist auch in Ordnung. Sie werden durch Ihre neuen Interessen neue Freunde finden. Natürlich wird es Zeiten geben, in denen Sie das Gefühl haben, dass das alles keinen Sinn macht, Sie sich alleine fühlen und nicht weitermachen wollen. Aber genau dann sollten Sie sich ausweinen und dranbleiben, denn es wird sich wieder ändern. Diese Momente sind wie eine Prüfung. Am Anfang ist es sehr spannend und man trifft neue Leute. Dann aber kommt der Punkt, an dem man sich entscheiden muss, ob man wirklich weitermachen will. Ähnlich wie in dem Film *Matrix* – entscheiden Sie sich für die blaue oder die rote Pille? Bleiben Sie, wo sie schon lange sind, oder wollen Sie sich weiterentwickeln und wachsen?

Wir wissen natürlich, dass tiefe Freundschaften, wie ich sie vorhin skizziert habe, nicht jeden Tag des Weges kommen. Aber wenn wir offenen Herzens sind und unser Herzchakra durch Kundalini Yoga aktiviert wurde, sind wir in der Lage, die Möglichkeiten neuer, tiefer Verbindungen zu erkennen und willkommen zu heißen. Sie können dann der Stimme Ihres Herzens vertrauen und eine Seelenschwester oder einen Seelenbruder erkennen!

Sex, Liebe und Zusammenbleiben

JEDE BEZIEHUNG HÄLT EIGENE HERAUSFORDERUNGEN FÜR UNS BEREIT und dies gilt im Besonderen für langfristige Verbindungen wie die Ehe. Es ist sogar so, dass manche die Ehe als höchste – und schwierigste – Form des Yoga bezeichnen! So wie sich die Beziehung im Laufe der Zeit entwickelt, tendieren wir dazu, uns gegenseitig sowohl die besten als auch die schlimmsten Aspekte zu spiegeln. Durch regelmäßiges Ausüben schenkt uns Kundalini Yoga die Möglichkeit, das Gleichgewicht in einer Beziehung zu finden und zu halten und die Kommunikationskanäle offen zu lassen.

Meinem Mann Magnus bin ich im Jahre 1995 begegnet und ein paar Monate später waren wir verheiratet. Ich hatte damals bereits eine Ehe hinter mir und zwischen zwanzig und dreißig alle möglichen kurzen Beziehungen gehabt, um herauszufinden, wie ich mich Männern am besten annähern könnte. Ich hatte meinen Vater bereits im Alter von zwölf Jahren verloren, was die Sache nicht einfacher machte. Zudem bin ich ein freiheitsliebender Individualist und war lange Zeit der Meinung, in einer Beziehung müssten die Dinge nach meinem Kopf gehen oder gar nicht. Meine Mutter war genau so, aber ich habe inzwischen gelernt, nicht mehr ganz so direkt zu sein. Das funktioniert definitiv besser!

Es geht immer ums Gleichgewicht. Früher war ich ziemlich aggressiv, eher maskulin. Und ich muss sagen, dass es Männer

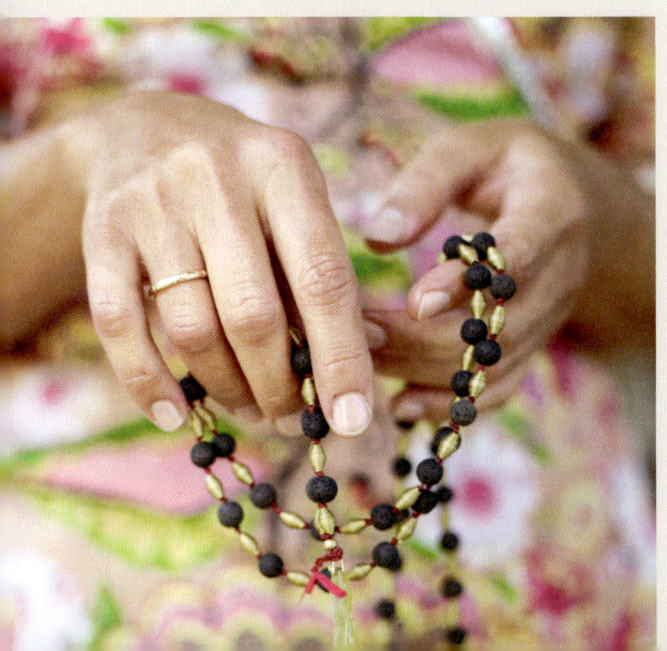

gibt, die das sehr zu schätzen wissen! Bis mir irgendwann aufging, dass ich die Rolle meiner Mutter übernommen hatte und den Männern sagte, wo es langging. Ich konnte es nicht ertragen, wenn eine Frau in meiner Gegenwart niedergemacht wurde. Ich stand auf und sagte kämpferisch: »Sie haben kein Recht, so mit ihr zu sprechen!« Auch meinen Freundinnen gab ich gute Ratschläge: »Bist Du wahnsinnig, den Typen so mit Dir reden zu lassen!?« Schließlich sah ich aber ein, dass man Menschen nicht ändern kann. Man kann für sie da sein, aber sie müssen selbst den Lernprozess durchlaufen. Als ich durch Yoga mehr und mehr erwachte, probierte ich die verschiedensten Möglichkeiten aus, meine Weiblichkeit stärker zu leben.

Natürlich gibt es immer so einiges, das wir an unserem Partner gerne ändern würden. Aber unser Gefühl deckt sich nicht notwendigerweise mit dem unseres Gegenübers. Magnus ist Musiker und Komponist und anfangs war es nicht leicht für mich, dass er bis spät nachts im Studio arbeitete, während ich mit den Kindern zu Hause war. Aber je energischer ich ihm gegenüber wurde, desto mehr zog er sich zurück. Er arbeitete dann noch länger, da er schon wusste, dass ich ihm sowieso eine Szene machen würde, wenn er endlich auftauchte. Dann wurde mir klar, dass ich in Wirklichkeit an mir arbeiten musste, und ich begann intensiv mit Yoga. Ich wurde gelassener und Magnus ermutigte mich dranzubleiben, da ich ihn bedeutend weniger anbrüllte.

Wir alle übernehmen Verhaltens-
muster von unseren Eltern und das Keifen
war offensichtlich eines meiner Mutter, die
meinen Vater immer so behandelt hatte. Ich
projizierte also die Dynamiken meiner Eltern
auf uns, ohne es zu bemerken. Manchmal
reagieren wir auf etwas, das nicht mit
unserem Leben zu tun hat, sondern mit dem
unserer Eltern. Auch hier hilft uns die Meditation, diese Muster zu erkennen und uns
davon zu befreien.

Ich glaube, Magnus erkannte zu
diesem Zeitpunkt, dass er sich mehr für die
Beziehung einsetzen musste. Und mir
wurde klar, dass ich versuchte, ihn in genau
dem Punkt zu ändern, der mich anfangs zu
ihm hingezogen hatte – seine Leidenschaft
für seine Musik und seine Arbeit.

Khalil Gibran spricht in seinem Werk
Der Prophet davon, dass Weite und Raum in
einer langfristigen Beziehung wichtig seien.
Ich bin davon überzeugt, dass unsere Beziehung schon so lange hält, weil wir oft voneinander getrennt sind! Wer glücklich und
zufrieden mit sich ist, dem fällt es auch
leichter, seinem Partner eigene Interessen
und eigene Freunde zuzugestehen. Wer
sich gegenseitig dieses Vertrauen und diese
Freiheit schenkt, kann wieder Neues miteinander teilen, hat sich wieder Neues mit-
zuteilen, sobald man wieder zusammen ist.

Wenn man aber zusammen ist, sollte
man diese Zeit wirklich schätzen und genießen. Konzentrieren Sie sich auch an
einem hektischen Tag mindestens einmal
komplett auf Ihren Partner oder Ihre Partnerin, auch wenn es nur für ein paar Minuten
ist. Sprechen Sie weder über Rechnungen
noch über die Kinder oder die Arbeit. Gehen
Sie auch keinen Nebenbeschäftigungen in
der Küche nach, während Sie miteinander
reden. Setzen Sie sich hin, schauen Sie
einander in die Augen und hören Sie zu, was
der andere zu sagen hat. Besonders wir
Frauen wollen oftmals einfach unseren
ganzen Frust loswerden und erzählen, wie
unser Tag so gelaufen ist. Wir denken nur
daran abzuladen und vergessen manchmal
zuzuhören. Wir müssen einander anerken-

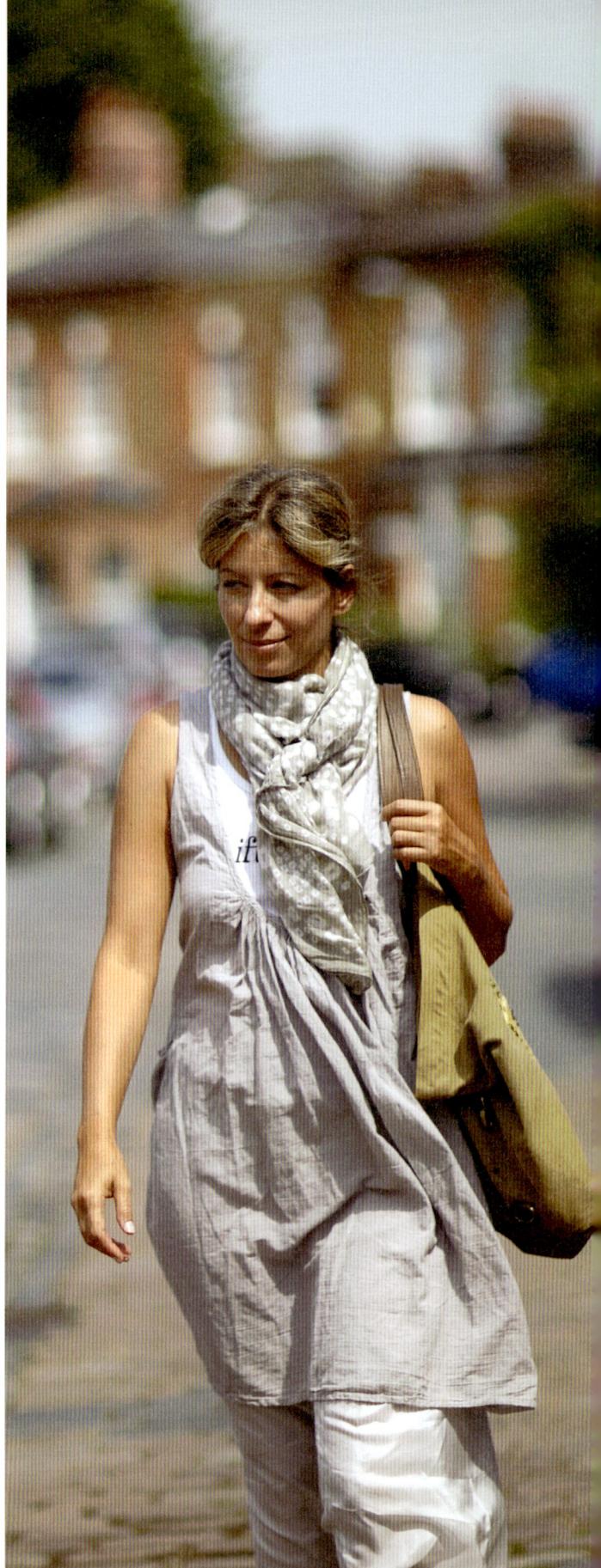

Sagen Sie Ihrem Partner, wie sehr Sie es genießen, mit ihm oder ihr zusammen zu sein, und sprechen Sie all die tollen Dinge an, deretwegen Sie sich ineinander verliebt haben.

nen und respektieren. Behalten Sie einfach immer im Auge, wie Sie selbst gerne behandelt werden würden.

Eine weitere große Herausforderung besteht darin, sich in einer langen Beziehung die Spannung und Freude am Sex zu erhalten. Yogi Bhajan sagt: »Sex findet vor allem im Kopf statt.« Wir denken daran, wir werden erregt und reagieren körperlich darauf. Wiewohl sexuelle Energie eine der stärksten Lebensenergien überhaupt ist, kann eine Beziehung, die nur auf diesem Aspekt aufbaut, schwerlich zu einer authentischen Verbindung wachsen, in der sowohl die emotionalen als auch die spirituellen Bedürfnisse beider Partner befriedigt werden. Im Kundalini Yoga wird die Sexualität genutzt, um zur Spiritualität zu gelangen. Es öffnet neue Möglichkeiten, sodass die Sexualität auf den höheren Frequenzen der Liebe, der Freude und des Friedens schwingen kann. Wir suchen das Verschmelzen zweier Seelen in glückseliger sexueller Freude.

Wenn ich mit Paaren arbeite, setze ich sie manchmal nur voreinander hin und bitte sie, sich in die Augen zu sehen oder das Herz des anderen mit der Hand zu berühren. Viele schaffen das nicht! Sie fühlen sich unwohl und fangen an zu kichern. Erkennen Sie einander an, identifizieren Sie sich miteinander und fühlen Sie das Eins-Sein. Atmen Sie gemeinsam und sehen Sie sich in die Augen, damit Sie in einen gleichen Rhythmus kommen. Öffnen Sie sich für den Akt und nehmen Sie sich Zeit! Man muss sich nicht immerzu hetzen.

Gehen Sie die Sache auch einmal als Ritual an. Bereiten Sie den Raum mit Kerzen vor, zünden Sie ein Räucherstäbchen an, legen Sie eine CD mit ruhiger, meditativer Hintergrundmusik ein und stellen Sie ein Fläschchen Massageöl parat. Lassen Sie sich Zeit und atmen Sie einige Male tief ein und aus. Machen Sie sich Komplimente – sagen Sie Ihrem Partner, wie sehr Sie es genießen, mit ihm oder ihr zusammen zu sein, und sprechen Sie all die schönen Dinge an, deretwegen Sie sich ineinander verliebt haben. Dann setzen Sie sich jeweils auf die Fersen, sodass sich nur Ihre Knie berühren. Verschränken Sie die Hände auf Schulterhöhe im Venusschloss miteinander (siehe Seite 72). Sehen Sie sich in die Augen und heben Sie mit dem Einatmen die Arme etwas an, während Sie jeweils den Nabel einziehen. Lassen Sie dann mit dem langsamen Ausatmen den Nabel wieder los und bringen Sie die Hände wieder zurück in die Ausgangsposition. Wiederholen Sie diese Übung drei Minuten lang. Es entsteht ein starkes psycho-magnetisches Feld, durch das positive Energie einströmt, die Ihr Bewusstsein auf eine höhere, göttliche Ebene anhebt. Sich einander in die Augen zu sehen ist ein äußerst starkes Instrument zur Herzöffnung. Zudem erinnert es Sie beide an die Zeiten, da Sie das noch öfter taten – bevor Ihr Leben so unglaublich geschäftig wurde. Nehmen Sie sich zum Abschluss die Zeit, sich gegenseitig zu massieren, um sich ganz in die göttliche Energie einzuschwingen und sie zutiefst zu erfahren. Der Rest liegt bei Ihnen!

Alleinsein ...

DIE MEISTEN VON UNS SIND AN IRGENDEINEM PUNKT IHRES LEBENS AUCH EINMAL ALLEIN. Das kann auf der bewussten Entscheidung beruhen, Single zu sein, nach einer Trennung oder Scheidung oder nach dem tragischen Verlust eines Partners. Manche suchen für einen bestimmten Zeitraum den Rückzug, um sich wieder mit ihrem Innersten verbinden zu können, für viele ist der Zeitraum des Alleinseins unbestimmt. In unserer Gesellschaft wird das Alleinsein schnell als Makel betrachtet oder findet das Mitleid der Umwelt. Es kann aber unter bestimmten Umständen ein durchaus stärkendes und erhebendes Geschenk sein.

»Ich habe in mir nur eine einzige Wahrheit gefunden: Ich atme ein, ich atme aus. Daher ist alles wahr, was ein- und ausatmet. Als ich dies als Wahrheit in jedem Einzelnen erkannte, fand ich mich selbst in jedem Einzelnen und jeden Einzelnen in mir.«
YOGI BHAJAN (1929-2004)

Alleinsein bietet uns die Chance, unsere Bedürfnisse und Wünsche zu ergründen, ohne dabei vom Druck beherrscht zu sein, andere an die erste Stelle setzen zu müssen. Es ist eine Gelegenheit, sich tief mit dem Bereich des vierten Chakras zu verbinden, der mit persönlichem Wachstum in Zusammenhang steht. Wenn wir das Alleinsein (All-ein-sein) als bereichernde und möglicherweise lebensverändernde Erfahrung begrüßen und annehmen, können wir es in eine Zeit des positiven Wachstums verwandeln. Viele suchen im Außen nach Bestätigung – von der Gesellschaft, unserer Kultur oder von den uns am nächsten Stehenden und doch liegt die Antwort meistens in uns. Nur die Zeit gibt uns den Raum zum Nachdenken und für einen inneren Dialog. Wenn wir uns beispielsweise mit dem Gedanken an eine Veränderung tragen, hilft uns ein Rückzug dabei, die Stimme des Herzens klarer zu hören.

Meditation stellt einen wertvollen Weg dar, unsere Energien in Richtung dieser Möglichkeiten und in Richtung auf die Ganzheit zu lenken. Wir können über unsere Träume meditieren, Ziele visualisieren und eins mit dem Universum sein. Es ist nicht immer leicht, längere Zeitabschnitte des Alleinseins zu finden. Aber durch eine gewisse Regelmäßigkeit kann es uns gelingen, in die Stille zu kommen, die uns unserer essenziellen Energie öffnet, sodass wir auf unsere Instinkte achten und diese Energie an die richtigen Stellen leiten können. Es gibt verschiedene Wege, Zeit für sich selbst zu finden – ein langes, heißes Bad bei Kerzenschein zum Beispiel, frühes Aufstehen, um Kundalini Yoga zu praktizieren, erhebende Musik hören oder auch eine lange Autofahrt. Die besinnliche Qualität dieser vergleichsweise kurzen Zeitabschnitte des Alleinseins kann äußerst wertvoll sein.

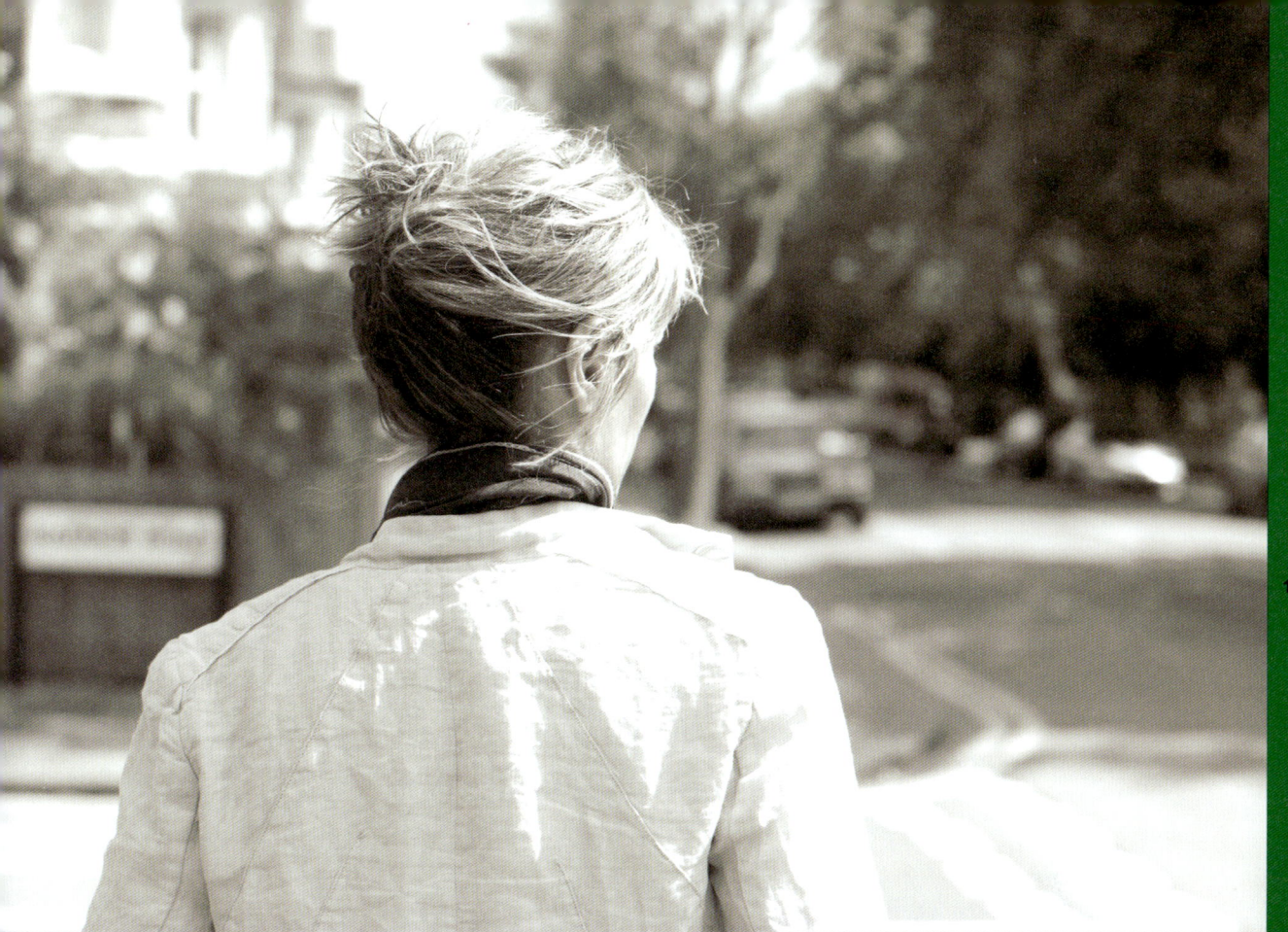

Im gleichen Maße wie wir durch das Alleinsein lernen, uns mit unseren tieferen und höheren Anteilen zu verbinden, um uns unseres Selbst bewusster zu werden und dadurch kreativer und immer mehr aus der Fülle zu leben, entdecken wir, dass dieser Gewinn an Lebensqualität unsere Beziehungen auf neue, grundlegende Weise bereichert.

Ganz klar, es besteht natürlich ein Unterschied, ob ich mich für das Alleinsein bewusst entscheide oder ob es mir von außen auferlegt wird. Ein Trennungs- oder Verlustschmerz mit der daraus resultierenden Einsamkeit ist kaum zu beschreiben. Es ist schon paradox – wenn wir uns trauen, uns der Liebe zu öffnen, werden wir sie häufig auf die eine oder andere Weise verlieren und Trauer ist unvermeidlich. Zur Heilung be-nötigen wir dann Zeit. Allerdings können wir auch tiefe Weisheit aus einem Verlust schöpfen. Heilung kann erfolgen, wenn wir unseren Schmerz in etwas Bedeutungsvolles umwandeln, und oftmals liegt der Schlüssel, uns selbst zu helfen, darin, anderen zu helfen. Sich selbst zu lieben und sich Gutes zu tun, ist in diesen Phasen wichtiger als sonst. Und auch, wenn wir uns dann allein fühlen – wir sind es niemals wirklich.

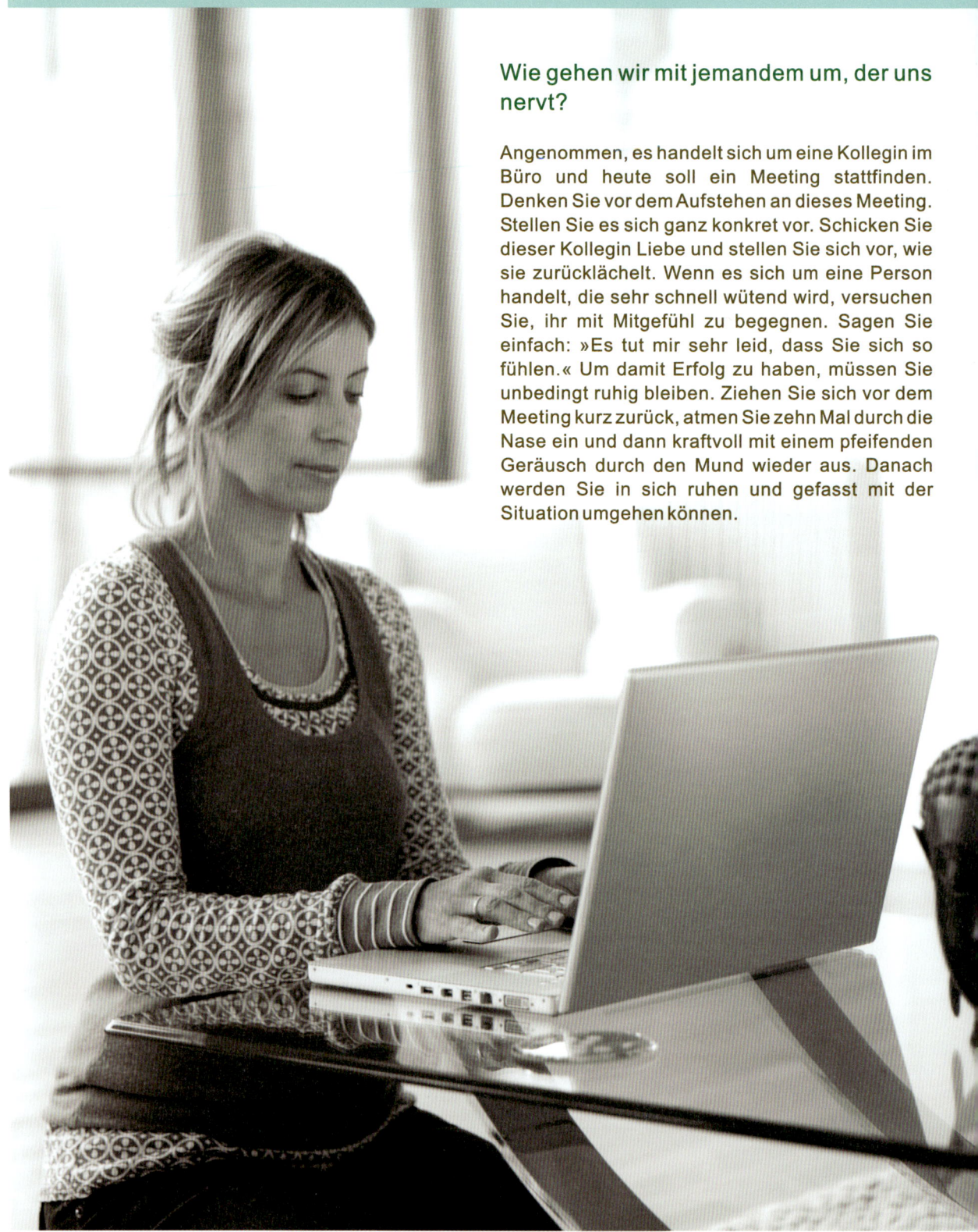

Wie gehen wir mit jemandem um, der uns nervt?

Angenommen, es handelt sich um eine Kollegin im Büro und heute soll ein Meeting stattfinden. Denken Sie vor dem Aufstehen an dieses Meeting. Stellen Sie es sich ganz konkret vor. Schicken Sie dieser Kollegin Liebe und stellen Sie sich vor, wie sie zurücklächelt. Wenn es sich um eine Person handelt, die sehr schnell wütend wird, versuchen Sie, ihr mit Mitgefühl zu begegnen. Sagen Sie einfach: »Es tut mir sehr leid, dass Sie sich so fühlen.« Um damit Erfolg zu haben, müssen Sie unbedingt ruhig bleiben. Ziehen Sie sich vor dem Meeting kurz zurück, atmen Sie zehn Mal durch die Nase ein und dann kraftvoll mit einem pfeifenden Geräusch durch den Mund wieder aus. Danach werden Sie in sich ruhen und gefasst mit der Situation umgehen können.

REZEPT

Liebestonic

Dieser köstliche rote Trank füllt Ihren Bauch mit dem Feuer der Leidenschaft. Weißdornbeeren tragen wunderbar zur Gesundheit des gesamten Herzkreislaufsystems bei. Hibiskus enthält einen hohen Anteil an Vitamin C.

360 ml sauberes Wasser
Ingwerwurzel (5 cm), geschält und geviertelt
2 Esslöffel Hibiskusblüten
1 ½ Teelöffel Weißdornbeeren
½ Esslöffel Rosenwasser
1 ½ Teelöffel kaltgeschleuderten Honig oder Agavendicksaft

Kochen Sie das Wasser mit dem Ingwer in einem Topf auf und lassen Sie es zehn Minuten lang köcheln. Schalten Sie dann die Platte aus und geben Sie Hibiskusblüten und Weißdornbeeren hinzu. Mindestens fünf Minuten ziehen lassen. Rühren Sie dann das Rosenwasser ein und süßen Sie alles mit Honig oder Agavendicksaft. Warm oder kalt servieren.

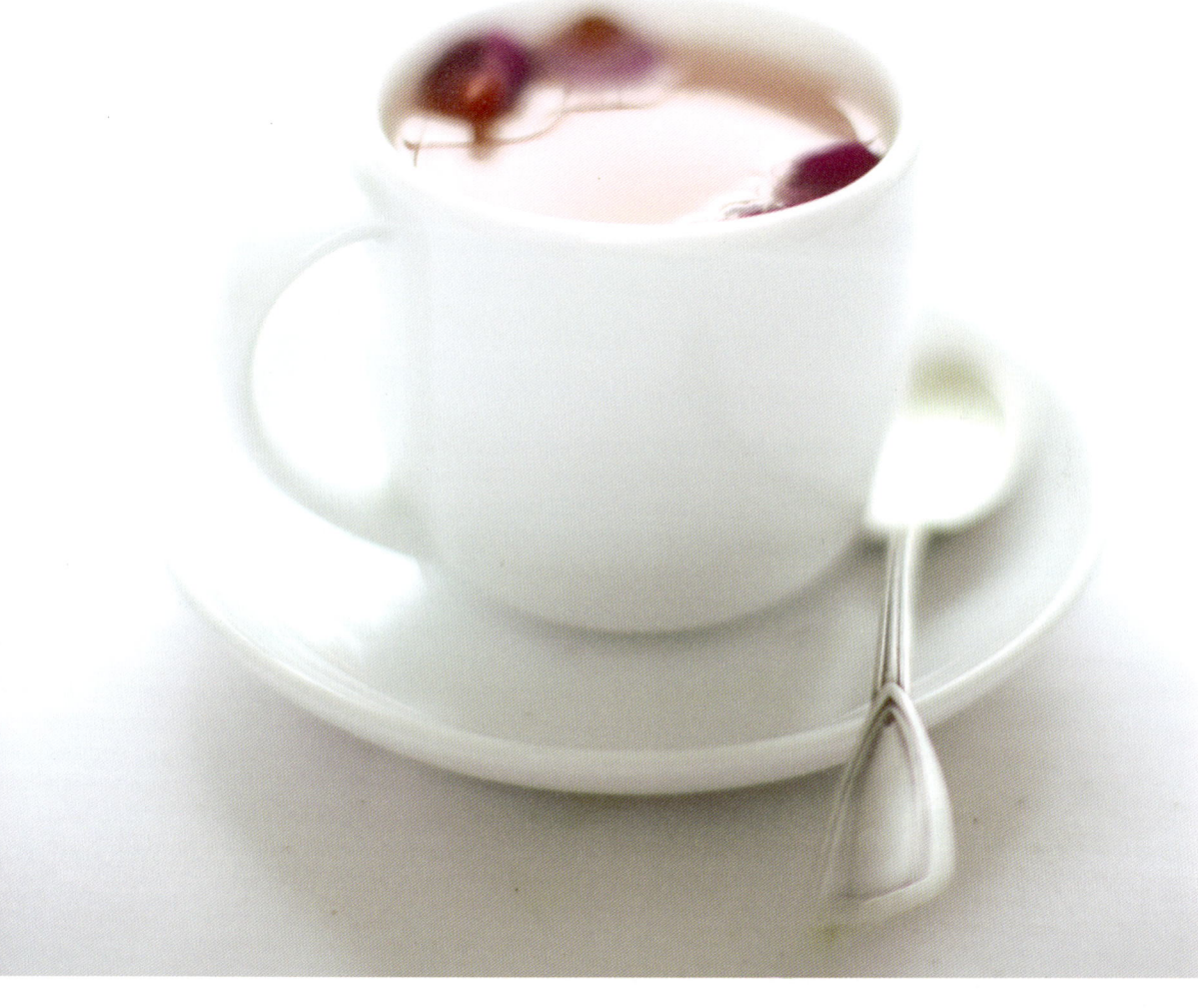

ÜBUNGEN

Kreuzende Hände (Herzöffner)

Diese Übung öffnet das Herz, fördert die Fähigkeit zu vergeben und Trauer zu verarbeiten. Zudem stimuliert sie die Thymusdrüse und stärkt damit das Immunsystem.

Setzen Sie sich in den Schneidersitz (siehe Seite 18) und strecken Sie die Arme V-förmig nach oben, die Handflächen zeigen nach vorn. Halten Sie die Ellbogen gestreckt und kreuzen Sie die Hände wechselweise vor dem Gesicht. Synchronisieren Sie Ihre Bewegungen mit dem Feueratem (siehe Seite 76) und führen Sie die Übung eineinhalb Minuten durch.

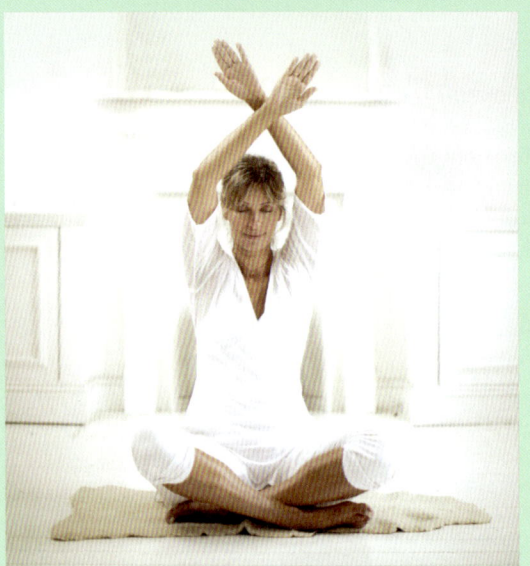 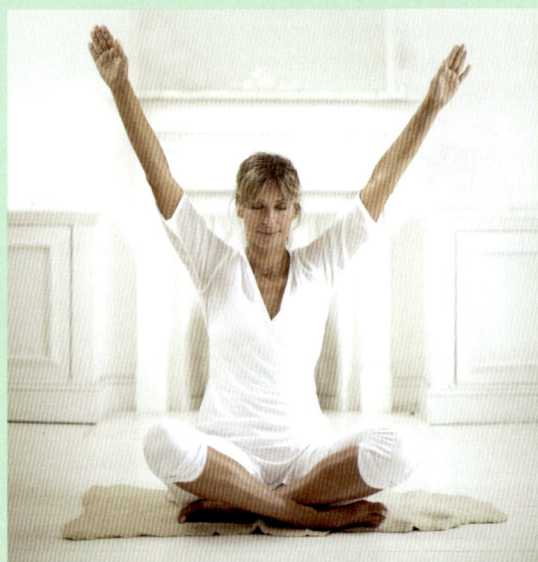

Venusdreieck

Meine Schülerinnen und Schüler fragen oft nach Techniken, die in Streitsituationen helfen. Was kann man tun, wenn man die Kontrolle verliert und rotsieht? Wenn man so richtig tief im Schlamassel steckt und den Lauf der Dinge nicht aufhalten kann? Es dürfte einiges an Überzeugungskraft kosten, Ihren Partner zu solch einem Zeitpunkt zu folgender Übung zu bewegen, aber sie fördert die Endorphinausschüttung und Sie werden sich beide besser fühlen. Vielleicht vergessen sie sogar, worum es bei dem Streit ging, und fangen an zu lachen. Das Ego braucht halt sein Drama – erkennen Sie den Witz dahinter. Hilft der Streit Ihnen wirklich weiter? Stellen Sie sich folgende Frage: Wollen Sie recht haben oder glücklich sein?

Stellen Sie sich etwa einen halben Meter voneinander entfernt mit dem Rücken zueinander, die Füße sind etwa hüftbreit auseinander. Jetzt tun Sie beide Folgendes: Lehnen Sie sich nach vorn, bis Ihre Hände den Boden berühren (etwa schulterbreit). Drücken Sie die Hüfte nach oben, sodass Beine und Körper ein Dreieck bilden. Diese Haltung wird auch *Hund* genannt. Ihre Fersen sollten dabei die Fersen des Partners berühren. Das Gewicht lastet dabei gleichmäßig auf Händen und Füßen. Kopf und Hals sind locker und entspannt. Die Arme tragen die ganze Spannung. Halten Sie die Position und schauen Sie sich drei Minuten lang in die Augen. Das wirkt Wunder!

Handkuss (lernen Sie, sich selbst zu lieben)

Mir ist klar, dass diese Übung ein wenig seltsam klingen mag, aber ich bin sicher, dass Sie inzwischen bemerkt haben, dass Kundalini Yoga einfach ein bisschen anders ist! Wenn ich diese Übung im Unterricht durchführen lasse, wird immer eine Menge gekichert und gegackert, aber manchen kommen auch die Tränen. Geben Sie jetzt unbedingt Ihren Verstand an der Garderobe ab, sonst haben Sie nichts davon!

Legen Sie sich auf den Rücken, die Arme liegen locker neben dem Körper. Bringen Sie nun langsam Ihre linke Hand zum Mund und küssen Sie sie, während Sie sich vorstellen, wie Liebe in Sie einströmt. Dann küssen Sie die rechte Hand mit der Vorstellung, Liebe zu schenken – zuerst einmal sich selbst. Sobald Sie sich mit der Übung wohlfühlen, können Sie sich auch vorstellen, dass andere Liebe empfangen und schenken.

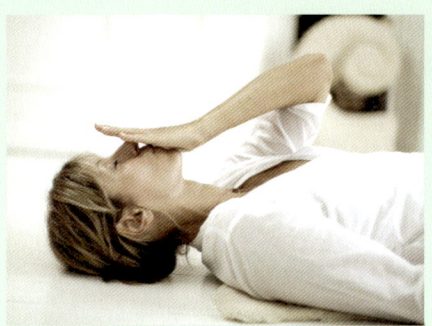

Kundalini-Lotus

Diese Übung hilft dabei, die sexuelle Energie freizusetzen, sodass sie ungehindert fließen kann, und die Potenz aufrechtzuerhalten. Genau wie viele Übungen für das zweite Chakra (siehe ab Seite 76) kann der Kundalini-Lotus helfen, wenn Schwierigkeiten mit der Orgasmusfähigkeit bestehen.

Setzen Sie sich wieder in den Schneidersitz und umfassen Sie Ihre großen Zehen. Finden Sie die Balance auf den Sitzhöckern, strecken Sie die Beine zur Seite hin aus und atmen Sie gleichmäßig im Feueratem (Seite 76) durch die Nase ein und aus. Schließen Sie dabei die Augen und entspannen Sie sich. Halten Sie diese Position eine bis drei Minuten. Das kann anfangs nicht ganz leicht sein und Sie mögen Probleme haben, das Gleichgewicht zu halten. Sie können auch gerne die Knie beugen, falls eine Streckung nicht möglich sein sollte.

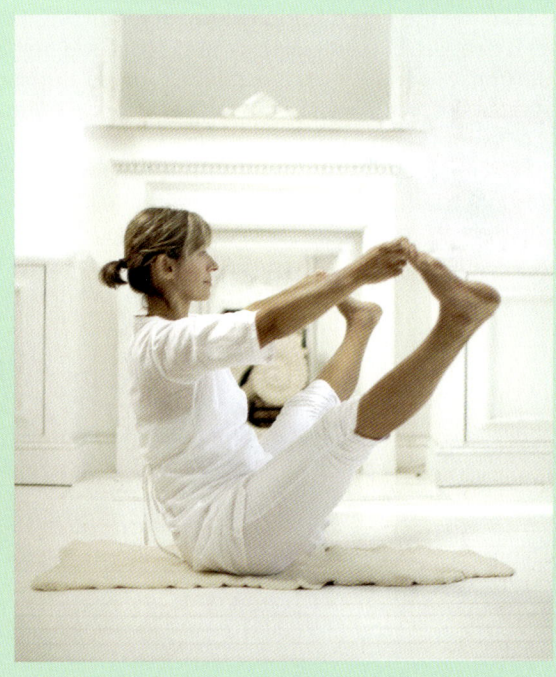

ÜBUNGEN

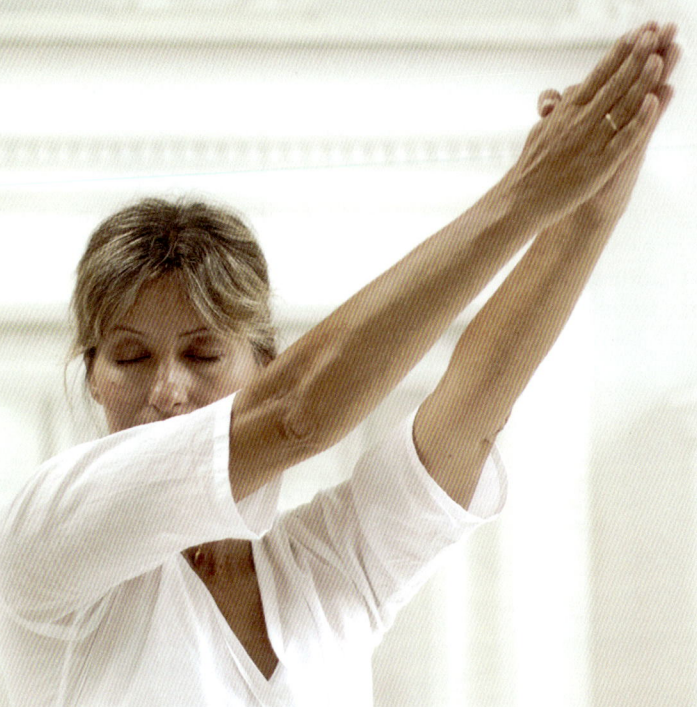

Herz-Energetisierung

Mit dieser Übung ziehen wir Energie in die Herzgegend und lassen Ängste los.

Setzen Sie sich auch hier in den Schneidersitz (siehe Seite 18) und strecken Sie die Arme mit zusammengelegten Handflächen in einem Winkel von etwa 60 Grad nach links oben. Die Daumen sind dabei zur Stabilisierung überkreuzt und der Oberkörper bleibt nach vorne ausgerichtet. Atmen Sie kraftvoll und mit geschlossenen Augen durch die Nase ein und ebenso kraftvoll durch den Mund wieder aus, bis Sie alle Luft aus dem Bauch herausgepresst haben. Führen Sie diese Übung bis zu fünf Minuten lang durch.

Zum Abschluss atmen sie einmal tief ein, atmen komplett aus und halten zwanzig Sekunden aus, ohne Luft zu holen. Dann entspannen Sie sich.

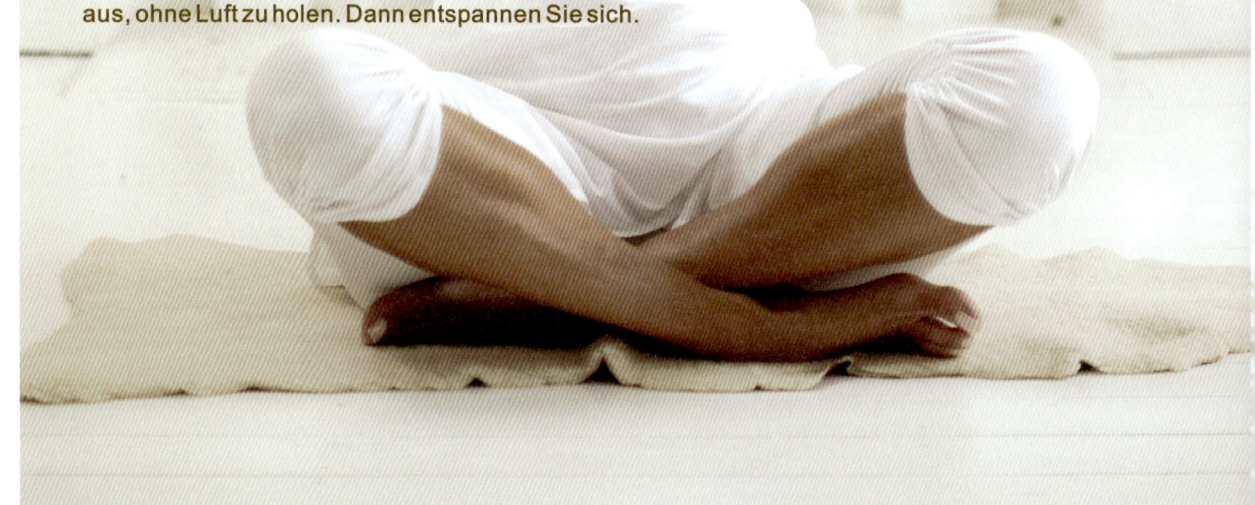

Liebesmeditation

Mit dieser Meditation öffnen wir unser Herz, um Liebe empfangen und annehmen zu können: sowohl Selbstliebe als auch die Liebe von außen. Es hilft auch jenen, die zwar in einer Beziehung sind, sich aber nicht wirklich glücklich darin fühlen. Vor einigen Jahren habe ich diese Meditation in Hong Kong vorgestellt und erfuhr bei einem späteren Besuch von einer Schülerin, dass sie anschließend im Fahrstuhl einen Mann traf, mit dem es sofort funkte. Sie tauschten ihre Nummern aus und heirateten ein paar Monate später!

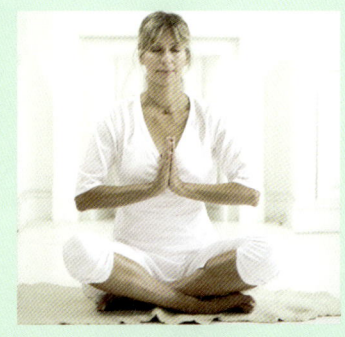

Konzentrieren Sie sich mit geschlossenen Augen auf den Punkt zwischen den Augenbrauen und rezitieren Sie das Mantra *Sat Kar Tar*, wobei Sie das ›R‹ rollen und die Betonung gleichmäßig auf alle Silben verteilen. Mit dem Wort *Sat* nehmen Sie die Hände in die Gebetshaltung. Mit *Kar* führen Sie die Arme mit nach außen zeigenden Handflächen halb vom Körper weg und mit dem Laut *Tar* strecken Sie schließlich die Arme parallel zum Boden ganz nach außen. Nach drei Minuten nehmen Sie die Hände ganz entspannt in Gyan Mudra (Seite 19) und verbleiben hier in Meditation versenkt, um dem Körper die Möglichkeit zur Integration zu geben. Bauen Sie immer weiter auf, bis Sie das Mantra elf Minuten lang auf diese Weise rezitieren können.

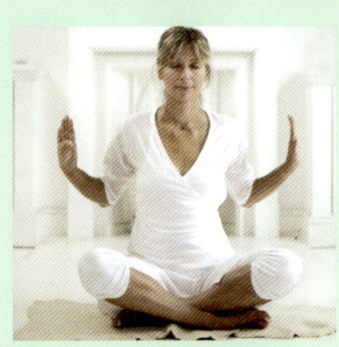

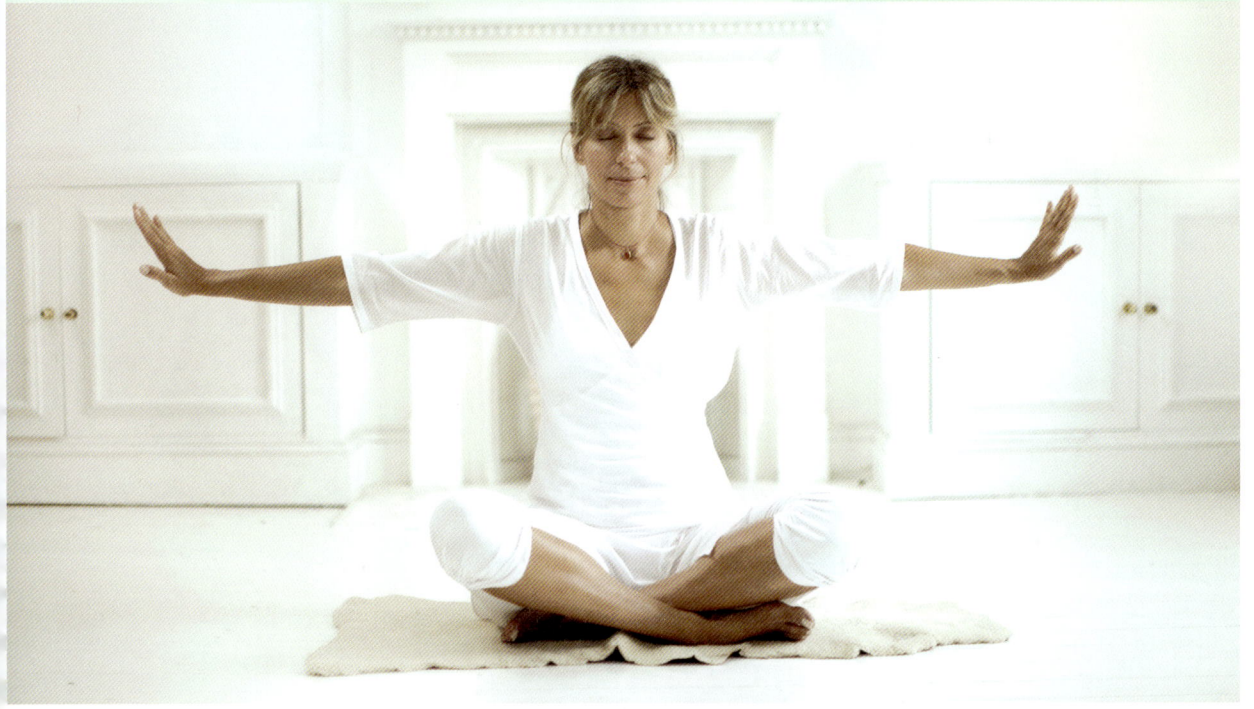

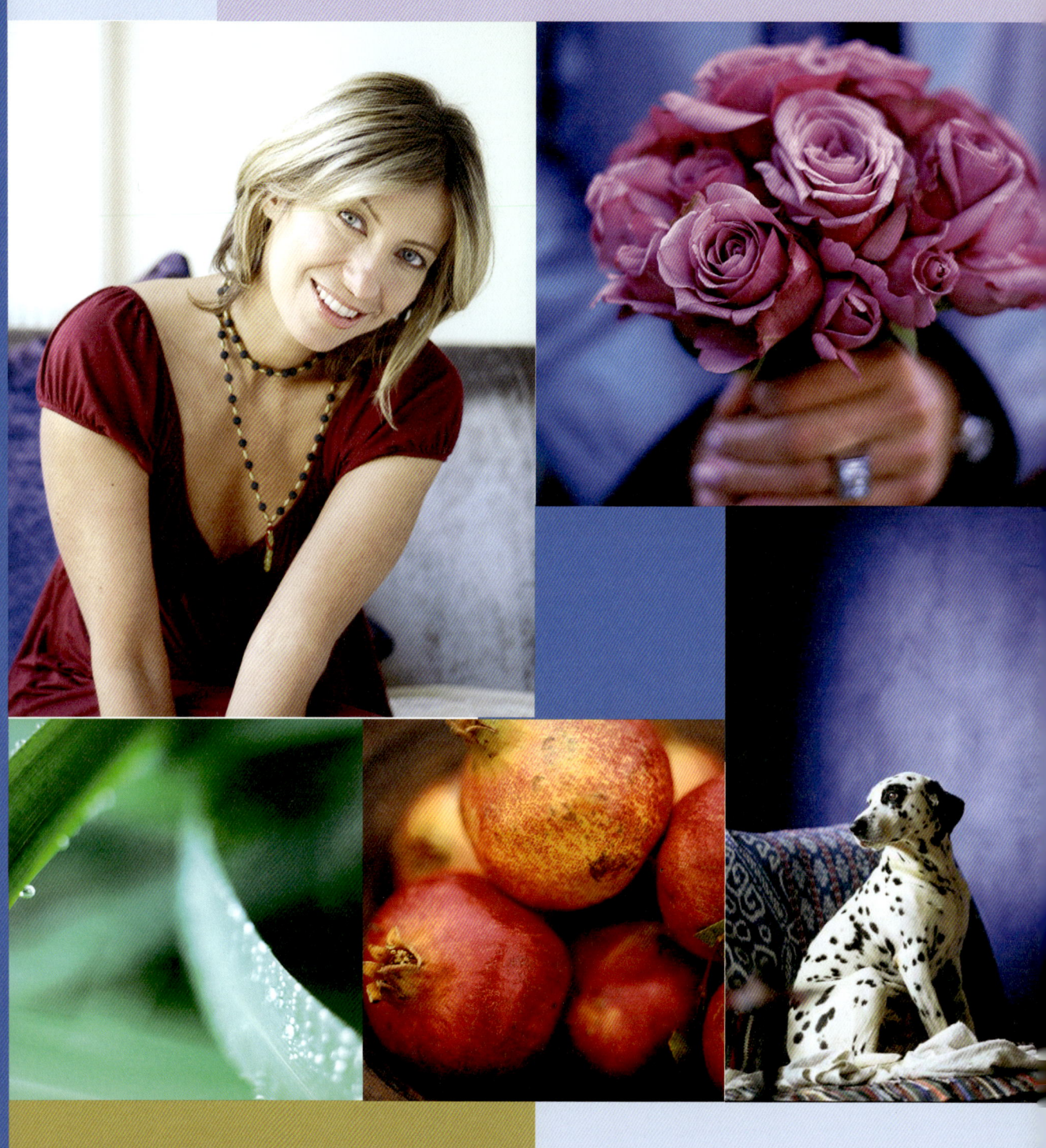

Jugendlichkeit
bewahren

KEHLCHAKRA

DAS FÜNFTE CHAKRA BEFINDET SICH IM BEREICH DER KEHLE, wo unter anderem die Schilddrüse sitzt. Es ist sehr eng mit Ihrem Stoffwechsel und dem Hormonhaushalt verbunden. Solange es blockiert ist, reicht die Palette von Halsbeschwerden über Stimm- und Nackenprobleme bis hin zu Schilddrüsenfehlfunktionen.

Wir befinden uns jetzt im oberen Dreieck, bei den letzten drei Chakras. Hier geht es stärker um höhere geistige Zustände und Spiritualität. Das Kehlchakra ist das letzte, das mit einem Element verbunden ist – dem Äther. Äther ist eine subtile, himmlische Energie von der es heißt, sie sei nicht von dieser Welt.

Bei diesem Energiezentrum geht es um Wahrhaftigkeit, darum, auf die innere Stimme zu hören und Ihr authentisches Selbst zu entdecken. Es geht um die Kraft und die Macht der Worte, um Sprache, Wissen und um die Fähigkeit, effektiv zu kommunizieren – eine Fähigkeit, die wir dringend benötigen, wenn wir es mit Kindern zu tun haben. Wenn das Kehlchakra geöffnet ist, legen wir großen Wert auf das, was wir ausdrücken wollen. Oder um es auf den Punkt zu bringen: kein schwachsinniges Gelabere mehr! Wenn das fünfte Zentrum nicht richtig funktioniert, drückt sich das unter anderem in Lethargie aus, in einer Schwäche Ihrer expressiven und beschreibenden Fähigkeiten, in Schüchternheit, Unsicherheit oder in der Angst vor den Meinungen und Urteilen Ihrer Umwelt.

LEITBILD:	SCHATTENEMOTIONEN:	FARBE:	SYMBOL:	ELEMENT:
Wahrheit	Verleugnung, Schroffheit	Blau	Ein Lotus, mit sechzehn Blütenblättern	Äther

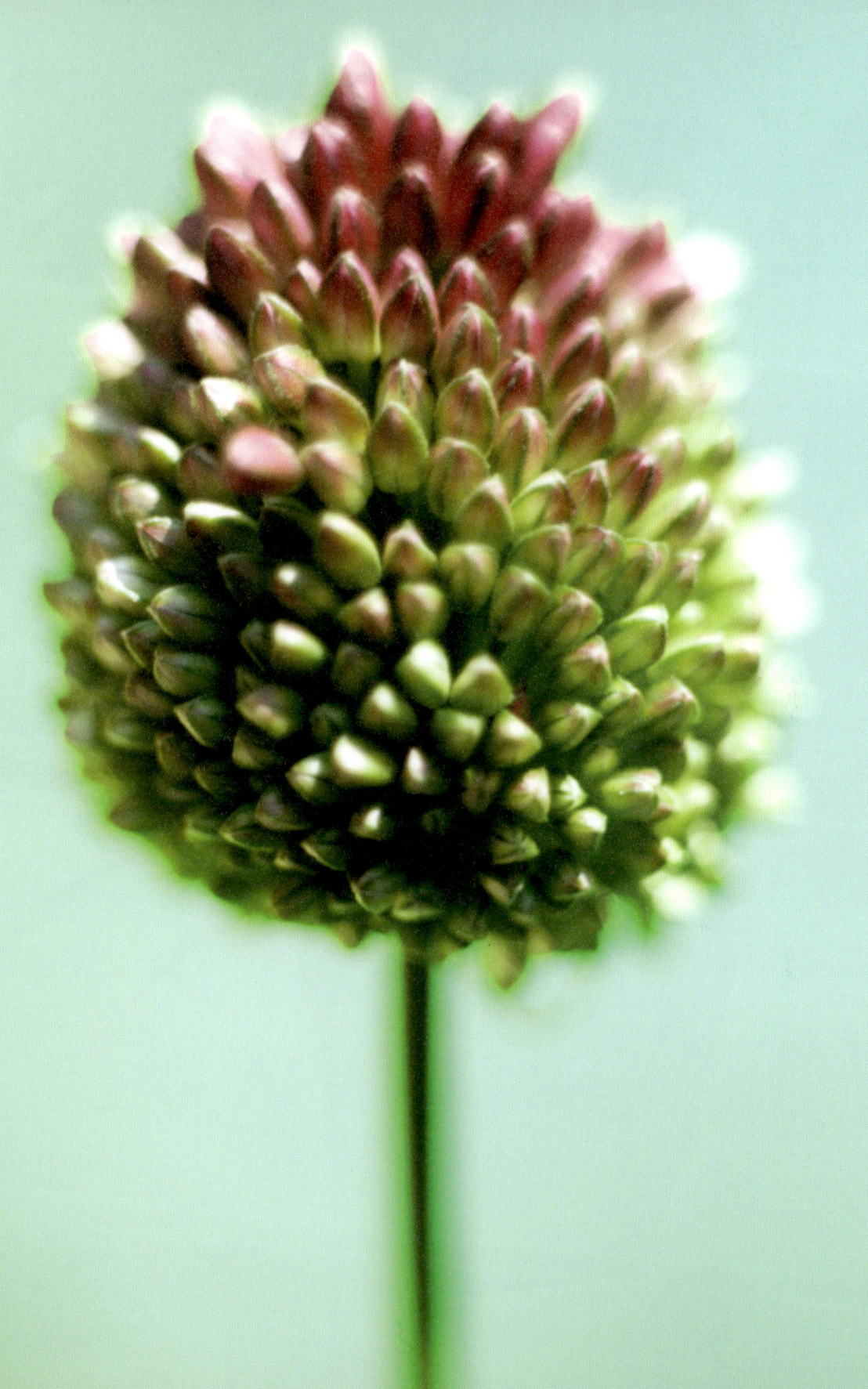

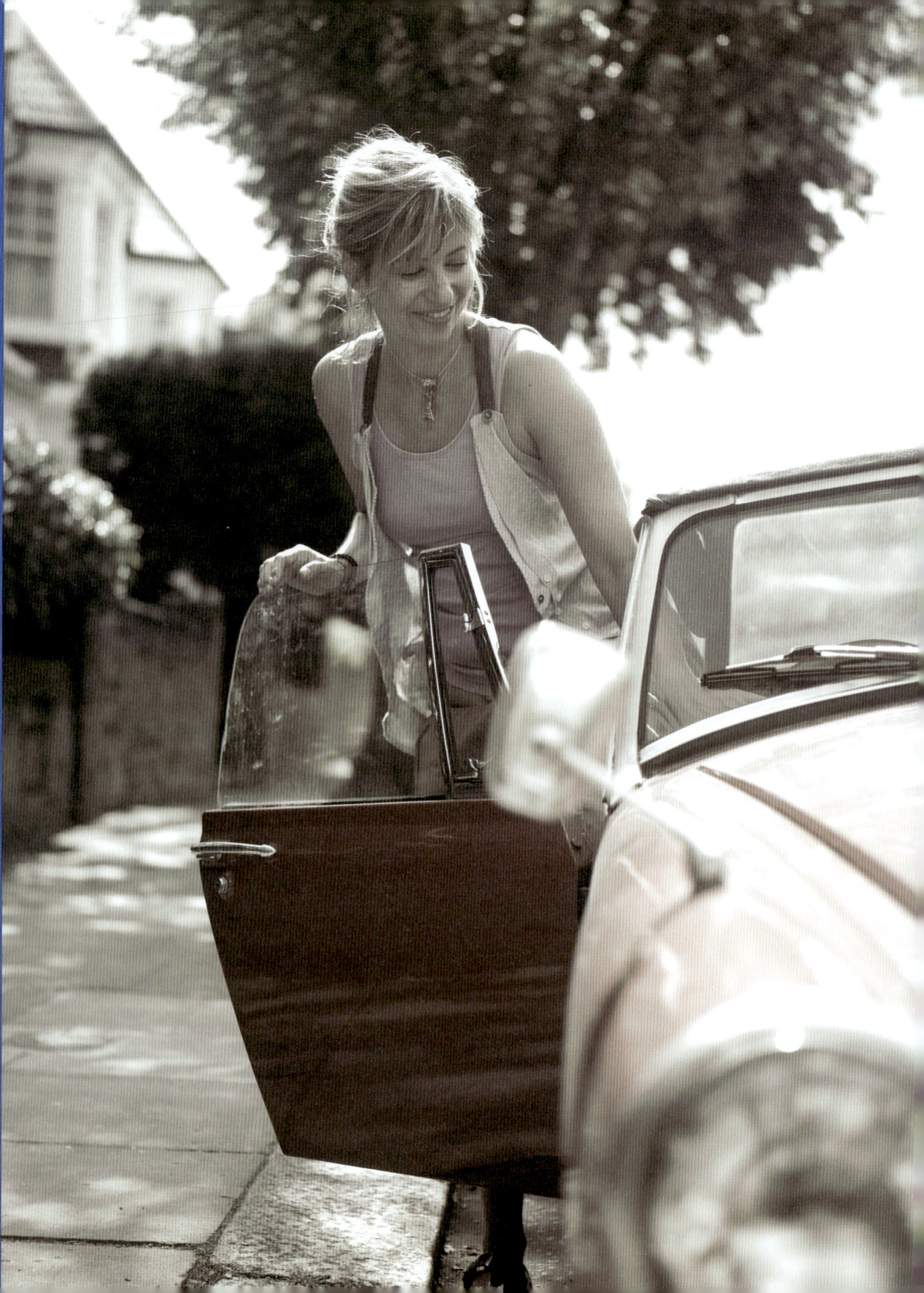

Jung und attraktiv bleiben

VIELE HABE ANGST VOR DEM ÄLTERWERDEN, aber niemand ist davor gefeit. Sie sind jetzt schon wieder älter als zu Beginn dieses Abschnitts! Manchmal sind wir so sehr damit beschäftigt, graue Haare und Falten zu verbergen, dass wir vergessen, uns darüber zu freuen, wie viel wir schon lernen durften, und dankbar zu sein, wie weit wir schon gekommen sind. Ich für mein Teil hätte keine Lust, zur Unsicherheit meiner Teeniezeit oder der doch von eher engstirnigen Zielen geprägten Zeit als Twen zurückzukehren. Und die Wehwehchen und Schmerzen der späteren Jahre sind weder unvermeidlich noch irreversibel.

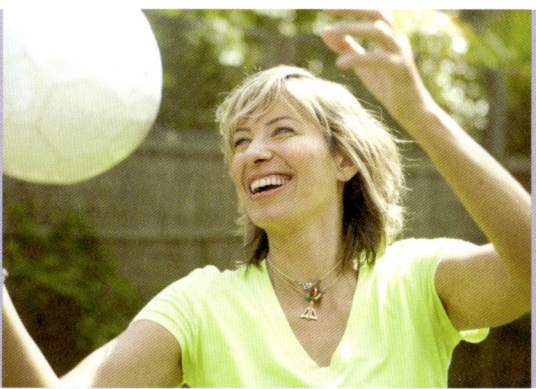

Mit dem Älterwerden werden wir in der Wirbelsäule, die unsere wichtigste Stütze ist, unser Zentrum, unelastischer. Wenn wir nichts dagegen tun, kann die Spinalflüssigkeit nicht zirkulieren und Schlackenstoffe werden nicht abtransportiert. Von da an geht es abwärts, denn wir regenerieren nicht mehr richtig, die Wirbelsäule wird nicht mehr ausreichend hydriert und wir können nicht mehr schwungvoll aus dem Sessel springen, sondern drücken uns langsam und vorsichtig hoch. Man kann sehen, wie steif die Menschen werden. Wer in der Wirbelsäule beweglich bleibt, bleibt auch geistig beweglich und ist offen für neue Erfahrungen. Wenn die Spinalflüssigkeit gut zirkuliert, funktioniert auch das Gedächtnis gut – was ja oft ein Problem des Älterwerdens ist.

Gewiss ist unser Körper einem natürlichen Verschleiß unterworfen, aber wir beschleunigen den Prozess durch Stress und Nervosität, durch falsches Atmen und dadurch, dass wir so steif sind, dass unsere Zellen nicht ausreichend mit Blut und Sauerstoff versorgt werden. Allein das richtige Atmen während einer Stunde Yoga tut mehr für Sie, als Sie sich vorstellen können.

Es ist nie zu spät anzufangen. Sie sind niemals zu steif für Yoga! Sie kommen vielleicht nicht vollständig in die jeweilige Haltung – zumindest anfangs nicht – aber das ist unwichtig. Beginnen Sie behutsam. Hören Sie auf Ihren Körper und achten Sie darauf, wie es sich anfühlt. Nur wenn Sie nicht achtsam sind und zu weit gehen, können Sie sich wehtun. Starten Sie mit der Aufwärmarbeit und probieren Sie die *Fünf »Tibeter«*® am Ende dieses Kapitels aus (siehe Seite 148). Diese Übungen dienen dazu, die Wirbelsäule beweglich zu machen und zu stärken. Wenn Ihnen beim Lesen der Gedanke kommt: »Auweia, das schaff' ich nicht«, dann würde ich vorschlagen, dass Sie es einfach einmal ein paar Wochen lang probieren, um zu sehen, wie es Ihnen damit ergeht. Sie werden über mehr Energie verfügen und sich großartig fühlen – Jahre werden von Ihnen abfallen!

Aber auch wenn Sie jung sind und viel Sport treiben, ist es notwendig, den Körper zu dehnen und zu strecken und den Gelenken genügend Raum zur Entspannung zu geben. Ich bin schon vielen Menschen begegnet, die in späteren Jahren durch Yoga eine neue Beweglichkeit gefunden haben. Viele Männer und auch Frauen, die an meinem Unterricht oder meinen Workshops teilnehmen, sind zwar richtig fit und gut trainiert und sehen großartig aus, können aber nicht mal ihre Zehen berühren!

Jackie war etwa Mitte vierzig, als sie Kundalini Yoga für sich entdeckte. Sie hatte immer Kleidergröße 38 getragen, doch nach der Geburt ihres dritten Sohnes passten ihr die meisten Kleidungsstücke nicht mehr. Bauch und Taille waren schwabbelig und einige Körperteile wirkten unförmig. Zur Abhilfe stemmte sie im Fitness-Studio Gewichte, schwamm jeden Morgen zwanzig Bahnen, fing an, regelmäßig zu joggen, und ging täglich insgesamt zehn Kilometer zu Fuß, um ihren Sohn zur Krippe zu bringen und wieder abzuholen. »Ich hab's echt gehasst«, gestand sie mir. »Und nach eineinhalb Jahren war nicht der kleinste Unterschied zu sehen!« Sie bekam Rückenschmerzen und hatte manchmal Mühe, morgens aufzustehen und chronische Gesundheitsprobleme verstärkten sich: Ihre Migräne war zum Beispiel so schlimm geworden, dass sie schon MRT-Untersuchungen des Kopfes hinter sich hatte und auf der Warteliste zur Erprobung eines neuen Medikaments stand.

»Ich schob einfach vieles aufs Älterwerden ... Bevor ich mit Yoga anfing, hatte ich öfter mal Wadenkrämpfe.«

Schon nach ihrer ersten Stunde Kundalini Yoga hatte sie das Gefühl, voller Energie zu sein. Sie tat jeden Tag ein bisschen was und übte mehrmals pro Woche eine volle Stunde. Das veränderte ihr Leben komplett!

»Ich schob einfach vieles aufs Älterwerden. Ich konnte nicht mehr so gut atmen, hatte öfter mal Wadenkrämpfe und Probleme mit dem Kreislauf. Bevor ich mit Yoga anfing, überlegten wir, uns ein neues Bett für 3000 Pfund anzuschaffen, weil ich ernsthaft glaubte, mit meinem Rücken stimme etwas nicht. Ich brauchte geschlagene fünf Minuten, um mich aus dem Bett zu quälen!

Ich schob es auf meinen Kaiserschnitt und darauf, dass ich erst mit dreiundvierzig mein drittes Kind bekommen hatte. Doch plötzlich konnte ich morgens wieder aus dem Bett springen und Sport treiben, zu dem ich seit meinem achtzehnten Lebensjahr nicht mehr fähig gewesen war! Jetzt passen mir meine Klamotten nicht mehr und ich muss meine Jeans in den Trockner stecken, weil ich inzwischen Größe 36 trage! Meine Kopfschmerzen gehören der Vergangenheit an und ich habe seit Monaten keine Medikamente mehr genommen. Yoga ist für mich zum kleinen Ritual geworden. Ich zünde eine Duftkerze an, mach die Tür hinter mir zu und bin ganz für mich. Es ist einfach friedvoll und entspannend. Man nimmt sich einfach Zeit für sich selbst! Mein Mann und meine Kinder finden es gut, obwohl gerade meine Kinder mich ein bisschen damit aufziehen. Aber niemand wagt es, mich bei meinem Yoga zu stören!"

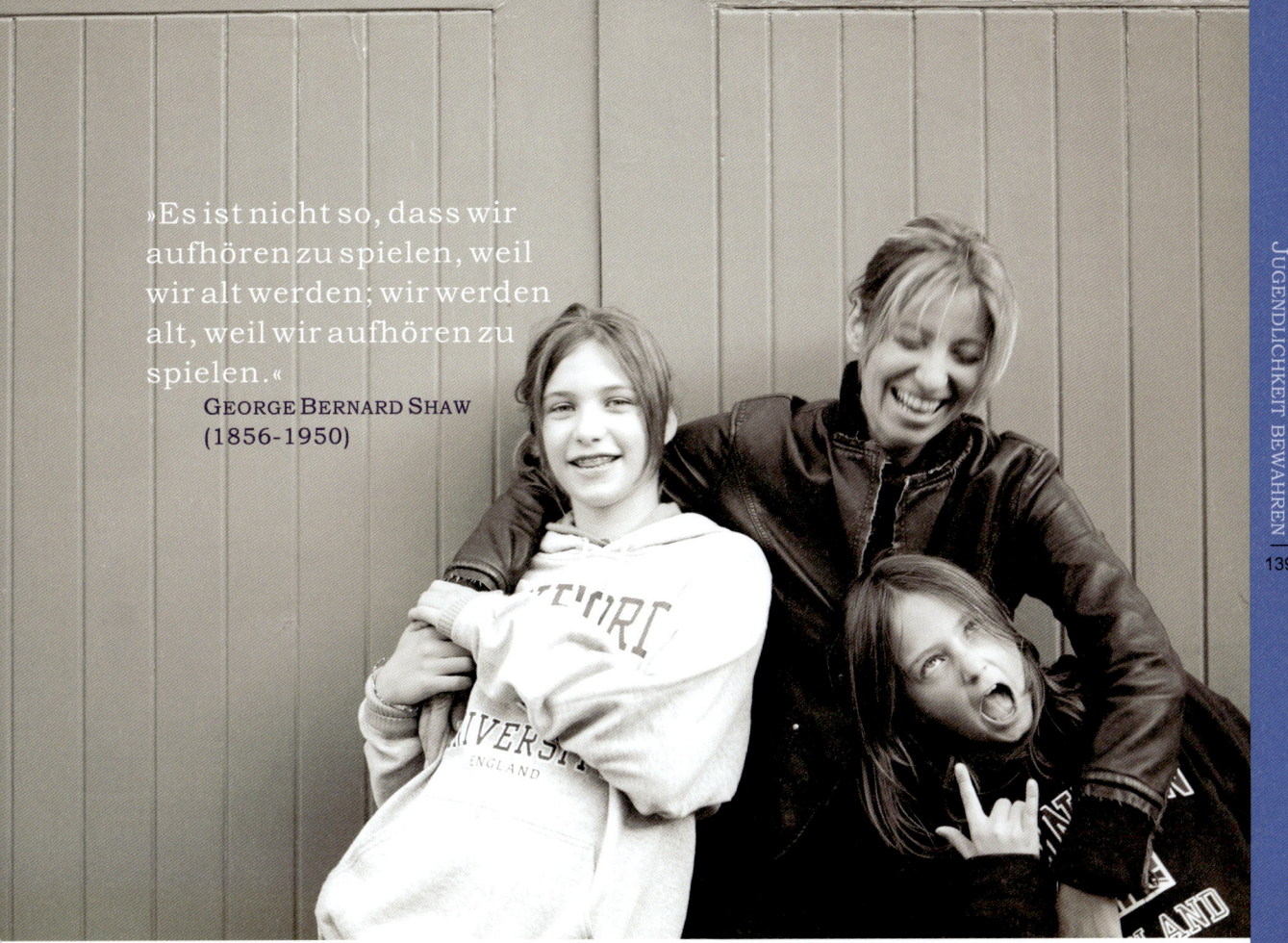

»Es ist nicht so, dass wir aufhören zu spielen, weil wir alt werden; wir werden alt, weil wir aufhören zu spielen.«
GEORGE BERNARD SHAW
(1856-1950)

Mittleren Alters? Mittlerer Jugend!

ICH BIN JAHRGANG 1963 und damit Teil der Babyboom-Generation. Teil dieser gewaltigen Bevölkerungsexplosion nach dem zweiten Weltkrieg. Viele von uns verfügen über finanzielle Ressourcen, weswegen uns die westliche Kultur sehr entgegenkommend behandelt. Als wir vierzig wurden, kamen clevere Redakteurinnen noch schlauerer Frauenmagazine auf die Idee, diese Altersstufe umzubenennen. Frauen zwischen vierzig und fünfzig waren nun nicht mehr ›mittleren Alters‹, da sie sich weder so fühlten, noch so benahmen. Wir waren plötzlich ›mittlerer Jugend‹ und fanden es völlig normal, in diesem Alter noch einmal ganz von vorne anzufangen. Es ist ja auch eine ganz natürlich Geschichte – man hat mehr Zeit für sich selbst und damit Gelegenheit, Neues auszuprobieren, zu lernen und neue Fähigkeiten zu erwerben.

Als ich vierzig wurde hatte ich das Gefühl, es sollte sich etwas ändern, es sei Zeit für etwas Neues. Kurz darauf zogen wir von London nach Santa Monica und für mich war es eine einschneidende Erfahrung, beinahe alles hinter mir zu lassen. Alles war neu: ein neues Land, ein neues Haus, neue Möbel, ein neues Leben am Meer in Kalifornien. Es war und ist eine spannende Zeit für uns und fühlt sich nach wie vor nach einem richtigen Neubeginn an. Ein völlig neues Kapitel wurde aufgeschlagen!

In der Rückschau empfinde ich die Vergangenheit als zeitweise frustrierend und schmerzhaft. Genau wie viele meiner Freundinnen war auch ich sowohl wegen meines Aussehens als auch in Bezug darauf, wer ich war, unsicher und bin heute sehr dankbar dafür, dass das alles hinter mir liegt. Uns sind zwar Jugend und Schönheit gegeben, aber das entsprechende Selbstvertrauen fehlt. Mit dem Älterwerden lernen wir immer mehr, uns so anzunehmen, wie wir sind, verlieren aber logischerweise die Jugend. Vor die Wahl gestellt, entscheide ich mich auf alle Fälle für das Hier und Jetzt und dagegen, jung und unsicher und gehemmt zu sein. Ich genieße mein heutiges Selbstvertrauen und Bewusstsein, das meinem Alter, meiner Erfahrung und meiner Weisheit entspringt.

Ich bin an dem Punkt angelangt, an dem ich das Gefühl habe, ganz neu anzufangen – und das ist wirklich spannend! Ich finde endlich heraus, wer ich wirklich bin, sodass ich in der Lage bin, die Dinge anders anzugehen – andere Gedanken, ein völlig anderer Geist. Das ist für mich das Beste an der Sache. Jetzt können wir uns aufschwingen! Jetzt ist Erntezeit! Wir sind durch die angsterfüllten Jugendjahre gegangen und haben jetzt endlich eine Perspektive. Wir haben Prioritäten gesetzt und wissen, was wir wollen.

Zuerst sind wir damit beschäftigt, erfolgreich zu sein, dann managen wir die Familie, wobei wir oft versuchen, sie noch mit dem Beruf unter einen Hut zu bekommen. Dann lösen sich diese Dinge irgendwann in Wohlgefallen auf und wir haben endlich Zeit für uns selbst. Es gibt uns die Chance, uns neu zu erfinden und uns nicht länger als Gefangene unserer früheren Entscheidungen zu fühlen. Im Zuge des Übergangs vom ersten Teil unseres Lebens zum nächsten ist es wichtig, unsere Muster, Gewohnheiten und Verhaltensweisen zu analysieren und offenen Herzens neue Erfahrungen zu machen. Die Herausforderungen der Vergangenheit waren ein guter Weg-

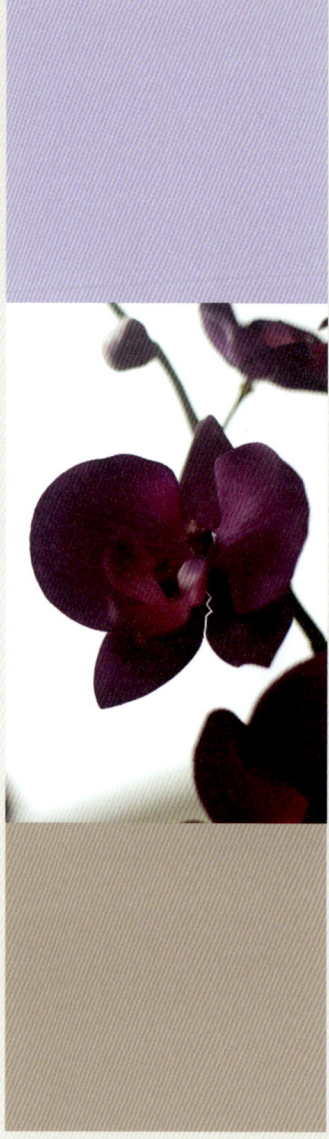

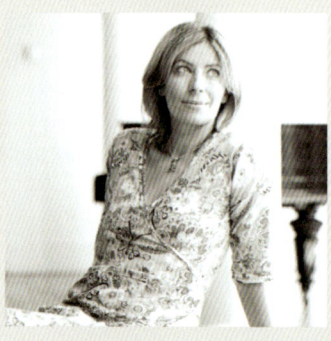

bereiter für eine bessere Zukunft. Probieren Sie doch einmal etwas Neues aus und nutzen Sie Yoga und Meditation, um sich zu fragen was Sie jetzt *tatsächlich* wollen. Und machen Sie sich immer bewusst, dass Sie sich das Recht verdient haben, jede nur erdenkliche Freude zu erfahren, die man in einem Körper erleben kann! Sie waren bereits die treusorgende Mutter und Ehefrau und haben beruflich Erfolg gehabt. Haben Sie bei Zielen, die Sie sich von nun an setzen, immer sich selbst im Auge und nicht die Bestätigung von außen.

> Veränderung ist die Essenz des Lebens und wir können sie nutzen, um uns zu stärken!

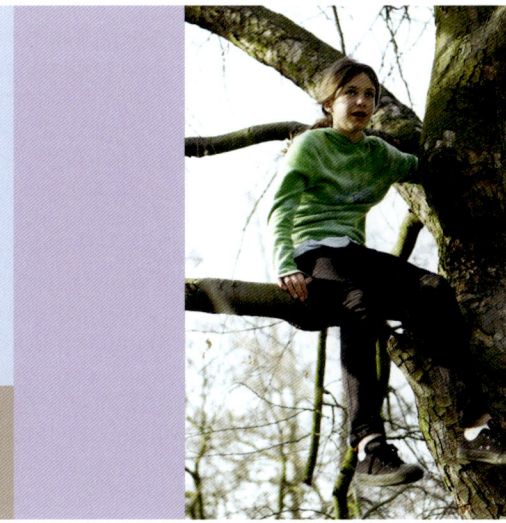

Die Wechseljahre sind für uns Frauen eine körperlich spürbare Erinnerung daran, dass ein neuer Abschnitt beginnt. Unsere Biologie ist sehr eng mit den Zyklen der Natur verbunden – zunehmender und abnehmender Mond, die Gezeiten mit Ebbe und Flut, die Jahreszeiten – und diese spiegeln sich im weiblichen Menstruationszyklus wider. In der Mitte des Zyklus, beim Eisprung zum Beispiel, sind wir empfänglicher für unsere Umwelt und für neue Ideen, fruchtbarer sozusagen. Wir fühlen uns dann attraktiver, was sich in der Ausschüttung entsprechender Hormone widerspiegelt. Nach dem Eisprung und mit dem abnehmenden Mond werden wir nachdenklicher und zurückgezogener. Ebenso wie sich unsere Intuition zu unterschiedlichen Zeiten des Zyklus verändert, ändert sie sich auch, wenn wir durch die Menopause gehen – wenn nämlich unsere Menstruation aufhört. Das kann eine Phase großartiger Veränderung und neuer Möglichkeiten für eine Frau sein. Wir öffnen uns für neue, schöpferische Energien und tiefgreifende Transformation. Veränderung ist die Essenz des Lebens und wir können sie nutzen, um uns zu stärken!

In dieser Phase sind die Übungen für die Nebenniere auf Seite 76 sowie diejenigen für den Beckenboden auf Seite 176 von größter Bedeutung. Um sicher auf den Wassern der Veränderung unserer sexuellen Entwicklung navigieren zu können, müssen wir die Veränderung bereitwillig annehmen lernen – wir dürfen uns vom Fluss des Lebens – angefangen bei der Pubertät, über die Jahre der möglichen Schwangerschaft, bis hin zum Klimakterium – tragen lassen. Vertrauen Sie auf Ihre Fähigkeit zur Transformation und wertschätzen Sie die besonderen Qualitäten und Gaben, die jede Etappe Ihrer Reise für Sie bereithält.

In Würde und Dankbarkeit älter werden

Wenn Ihnen einmal der Gedanke kommen sollte, es sei zu spät für Sie, etwas Neues zu beginnen, erinnern Sie sich einfach daran, dass Picasso bis zu seinem Tode im Alter von 91 Jahren nicht aufgehört hat, innovativ in seiner Kunst zu sein. Die britische Ministerin Barbara Castle von der Labour Partei – sie war auf vielen Gebieten eine Vorreiterin für Frauen in der britischen Politik – starb im gleichen Alter und hatte bis zu ihrem Tod im Jahr 2002 einen Sitz im Oberhaus. Als die Schriftstellerin Doris Lessing anlässlich der Verleihung des Literaturnobelpreises im Jahre 2007 ihre feurige Rede zur weltweiten Ungleichheit hielt, war sie gerade 87 Jahre jung. Unter den Ikonen der Rock- und Popmusik wimmelt es inzwischen – von Tina Turner bis zu den Rolling Stones – von Zeitgenossen, die den Seniorenpass der Bahn beantragen könnten –, und die klassischen Komponisten scheinen sowieso das ewige Leben zu besitzen.

Versprechen Sie Ihrem Körper einfach, dass Sie immer gut auf ihn achten werden. Bleiben Sie in Form, leben Sie gesund und vermeiden Sie Sätze wie: »Dafür bin ich zu alt.« Stattdessen sollte Ihr Mantra lauten: »Ich bin klug, leistungsfähig und ich kann alles schaffen.« Von Deepak Chopra habe ich gelernt, dass man eine Affirmation täglich wiederholen sollte, um zum Beispiel gefühlt und geistig fünfzehn Jahre jünger zu sein. Grüßen Sie dazu Ihr Spiegelbild, wann immer Sie es sehen, mit den Worten: »Ich bin eine strahlende, gesunde Frau.« Visualisieren Sie sich als diese Frau und stellen Sie sich vor, wie Sie in aufrechter, guter Haltung im Leben stehen. Nehmen Sie sich die Zeit, dankbar zu sein für jeden einzelnen Moment und für alles, was Sie schon haben.

Vermeiden Sie Sätze wie: »Dafür bin ich zu alt.« Ihr Mantra sollte lauten: »Ich bin klug, leistungsfähig und ich kann alles schaffen.«

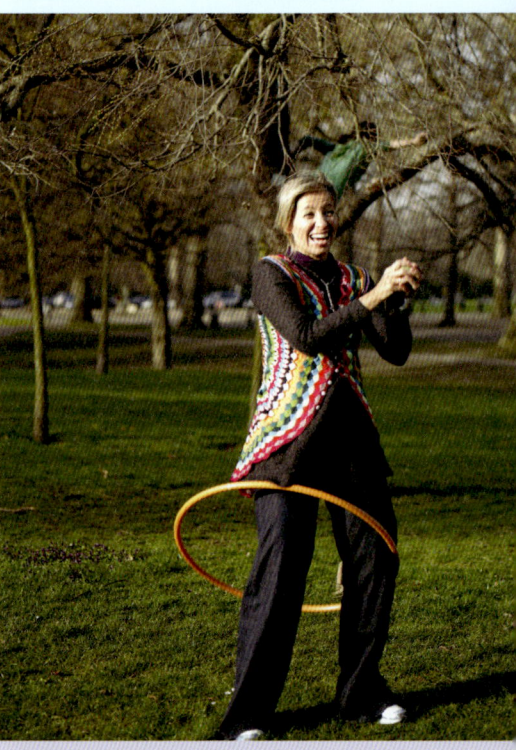

Innerlich *und* äußerlich schön

In vielen Kulturen werden die Alten für ihre Weisheit und ihre Erfahrung geschätzt und geachtet. Unsere Gesellschaft tendiert dazu, die Jugend zu verherrlichen. Je älter man ist, desto unsichtbarer kann man sich fühlen. Viele Frauen verbringen ihre mittleren Jahre damit, jeder Wunderlotion und jedem Zaubertrank hinterher zu hecheln oder sich einer Schönheitsoperation nach der anderen zu unterziehen, um verzweifelt an ihrer Jugend festzuhalten. Für mich ist eine gesunde, lächelnde und zufriedene Frau mit den Zeichen der Weisheit auf ihrem Gesicht ein wunderschöner Anblick. Natürlich hat sie Fältchen – sie hat ein großartiges Leben gelebt! Welch langweiliges Leben muss es gewesen sein, wenn Sie ohne ein Zeichen der Reife auf Ihrem Gesicht auskommen. Jede Linie erzählt eine Geschichte – und wenn Ihr Mann Sie und Ihre Lebensgeschichte nicht annehmen kann, ist er der Falsche.

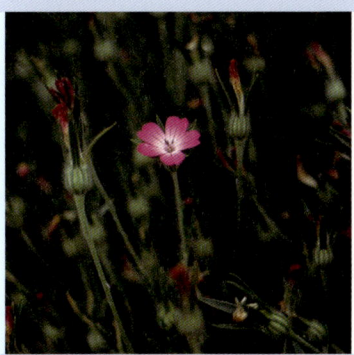

Sie sind niemals zu alt

Ich sehe mir sehr gerne die Gesichter meiner Schülerinnen und Schüler während einer Meditation an. Die Jahre scheinen dahinzuschmelzen und manche sehen wieder aus wie Kinder! Ich könnte mir keine bessere Anti-Aging-Formel vorstellen. Yoga macht uns generell selbstsicherer und erinnert uns daran, wie wunderbar wir bereits sind. Wir lernen, uns selbst anzunehmen – und dann kann auch unsere Umwelt uns annehmen.

Vor Kurzem kam eine vierundachtzigjährige Dame in meinen Tagesworkshop, die nach dem Tod ihres Mannes vor zehn Jahren mit Yoga begonnen hatte. Heute hat sie überall auf der Welt Freunde, die sie über ihr Yoga kennengelernt hat, ist lebenslustig und lacht viel. Zudem ist sie beweglicher als die meisten Menschen, die halb so alt sind! Also noch mal: Sie sind niemals zu alt – tun Sie es einfach! Tun Sie all die verrückten Dinge, von denen Sie schon lange träumen. Tun sie all das, was Sie schon immer tun oder lernen wollten. All das, was Sie aus Angst nicht getan haben. Und reisen Sie an all die exotischen Orte, die Sie schon immer sehen wollten. Jetzt ist der richtige Zeitpunkt! Es ist niemals zu spät.

TIPPS

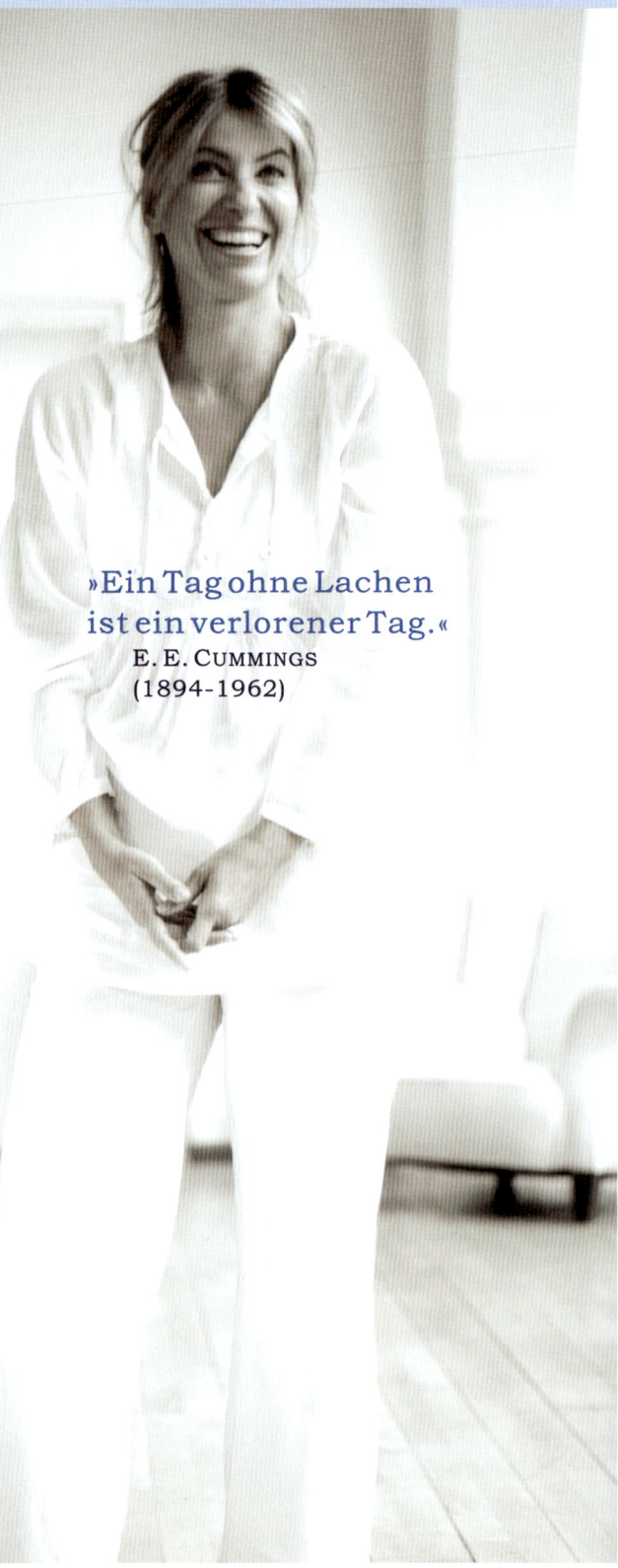

Lachen ist die beste Medizin!

VOR KURZEM HABE ICH LACH-YOGA ENTDECKT.
Es ist, wie soll ich sagen, lächerlich einfach,
aber als Mini-Yogatraining kommt es richtig
gut. Das geistige Kind von Dr. Madan Kataria
wurde zu einem Riesenerfolg und mittlerweile
gibt es weltweit 6000 Lachgruppen in über 60
Ländern.

Dr. Kataria wies zunächst eine Gruppe
von uns an, ein Lachen zu simulieren. Das ist
echt ansteckend und schon bald lachten wir
alle wirklich. Nach wenigen Minuten war ich
total außer Atem, aber die ganze Gruppe
fühlte sich fantastisch! Die Aussage »Lachen
ist die beste Medizin« scheint tatsächlich zu
stimmen. Wenn wir lachen, atmen wir auf eine
völlig andere Weise, die alle Gesichtsnerven
entspannt. Nicht mal im Yoga gibt es eine
derartige Atemtechnik. Lachen regt das Immunsystem an, Endorphine auszuschütten,
die man als körpereigenes Schmerzmittel
bezeichnen kann. Sie schenken uns durch die
Reduzierung von Stress, Depressionen und
Ängsten ein Wohlgefühl. Lachen reguliert den
Blutdruck, indem es die Ausschüttung von
Stresshormonen verringert, es erhöht die
Sauerstoffzufuhr, lindert Schmerzen, hilft
uns, gut zu schlafen, und reduziert durch
seinen positiven Einfluss auf das Gaumen-
segel und den Halsbereich das Schnarchen.
Und Spaß macht es zudem auch noch!

Dem Körper ist es dabei tatsächlich
gleichgültig, ob unser Lachen echt oder simu-
liert ist, um all diese positiven Effekte zu
erzielen.

Also, probieren Sie es aus! Brechen Sie
in grundloses Gelächter aus, bis Sie Muskel-
kater bekommen. Nichts tut so gut, wie lautes,
herzhaftes Lachen. Es füllt Sie mit Feuer und
Leben.

»Ein Tag ohne Lachen
ist ein verlorener Tag.«
E. E. CUMMINGS
(1894-1962)

TIPPS

Natürliche Nahrungsergänzung für die *Mittlere Jugend*

SOBALD SICH DIE WECHSELJAHRE ANKÜNDIGEN und erst recht, wenn wir mittendrin stecken, sollten Sie dreimal täglich Rotkleeextrakt zu sich nehmen, um sowohl mit den Hitzeschüben als auch mit nächtlichem Schweiß klarzukommen. Daneben hilft es dem Körper auf natürliche Weise beim Ausbalancieren des Hormonhaushalts. Sie erhalten den Extrakt in Tablettenform entweder über Online-Apotheken oder im Reformhaus.

An flüssigen Kräuterextrakten kann ich Folgendes empfehlen: 1 x täglich je 20 Tropfen Brennnessel- und Salbeiextrakt auf ein Glas Wasser.

Und nehmen Sie jede Menge Nachtkerzenöl! Diese Kapseln erhalten Sie in allen guten Reformhäusern.

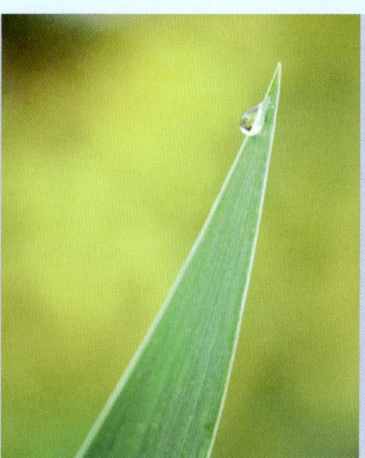

Gesichtsmassage zur Fältchenglättung

Massieren Sie Ihren Hals sanft mit den Fingern von oben nach unten. Hier befindet sich eine ganze Reihe von Drüsen und wenn Sie das Gefühl haben, eine Erkältung kündigt sich an, tut eine Massage des Halsbereiches sehr gut. Entleeren Sie die Drüsen, indem Sie mit beiden Händen am Hals auf und ab kreisförmige Bewegungen beschreiben. Gehen Sie unbedingt bis unters Kinn. Massieren Sie diesen Bereich anschließend mit Seitwärtsbewegungen.

Danach massieren Sie kreisförmig von den Schläfen hinunter zum Kiefer. Beschreiben Sie dabei mit den Zeigefingern sich überlappende Halbkreise auf der Stirn, indem Sie die Haut zuerst vertikal und dann horizontal kneten.

Drücken Sie die Haut am äußersten Ende der Augenbrauen zusammen, bevor Sie sanft um die Augenhöhle herum klopfen. Klopfen Sie an den Augenbrauen entlang und unter den Augen – klopfen Sie die Schwellungen einfach weg und steigern Sie zudem die Blutzirkulation in diesem Bereich.

Die Nebenhöhlen befreien Sie, indem Sie mit den Fingerspitzen folgenden Punkt so fest drücken, dass es beinahe schmerzhaft ist: Er befindet sich zu beiden Seiten der Nase, etwa einen Zentimeter oberhalb der Nasenlöcher.

Dann klemmen Sie die Nase zwischen die Finger Ihrer gefalteten Hände und streichen Sie fest mit den Fingerspitzen über beide Wangenknochen. Und zum Abschluss klopfen Sie Ihre Wangen, die Stirn und den Hals.

TIPPS

Umgang mit den alltäglichen Wehwehchen

DIE WARM-UP-ÜBUNGEN am Anfang des Buches sind einfach, machen Spaß und wirken Wunder für unsere alltäglichen Wehwehchen. Das Drehen der Hand- und Fußgelenke im bzw. gegen den Uhrzeigersinn unterstützt uns zudem in unserer Beweglichkeit. Vor allem, wenn wir lange gesessen haben.

Sobald es mich ein bisschen zwickt, schließe ich die Augen und sage innerlich folgende Worte: »Liebe. Tiefes Wissen. Glückseligkeit.« Und dann stelle ich mir vor, wie pulsierendes, weißes Licht und Liebe zur schmerzenden Stelle fließen. Es ist wirklich erstaunlich, wie schnell und wirksam diese Methode ist!

Die Kraft der Visualisierung

DAS FÜNFTE CHAKRA ist sehr eng mit Visualisierung, also unserer Vorstellungskraft, verbunden. Ich stelle Ihnen hier zwei Möglichkeiten vor, ein bisschen mit dieser Fähigkeit zu spielen.

MOODBOARD - DIE SCHÖPFUNGSCOLLAGE

Zu Jahresbeginn oder auch, wenn ich ein neues Projekt angehe, erstelle ich eine Schöpfungscollage mit allem, was ich erreichen will. Ich schneide Bilder und Überschriften aus Zeitschriften aus, um zu illustrieren, was ich in die Realität ziehe möchte. Das können besondere Vergnügen, wie zum Beispiel ein herrlicher Swimmingpool in einem luxuriösen Hotel auf einer Südseeinsel, sein oder auch ein paar schöne Bilder meiner Familie, auf denen wir alle glücklich, gesund und strahlend aussehen. Man kann das Foto eines Verwandten aufkleben, für dessen Gesundheit man beten möchte, oder auch ein Bild mit Ihrem erwünschten Kontostand. Grundsätzlich alles, dem man positive Energie schicken möchte. Hängen Sie dann Ihre Collage irgendwo auf, wo Sie sie oft sehen. Jetzt, wo Sie die Botschaft bereits ausgesendet haben, lassen Sie den Gedanken los. Nun heißt es nicht mehr: »Ich möchte«, sondern nur noch: »Was ich aussende, kommt zu mir zurück.«

DIE BITTE UM INSPIRATION

Manchmal können wir uns anstrengen, wie wir wollen, aber die Ideen wollen einfach nicht fließen. Hier kommt der alte Ratschlag zum Tragen, eine Nacht darüber zu schlafen. Das Unterbewusstsein arbeitet über Nacht ungehindert an dem Problem weiter und die Lösung kann sich uns am folgenden Morgen präsentieren. Im Folgenden beschreibe ich den Prozess ein bisschen poetischer: Schreiben Sie Ihr Thema vor dem Schlafengehen so detailliert wie möglich auf schönem Papier auf. Rollen Sie das Blatt zusammen und binden Sie ein rotes Band darum, bevor Sie es in eine kunstvoll verzierte Schachtel legen, auf welcher der Name des Empfängers steht. Das mag ein Engel sein, die göttliche Macht, eine verstorbener geliebter Mensch, ein Freund, ein Verwandter oder auch Ihr Partner, der eventuell eine Lösung haben könnte. Jetzt stellen Sie sich vor, wie Sie einen bunten Ballon an der Schachtel befestigen und wie diese langsam in den Nachthimmel entschwebt. Segnen Sie sie auf ihrem Weg, denn Sie werden am nächsten Morgen eine Antwort erhalten. Das Problem mit einem anderen zu teilen, scheint alleine schon die Last der Lösungsfindung von unseren Schultern zu nehmen. Sobald wir von dieser Last befreit sind, taucht die Antwort auf.

REZEPT

Sprich mit mir

Dieser Shake hilft den Schilddrüsen und bringt den Stoffwechsel auf Vordermann. Kokoswasser wirkt reinigend
und heilsam auf Schilddrüsen und Nebenschilddrüsen.
Kinder trinken ihn sehr gerne und er kann ihnen dabei
helfen, auf das zu hören, was wir Erwachsene versuchen,
ihnen zu sagen.

250 – 500 ml Kokoswasser (siehe Seite 68)
oder Kokossaft (Sie können auch frische Kokos-
milch verwenden)
Eine gute Handvoll Blaubeeren
Ein Esslöffel Mandeln
Eine entkernte und in kleine Stückchen
geschnittene Dattel
Ein guter Schuss Zitronensaft
Honig und Zimt zum Abschmecken

Geben Sie alles in den Mixer, bis der
Trank geschmeidig und cremig ist.
Servieren Sie ihn mit einem
vernehmlichen »Vielen Dank!«

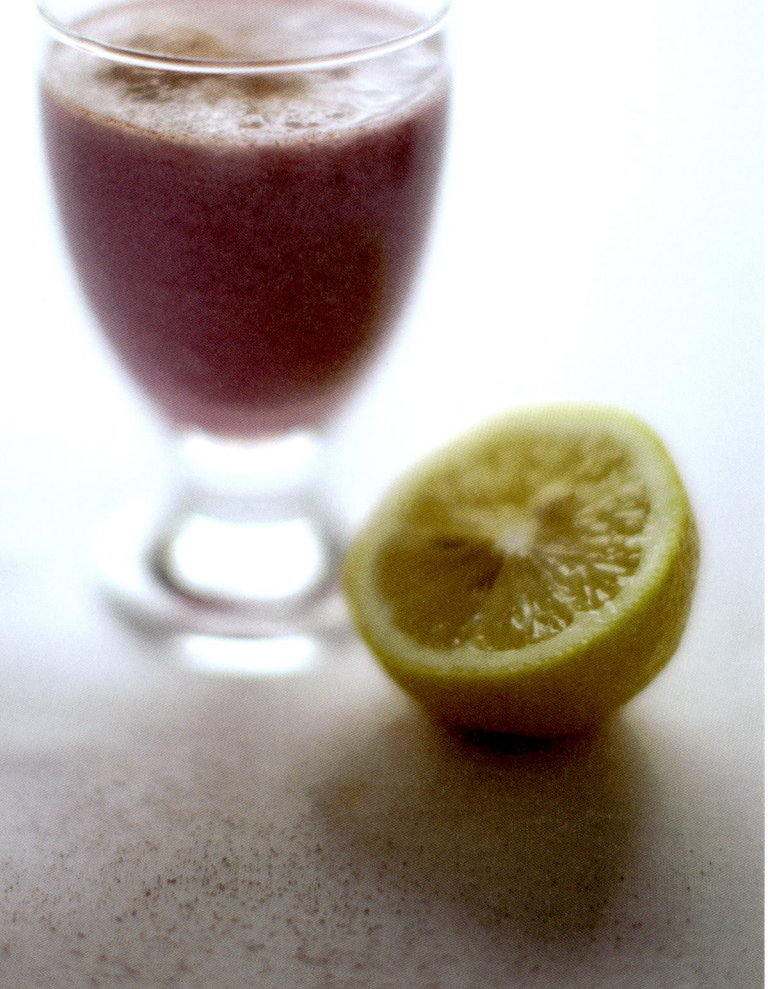

ÜBUNGEN

Der erste »Tibeter«®

Der erste »Tibeter«® arbeitet am Innenohr, am Gleichgewichtssinn und beugt dem Alterungsprozess vor.

Sie stehen fest auf Ihren Füßen, schulterbreit auseinander platziert. Sie fühlen sich mit der Erde verwurzelt und haben einen sicheren Start, wenn Sie gleich beginnen, sich rechtsherum zu drehen. Sie gehen leicht in die Knie und legen die Hände zusammen etwa dreißig Zentimeter vor Ihr Brustbein. Spüren Sie Ihre Handflächen, spüren Sie die Kraft, die hindurchfließt, atmen Sie dreimal tief ein und aus.

Breiten Sie dann die Arme aus, als wollten Sie fliegen und drehen sich rechtsherum … Abschließend führen Sie die Hände wie zu Beginn wieder zusammen. Die Handflächen werden aufeinander gedrückt, bis Sie den Druck über Unterarm, Oberarm, Schulter in Richtung Innenohr wahrnehmen, um einem möglichen Schwindelgefühl entgegenzuwirken. Gehen Sie achtsam und bedacht vor und drehen Sie sich anfangs nur einige Male. Steigern Sie allmählich, bis sie sich einundzwanzigmal ohne Unterbrechung drehen können. Bei regelmäßiger Übung wird sich schon bald kein Schwindelgefühl mehr einstellen und die Drehung wird sich sogar bei hoher Geschwindigkeit leicht und fließend anfühlen. Stellen Sie sich ganz zum Schluss aufrecht hin und stützen Sie die Hände in die Hüften. Die Füße sind wieder schulterbreit auseinander. Atmen Sie dreimal tief durch die Nase ein und jeweils durch den Mund wieder aus. Entspannen Sie sich.

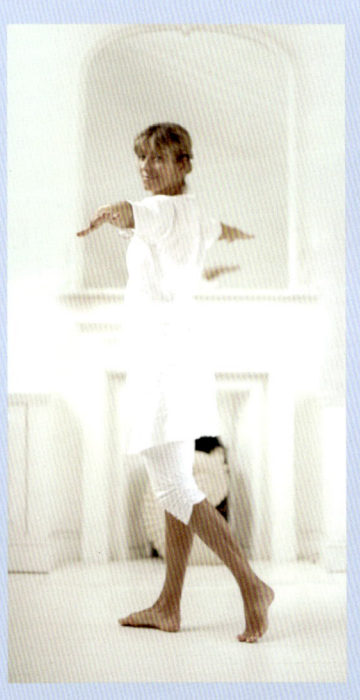 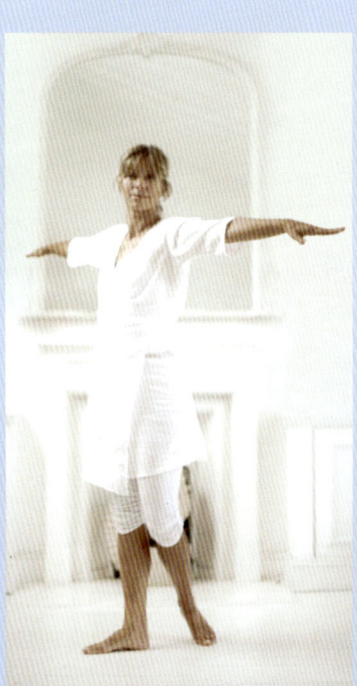 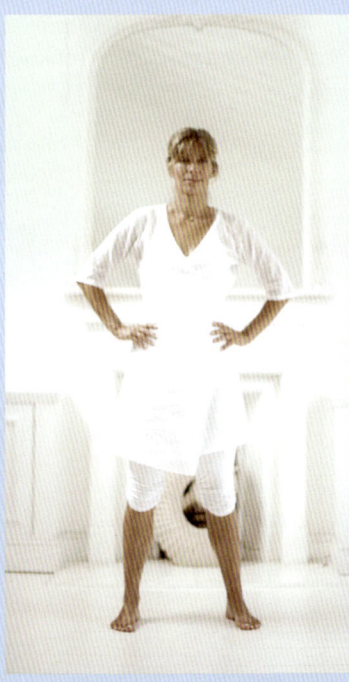

Der zweite »Tibeter«®

Der zweite »Tibeter«® stärkt die Bauch-
muskulatur, das Verdauungssystem und den
unteren Rücken. Zudem massiert er die
inneren Organe.

Sie legen sich flach auf den Boden. Die
Arme neben dem Körper, die Handflächen
nach unten. Geschlossene Augen erhöhen
die Aufmerksamkeit nach innen. Die Füße ein
wenig anspannen. Die Fußspitzen in Richtung Kopf zeigend erhöhen Sie die Muskel-
anspannung von der Wade bis zu den
Gesäßmuskeln.

In dieser Kraft beginnen Sie, mit dem
Einatmen die gestreckten Beine und gleichzeitig den Kopf zu heben – ohne dabei die
Schultern vom Boden mit zu heben. Während
des Ausatmens Beine und Kopf wieder
ablegen.

Sie achten dabei besonders auf Ihre
Lendenwirbel, die gut am Boden liegen
müssen – um ein Hohlkreuz zu vermeiden.
Einatmen – Beine und Kopf nach oben
Ausatmen – Beine und Kopf ablegen

Steigern Sie auch hier so lange, bis Sie
den gesamten Bewegungsablauf einundzwanzigmal ohne Pause ausführen können.
Stellen Sie sich ganz zum Schluss aufrecht
hin, die Füße hüftbreit auseinander, und
stützen Sie die Hände in die Hüften (siehe
erster »Tibeter«®). Atmen Sie dreimal tief
durch die Nase ein und jeweils durch den
Mund wieder aus. Entspannen Sie sich.

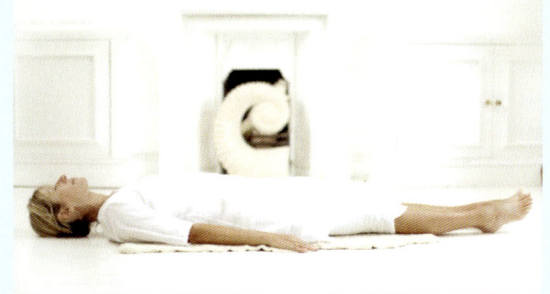

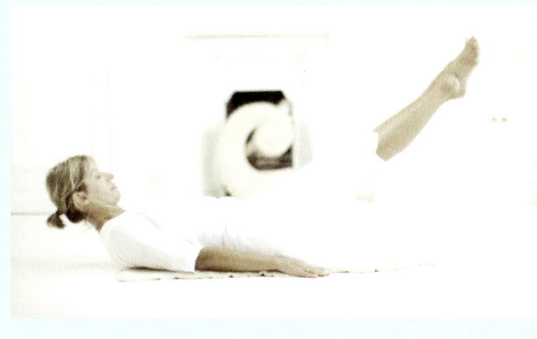

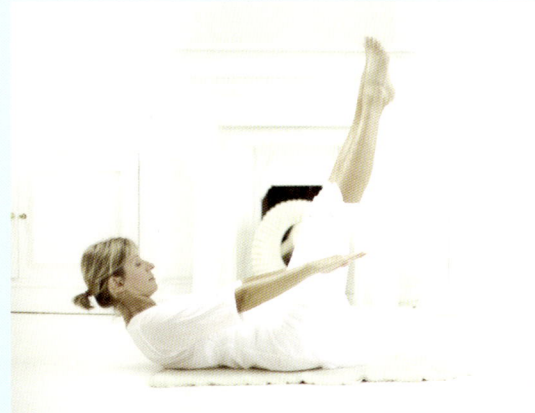

ÜBUNGEN

Der dritte »Tibeter«®

Der dritte »Tibeter«® unterstützt den Verdauungs- und Fortpflanzungsapparat. Bauch und Därme werden gestreckt, sodass Abhilfe bei Verstopfung geschaffen werden kann. Die Rückwärtsbeuge lockert die Wirbel und stimuliert die Spinalnerven, was bei Rückenschmerzen, Hexenschuss, Rundrücken und hängenden Schultern Linderung verschafft. Die Streckung des vorderen Halses trainiert die Organe dieses Bereiches und reguliert die Schilddrüsenfunktion.

Sie knien mit aufgerichtetem Körper von den Knien bis zum Scheitel. Die Zehenspitzen sind wegen des besseren Gleichgewichtes aufgestellt, die Knie schulterbreit auseinander placiert. Handflächen werden hinten angelegt im Oberschenkel- Gesäßmuskelbereich. Denn später benötigen Sie dort ein wenig ›Nachdruck‹, wenn Sie den Beckenbereich nach vorn schieben wollen. Kopf senken, ausatmen. Danach einatmend gleichzeitig in sanfter, harmonischer Bewegung Beckenbereich nach vorne, soweit es geht, den Brustbereich dehnen, das Kinn bleibt bis zum Schluss in Richtung Brust. Dann lassen Sie den Kopf sanft nach hinten sinken, Mund leicht geöffnet. Mit der Ausatmung kehren Sie wieder zurück in die Ausgangshaltung. Dann wieder Kopf senken und so fort.

Abschließend strecken Sie die Zehen wieder aus, senken das Gesäß auf die Fersen, die Stirn zu Boden, die Hände nach hinten. Mit den Handflächen nach oben. Mit dem Einatmen lenken Sie Ihre Aufmerksamkeit in den Nierenbereich und fühlen, wie sich dieser Körperbereich dehnt. Nach einiger Zeit richten Sie Ihren Oberkörper Wirbel für Wirbel langsam auf und legen die Unterarme mit den Handflächen nach oben auf die Oberschenkel.

Steigern Sie auch hier so lange, bis Sie den gesamten Bewegungsablauf einundzwanzigmal ohne Pause ausführen können. Stellen Sie sich ganz zum Schluss aufrecht hin, die Füße hüftbreit auseinander, und stützen Sie die Hände in die Hüften (siehe erster »Tibeter«®). Atmen Sie dreimal tief durch die Nase ein und jeweils durch den Mund wieder aus. Entspannen Sie sich.

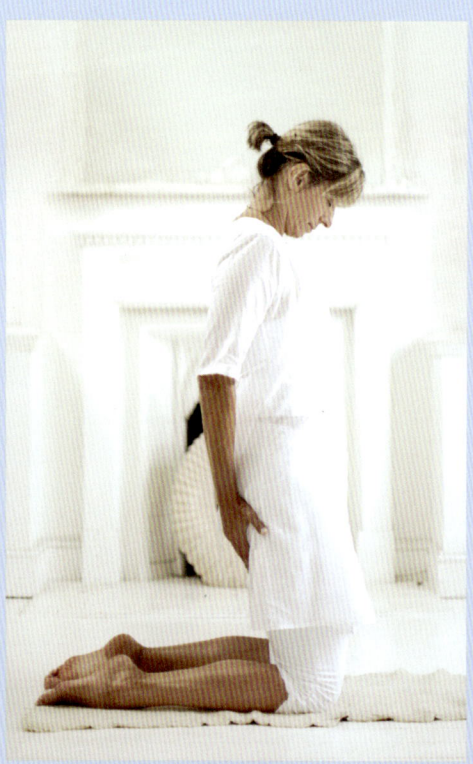 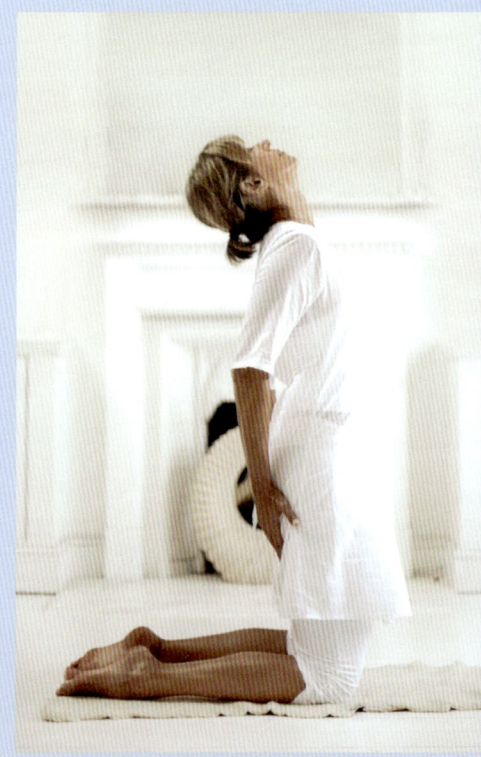

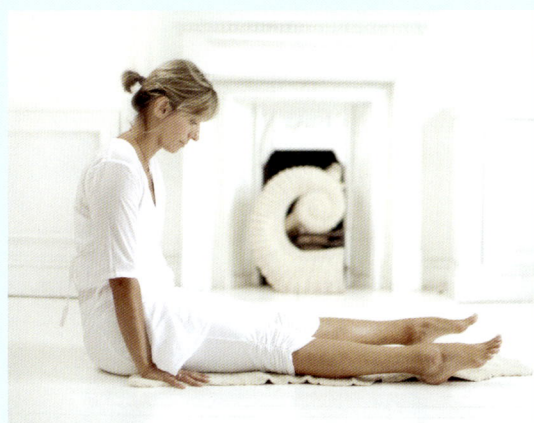

Der vierte »Tibeter«®

Der vierte »Tibeter«® arbeitet an der Wirbelsäule und unterstützt folgende Systeme:
Nerven, Verdauung, Atmung, Herz und Gefäße
sowie Drüsen. Bei Frauen nimmt er Einfluss auf
den Hormonhaushalt und lindert eine ganze
Reihe typischer Frauenbeschwerden.

Sie sitzen mit gestreckten Beinen aufrecht,
Ihr Körper bildet einen rechten Winkel. Handflächen zum Boden, Fingerspitzen nach vorne,
rechts und links neben den Oberschenkeln, nahe
des Hüftgelenks. Die Beine hüftbreit auseinander, Füße parallel, Zehen gerade nach vorne.
Oberkörper, Hals und Nacken sind aufrecht, als
würden von Ihrem Scheitel Seidenfäden aus-
gehen, die Sie nach oben ziehen.

Sie neigen ausatmend den Kopf zur Brust
und erheben einatmend Ihren Körper vom Boden, indem Sie sich auf die Hände stützen und
die Knie nach vorne schieben. Am Schluss sinkt
behutsam der Kopf bei geöffnetem Mund nach
hinten. Zur Entspannung ziehen Sie die Knie an,
hängen die Oberarme so weit wie möglich über
die angezogenen Knie und lassen den Kopf nach
vorn hängen. Steigern Sie auch hier so lange, bis
Sie den gesamten Bewegungsablauf einundzwanzigmal ohne Pause ausführen können.
Stellen Sie sich ganz zum Schluss aufrecht hin,
die Füße hüftbreit auseinander, und stützen Sie
die Hände in die Hüften. Atmen Sie dreimal tief
durch die Nase ein und jeweils durch den Mund
wieder aus. Entspannen Sie sich.

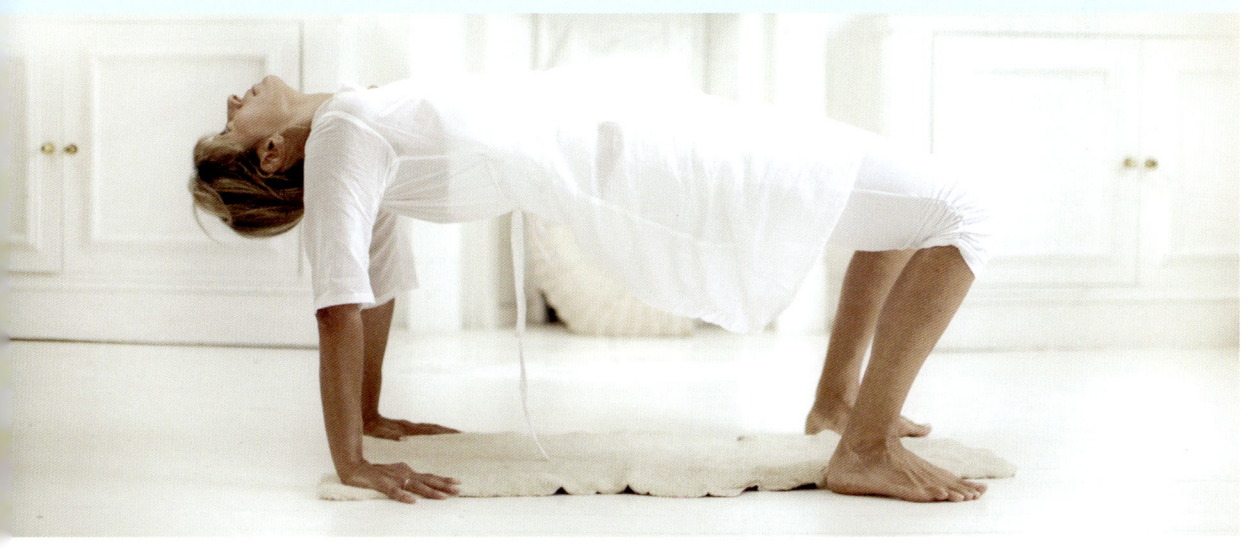

Der fünfte »Tibeter«®

Der fünfte »Tibeter«® lindert Rückenschmerzen und hält die Wirbelsäule geschmeidig und gesund. Eine steife Wirbelsäule hindert den Fluss der Nervenimpulse vom Gehirn in den Körper und zurück. Die Biegung des Rückens verbessert die Blutzufuhr des gesamten Rückens und stärkt die Nerven.

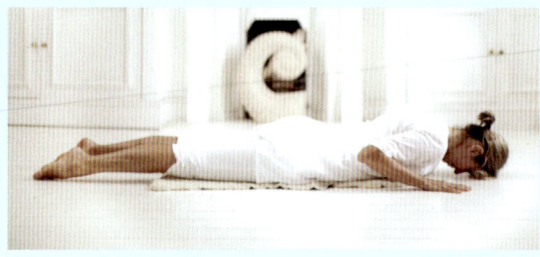

Die Übung beginnt in der Bauchlage. Die Stirn berührt den Boden. Ihre Zehenspitzen sind aufgestellt, die Hände rechts und links auf die Handflächen gestützt, unterhalb der Schultergelenke. Während Sie langsam ausatmen, heben Sie Kopf, Schultern, Rumpf, Ober- und Unterschenkel vom Boden. Sie bilden mit Ihrem Körper einen schönen Bogen nach oben, stehen dann auf Ihren Handflächen der gestreckten Arme und auf den Zehenspitzen. Mit der Einatmung heben Sie das Gesäß zum Himmel. Die Fersen ziehen Sie in Richtung Boden, Ihr Kinn in Richtung Brustbein. Steigern Sie auch hier, bis Sie die Bewegung einundzwanzigmal am Stück ausführen können.

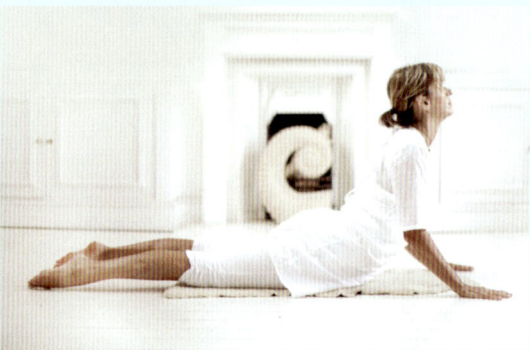

Sollte Ihnen der fünfte »Tibeter«® zu anstrengend sein, können Sie alternativ mit der *Katze-Kuh-Übung* Ihrer Wirbelsäule Gutes tun. Gehen Sie dazu in den Vierfüßlerstand, sodass sich die Knie direkt unter den Hüftknochen und die Hände unter den Schultern befinden. Die Zeigefinger zeigen nach vorne. Sie dürfen gerne ein Matte, eine zusammengefaltete Decke oder auch ein Kissen benutzen, falls Ihre Knie sonst schmerzen sollten. Beugen Sie mit dem Einatmen Ihre Wirbelsäule in Richtung Boden, nehmen Sie den Kopf nach hinten und schauen Sie zum Himmel. Mit dem Ausatmen drücken Sie die Wirbelsäule nach oben durch, lassen den Kopf entspannt nach unten hängen und schauen Richtung Bauchnabel.

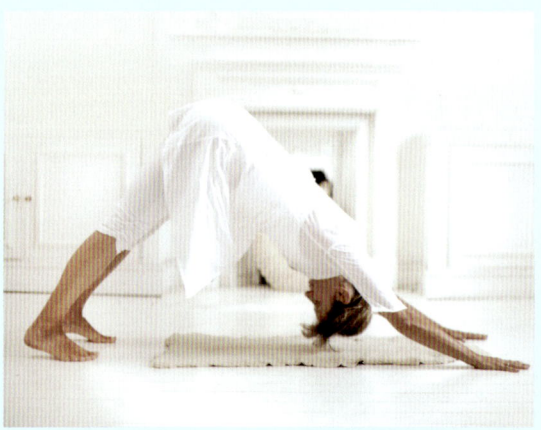

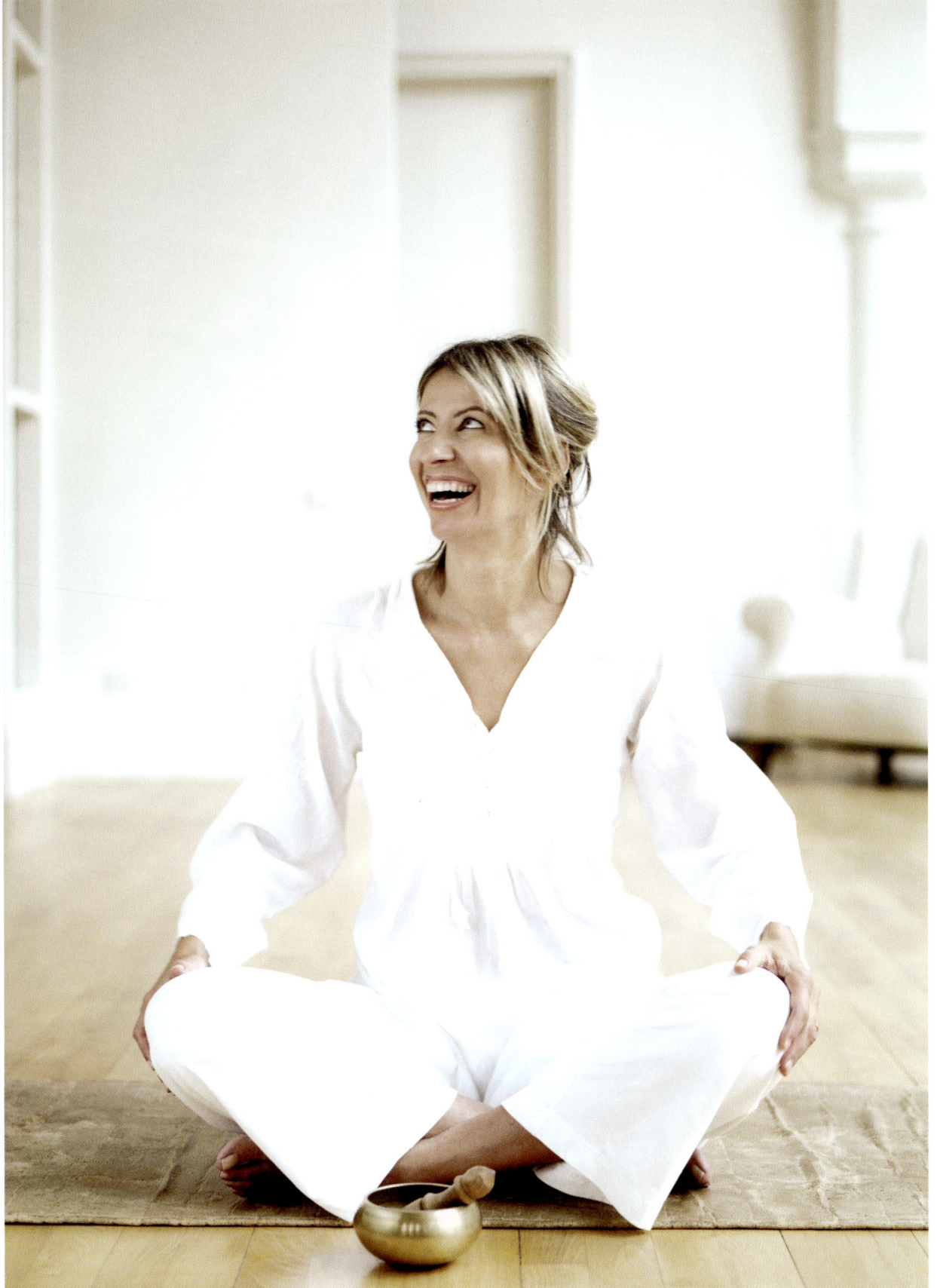

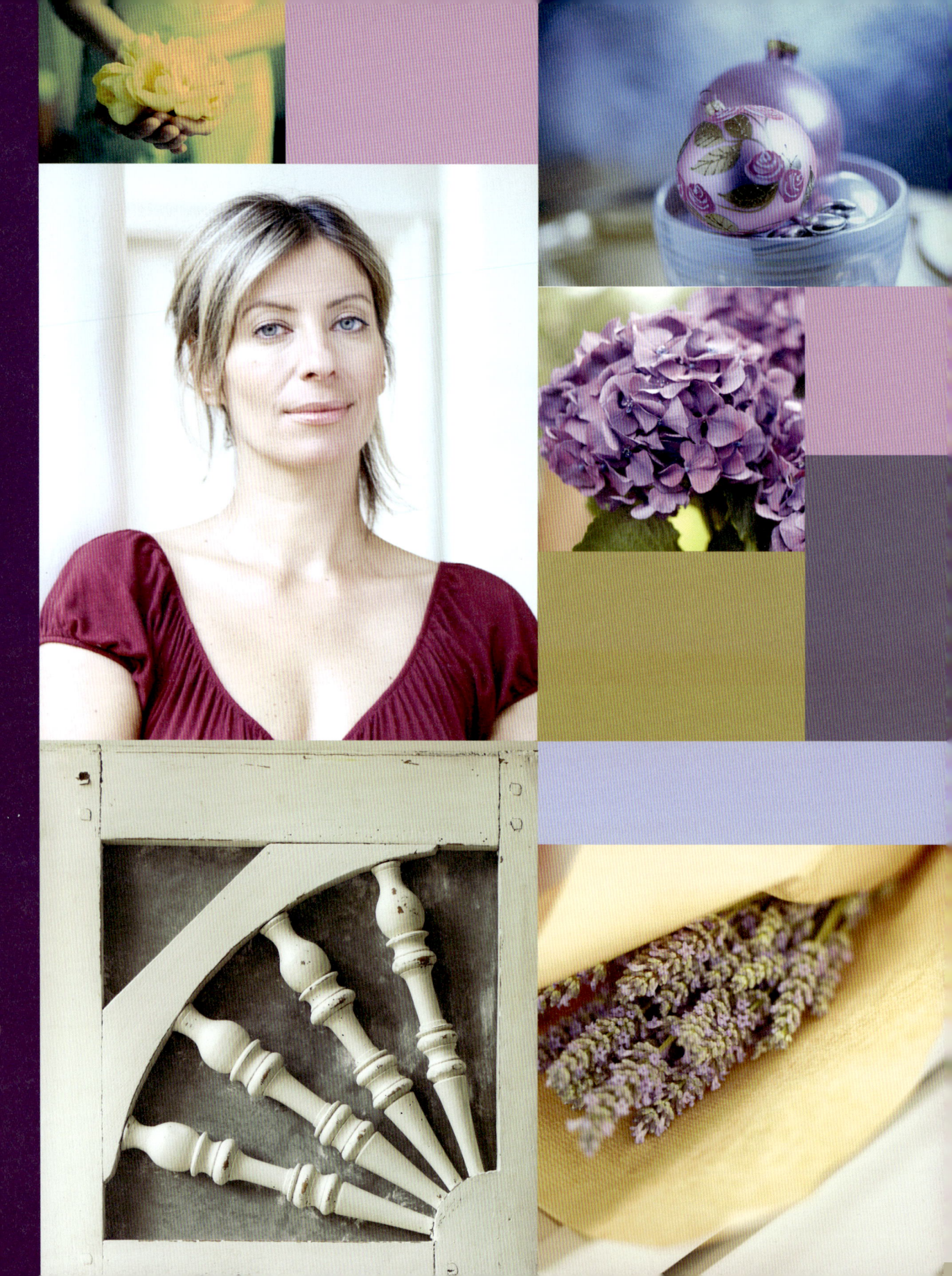

Kinder

DAS DRITTE AUGE

DAS SECHSTE CHAKRA BEFINDET SICH GENAU ZWISCHEN DEN AUGENBRAUEN. Es ist der Ort, auf den wir in der Meditation mit geschlossenen Augen immer wieder den Fokus richten. Er wird das Dritte Auge genannt – das Auge, das nach innen blicken kann. Körperlich ist es mit der Hypophyse verbunden, die den Neurotransmitter Serotonin produziert, der für unsere gute Stimmung verantwortlich zeichnet. Menschen mit Depressionen leiden oft unter einem niederen Serotoninspiegel.

Wenn wir an diesem Energiezentrum arbeiten, öffnet das unsere Weitsicht und unsere Intuition. Ist es blockiert, kann man an nichts glauben und verliert die Verbindung zum großen Ganzen. Man lebt dann eher für die materiellen Dinge und für Geld und ist sich nicht bewusst, dass es darum geht, zu teilen. Man erkennt nur, was man mit seinen fünf Sinnen wahrnehmen kann, ohne tiefer zu gehen.

LEITBILD:	SCHATTENEMOTIONEN:	FARBE:	SYMBOL:	ELEMENT:
Intuition	Verwirrung, Depression	Indigo	Ein Lotus, mit zwei Blüten- blättern	Keines

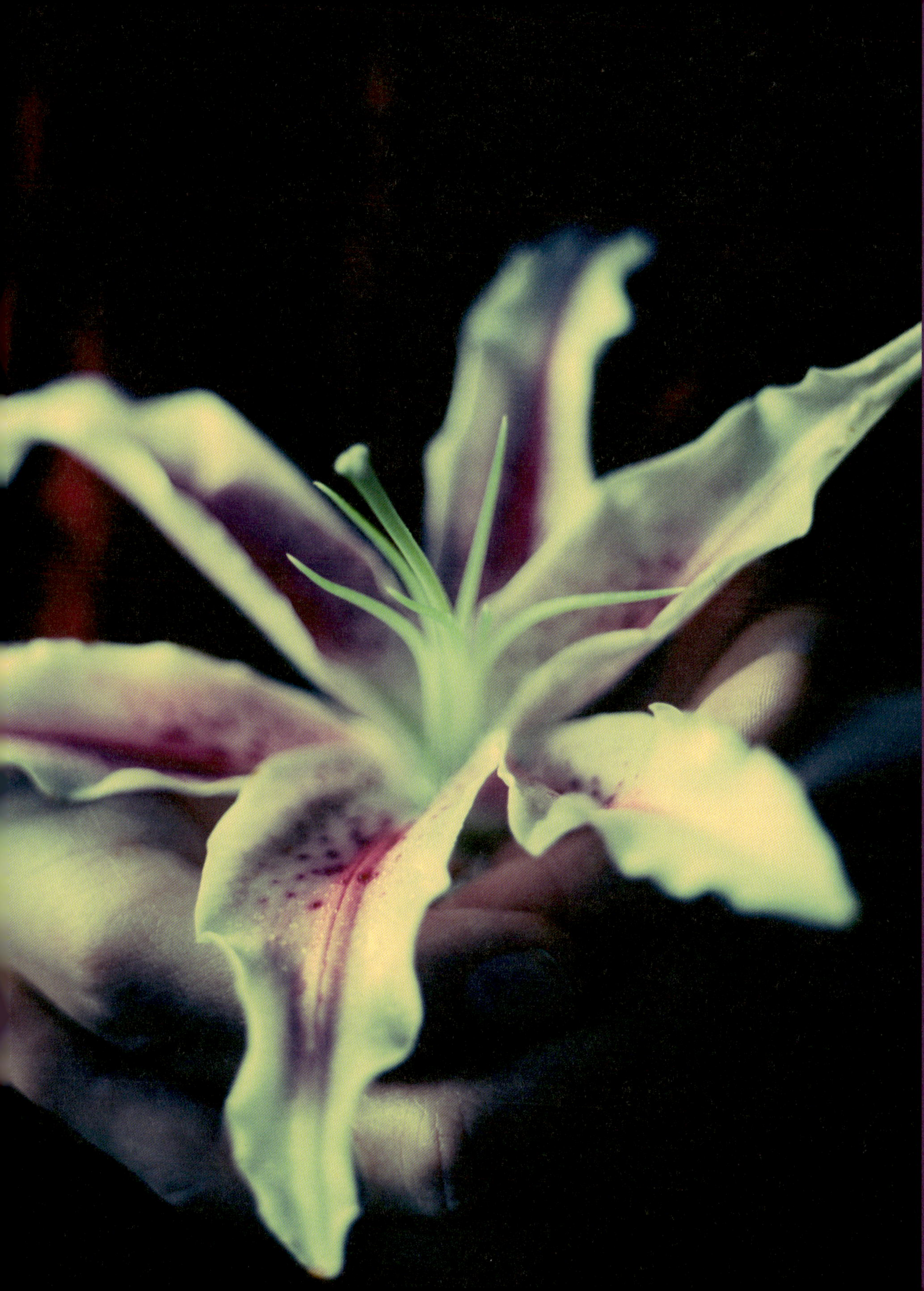

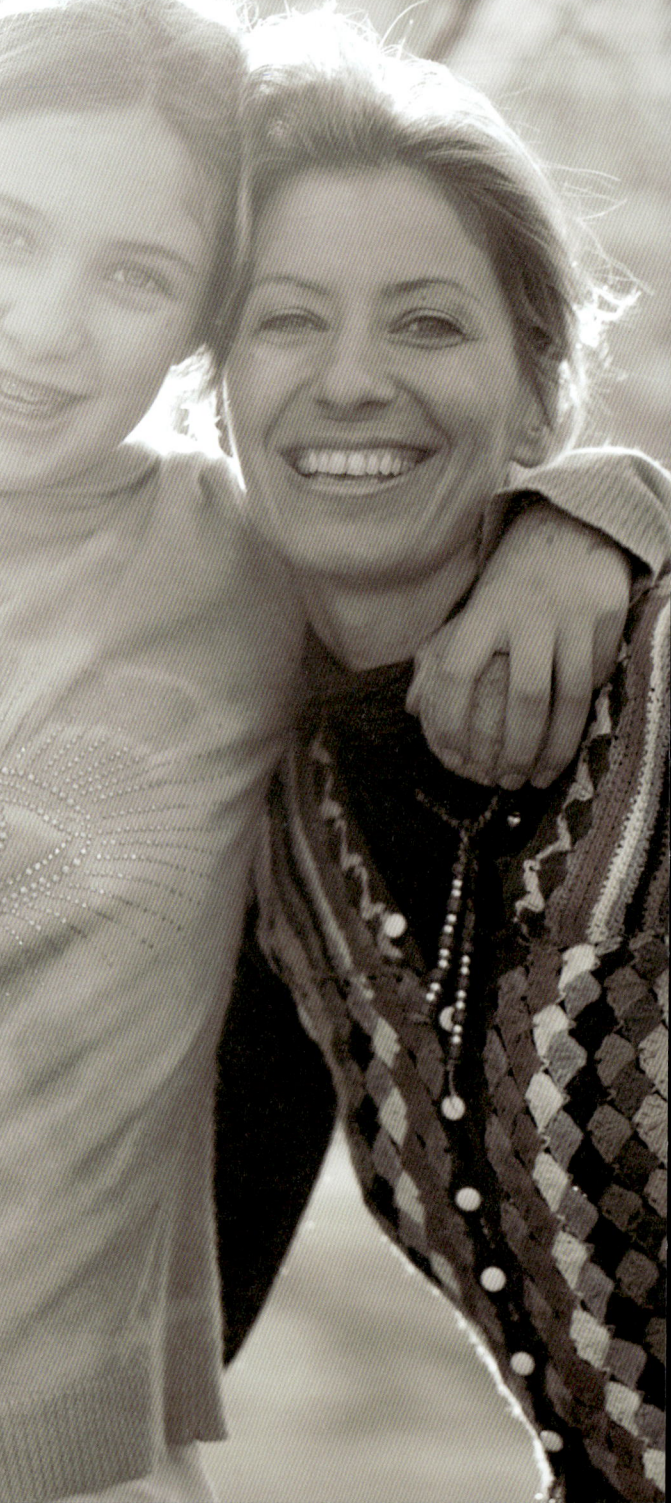

Geburt und Schwangerschaft

»Das Reinste auf der Welt ist das Herz einer Mutter.
Es kann Berge versetzen.«
YOGI BHAJAN (1929-2004)

FÜR DIE MEISTEN FRAUEN KOMMT FRÜHER ODER SPÄTER DER ZEITPUNKT, da ihnen ihr Herz sagt, dass sie bereit sind, Mutter zu werden. Manche sagen, es sei das Ticken der biologischen Uhr, aber ich glaube, dass Schlagen des Herzens und seine Bereitschaft, seine Liebe mit anderen zu teilen, ebenso wichtig sind. Als ich dreiunddreißig wurde, wusste ich mit absoluter Sicherheit, dass nun der Zeitpunkt für mich gekommen war, meine Reise ins Muttersein anzutreten.

Heiraten und loslassen

Ich habe Magnus im Dezember 1995 geheiratet. Unsere Hochzeit war ein kerzenbeleuchteter Wintertraum und es bedeutete mir sehr viel, dass meine besten Freunde dabei waren. Die Anwesenheit meiner Mutter jedoch war das absolute Highlight. Sie kämpfte damals mit einer unheilbaren Krebserkrankung, die sie so lange ignoriert hatte, bis es zu spät war. Trotz ihrer Schwäche und Gebrechlichkeit war es ihr ein großes Anliegen, in diesem Moment bei mir zu sein.

So traurig wie unumgänglich folgte unserer Hochzeit nur wenige Wochen später die schlichte, einfache, aber feierliche Beerdigung meiner Mutter. Sie war in jeder Hinsicht das Gegenteil der schönen Zeremonie, die wir nur kurz zuvor voller Freude begangen hatten. Die Leiche meiner Mutter wurde verbrannt, damit wir die Urne später in Mazedonien neben der meines Vaters beisetzen konnten. Außer meinem Bruder Dejan hatte ich keine nennenswerten Familienangehörigen mehr, was meinen Kinderwunsch nur noch verstärkte.

Empfängnis

Nur wenige Monate später fand ich zu meinem großen Erstaunen durch einen Schwangerschaftstest heraus, dass ich schwanger war! Magnus hatte immer wieder davon gesprochen, dass seine Mutter bei jedem ihrer sechs Kinder genau wusste, wann sie es empfangen hatte. Ich hatte niemals das Gefühl gehabt, so sicher sein zu können. Dennoch war es nun eine Tatsache, dass ich Mutter werden würde.

Frauen, denen es schwerfällt, schwanger zu werden, kann Kundalini Yoga übrigens auch sehr helfen: Die Brücke (siehe Seite 77) hat sich besonders bewährt. Aus einer ganzen Reihe von Studien geht hervor, dass regelmäßiges Yoga bei Unfruchtbarkeit helfen kann. Es gibt ja kaum etwas stressigeres, als unbedingt ein Baby zu wollen und nicht schwanger zu werden. Die Übungen hier im Buch können zumindest dabei helfen, mit dem Stress und den Ängsten umzugehen.

Schwangerschaft und Geburt

Ich war unglaublich gerne schwanger! Ich hatte richtiges Glück: Keine morgendliche Übelkeit, es ging mir körperlich und emotional fantastisch und meine Haut leuchtete! Ich fühlte mich nie dick und nahm auch nicht sonderlich zu – abgesehen von der kleinen, perfekten Erhebung auf meinem Bauch. Ich hatte sogar ein paar Modeljobs und durfte stolz meinen Schwangerschaftsbauch präsentieren.

Cheyenne kam genau ein Jahr nach unserer Hochzeit im Dezember 1996 zu Welt. Yoga kann eine hervorragende Vorbereitung auf die Geburt sein, weswegen es inzwischen eine Vielzahl von Kursen für werdende Mütter gibt. Dennoch kann die Natur ihre eigene Vorstellung davon haben, wie eine Geburt ablaufen soll, ganz egal, wie sehr man sich auch vorbereitet.

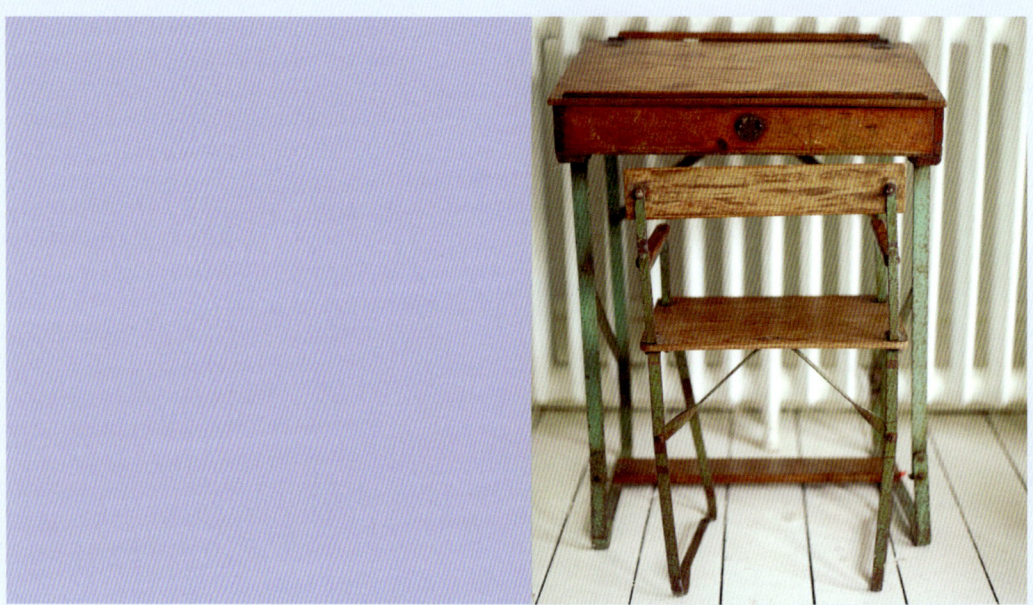

Cheyennes Geburt gestaltete sich äußerst schwierig, schmerzhaft und langwierig. Ich hatte mich auf eine durch und durch natürliche Geburt gefreut, erreichte aber nach drei Tagen starker Wehen einen Punkt absoluter Erschöpfung. Schließlich willigte ich in eine Periduralanästhesie (PDA) ein und ich muss sagen, dass ich es ohne vermutlich nicht geschafft hätte. So viel zu meinem mir selbst gegebenen Versprechen, es ›ganz natürlich‹ durchzuziehen! Die letzten Wehen waren furchtbar, aber als Cheyenne dann schließlich da war, verwandelten sich meine aufgestaute Liebe und alle Erwartungen in einen Strom von Freudentränen.

Ich bin davon überzeugt, dass durch die Mühsal, ein Baby zur Welt zu bringen, ein starkes Band geknüpft wird. Wir sind so weit zusammen gegangen und für immer durch diesen Schöpfungsakt verbunden. Wir sind Kokon und Schmetterling.

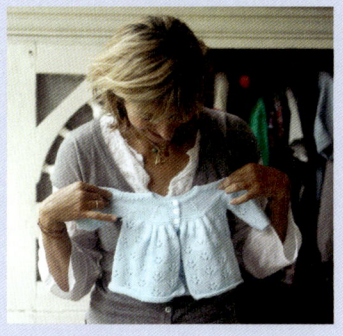

Yoga kann eine hervorragende Vorbereitung auf die Geburt sein, weswegen es inzwischen eine Vielzahl von Kursen für werdende Mütter gibt.

Allein mit dem Baby

Nachdem ich aus der Klinik entlassen und wieder zu Hause war, schwante mir Übles: Wie um alles in der Welt sollte ich das schaffen? Wie hält man denn so ein Baby auf dem Arm? Sie schreit in einer Tour! Hat sie Schmerzen? Stimmt irgendwas nicht? Soll ich den Arzt verständigen? Auf der einen Seite haben wir diesen starken Impuls, ein neues Leben zu erschaffen, und auf der anderen Seite haben die meisten noch kein Baby auf dem Arm gehabt, bevor sie ein eigenes bekommen. Und deshalb fühlen wir uns dann vollkommen hilflos, wenn es darum geht, mit diesem winzigen, verletzlichen, niedlichen Windelscheißer umzugehen.

Ich stellte plötzlich meine mütterlichen Fähigkeiten komplett in Frage. Zudem haben die meisten Frauen Mütter oder Schwiegermütter, die sich die Tür in die Hand geben, um – gefragt oder ungefragt – mit Rat und Tat zur Seite zu stehen. Ich dagegen hatte niemanden und fühlte mich ziemlich alleingelassen. Glücklicherweise stand dann doch Hilfe in Form von Razia parat, die aus dem Kosovo geflüchtet und eine hervorragend ausgebildete Kinderkrankenschwester war. Sie nahm die Sache mit einer liebvollen und gleichzeitig keinen Widerspruch duldenden Haltung in die Hand. Geduldig geleitete sie mich durch den ganzen Prozess, angefangen von Windelausschlag über Bauchweh, bis hin zu albanischen Gute-Nacht-Liedern, die einen an Schlaflosigkeit leidenden Profiboxer schachmatt gesetzt hätten. Razias Hilfe sollte sich nicht nur in den ersten furchtbar anstrengenden Monaten mit Cheyenne als unschätzbar erweisen, sondern auch nach der Geburt meiner zweiten Tochter. Sie half mir, meine verloren geglaubten mütterlichen Fähigkeiten wiederherzustellen.

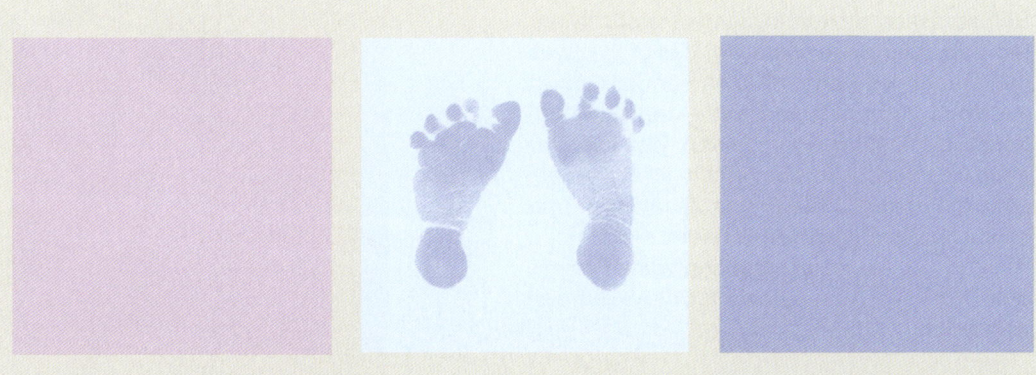

Stillen

Dann ging es ans Füttern. Mehr als alles andere wollte ich mein Baby stillen, da ich es als ein weiteres wichtiges Ritual zur Verbindung zwischen Mutter und Kind sah. Darüber hinaus bin ich vollkommen überzeugt vom überragenden Nährwert von Muttermilch. Leider röteten sich meine Brustwarzen nach einigen Versuchen und schwollen stark an. Sie wurden so empfindlich, dass jeder weitere Versuch furchtbar wehtat und ich vor allem vor Enttäuschung in Tränen ausbrach. Ich versuchte, Milch abzupumpen, erfuhr aber kurz darauf von meinem Arzt, dass ich inzwischen unter chronischer Brustdrüsenentzündung litt. Nachdem ich erfolglos einige Versuche mit alternativen Heilmethoden ausprobiert hatte, willigte ich schließlich widerstrebend ein, Antibiotika zu nehmen, und gab das Stillen auf.

Und dann folgt der zweite Streich …

Zwei Jahre später kam meine zweite Tochter Shanti zur Welt. Und während es richtig Spaß gemacht und viele neue Erfahrungen gebracht hatte, sich um ein Kind zu kümmern, waren deren zwei nun doch eine richtige Herausforderung. Ich weiß noch, dass ich – bedingt durch den Schlafmangel – ständig schlechte Laune hatte und total unglücklich war. Ich hatte das Gefühl, es nicht zu schaffen, und wieder setzten die Zweifel ein. Es fiel mir schwer, eine Verbindung zu Shanti aufzubauen, und ich geriet langsam in eine als solche diagnostizierte nachgeburtliche Depression. Nachdem man mir erklärt hatte, dass meine Gefühle das Resultat bestimmter durch die Geburt bedingter Hormonstörungen waren und nicht Ausdruck eines tief sitzenden Selbsthasses beziehungsweise einer latenten Babyallergie, wusste ich, dass ich etwas tun konnte. Ich hatte Wochen vor der Geburt mit Yoga aufgehört und hatte dann bedingt durch die Depression meinen Wunsch danach verloren. Jetzt aber stellte ich sofort ein paar einfache Yogaübungen zusammen und schon nach wenigen Tagen rissen die dunklen Wolken auf. Mein Herz war nun voller Freude und Glückseligkeit, wenn ich Shanti auf den Arm nahm.

> Ich geriet langsam in eine nachgeburtliche Depression … Dann stellte ich ein paar einfache Yogaübungen zusammen und schon nach wenigen Tagen Rissen die dunklen Wolken auf.

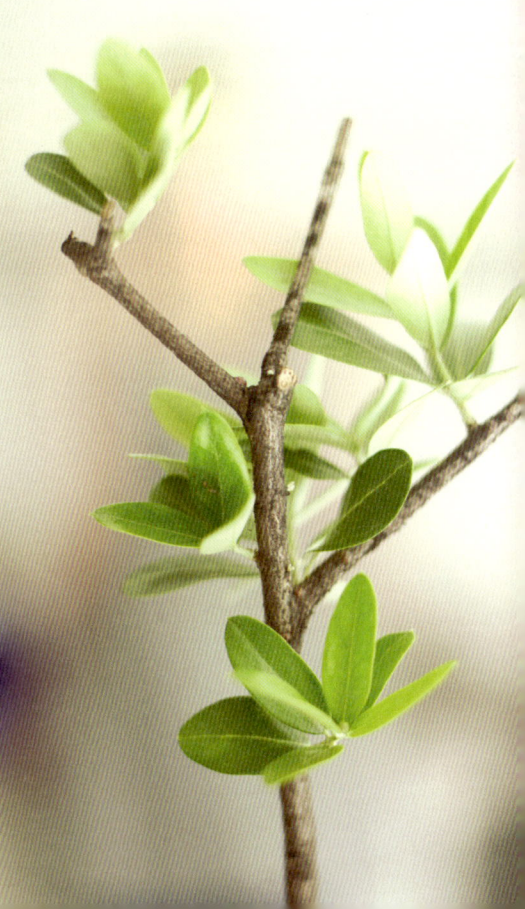

Aus Kindern werden Leute

Ich finde es unendlich faszinierend zu beobachten, wie sich Charaktere entwickeln. Jeder Tag bescherte mir ein neues Wunder. Die schönen Seiten wogen die schwierigen Momente mehr als auf. Als meine Mädchen etwas älter waren, war ich mir vollkommen im Klaren darüber, keine weiteren Kinder zu wollen. Vielleicht lag es daran, dass ich selbst nur einen Bruder habe und nicht über die persönliche Erfahrung einer großen, lebhaften Familie verfügte. Was immer auch die Gründe gewesen sein mögen – ich denke, wir sollten immer eher auf unseren Körper und unser Herz hören, als uns dem Druck und den Erwartungen von außen zu beugen. Wir Frauen haben inzwischen eine größere Kontrolle über unsere Fruchtbarkeit als je zuvor und wir sollten immer das letzte Wort haben.

Vor Kurzem traf ich eine tolle Familie mit acht Kindern zwischen zwei und zweiundzwanzig Jahren. Die Mutter, Clarissa, strotzte vor Schönheit und Vitalität, hatte ihre Kinder absolut im Griff und verströmte dabei eine Aura aus Mühelosigkeit und Gelassenheit. Die Kinder waren unglaublich ausgeglichen und geradezu bezaubernd. Magnus' Mutter Jini hatte zu einem gewissen Zeitpunkt sechs Kinder unter sieben Jahren gehabt und obwohl das Familienleben durchaus als chaotisch bezeichnet werden durfte und es wirklich harte Zeiten waren, erzählen Magnus und seine Geschwister von einer idyllischen Kindheit. Möglicherweise wird es ja mit zunehmender Kinderzahl immer leichter. Klar ist für mich, dass diese Frauen über mütterliche Superkräfte verfügen müssen, von denen ich nur träumen kann!

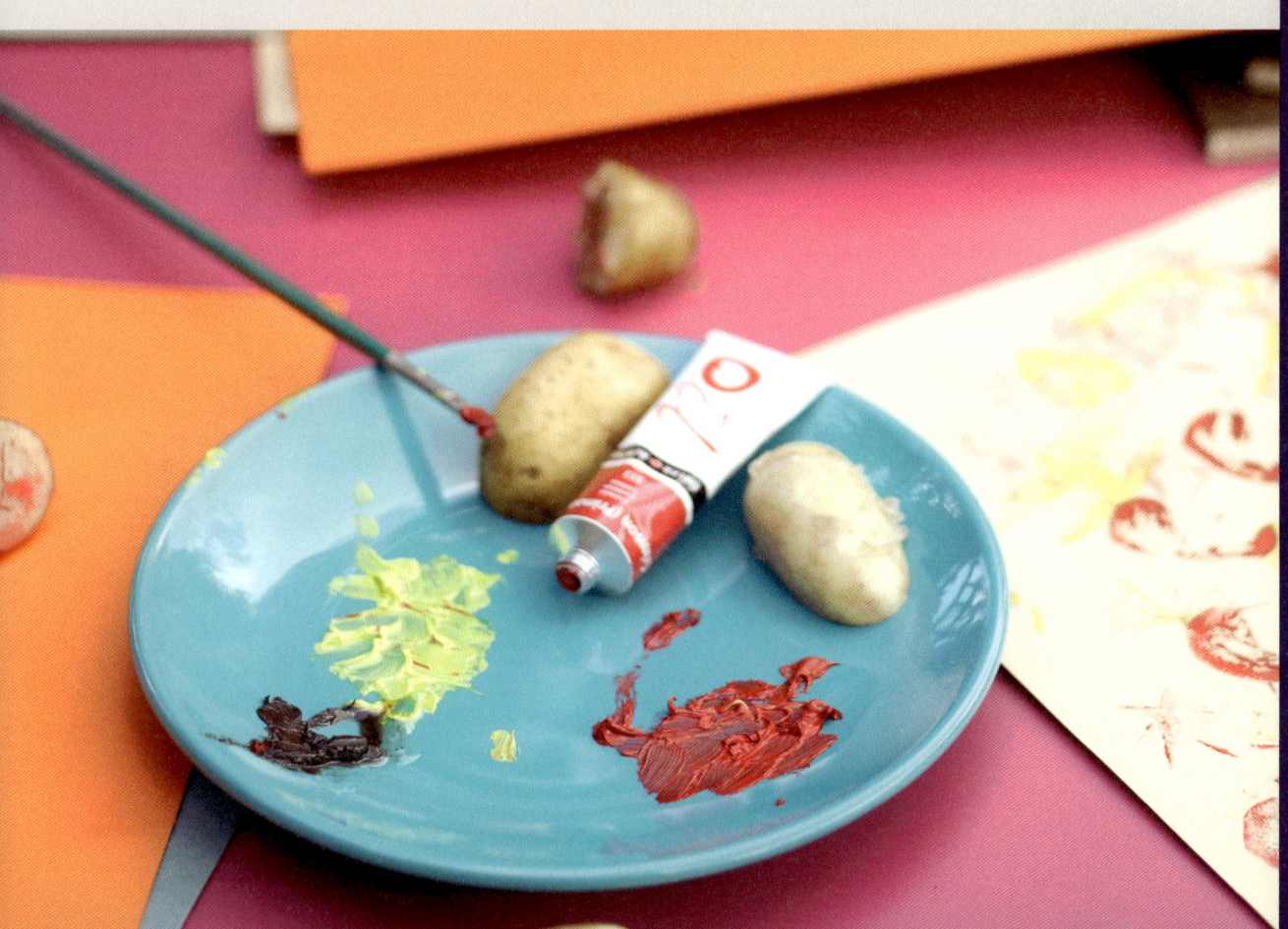

Du wirst wie deine Mutter

WAS DAS MUTTERSEIN ANBELANGT, warnt uns keine Menschenseele davor, dass wir offenbar getreue Abbilder unserer eigenen Mutter werden müssen – und dabei rede ich nicht nur vom Kuchenbacken!

»Ihr dürft ihren Körpern ein Haus geben, nicht aber ihren Seelen,
denn ihre Seelen wohnen im Haus von morgen …«

Meine Mutter hat eher versucht, mich zu sehr zu beschützen. Wie viele Frauen, die die Hosen anhaben, war sie sehr zielbewusst, ambitioniert und selbstgerecht. Sehr schnell lernten wir zu gehorchen oder aber die Konsequenzen zu tragen. Als Teenager galt für mich beispielsweise, dass ich um zweiundzwanzig Uhr zu Hause sein musste. Ich hatte eine Heidenangst davor, die Sperrstunde zu verpassen! Noch heute sehe ich ihre Silhouette auf dem Balkon unserer Wohnung, von dem aus sie beobachtete, wie ich die Straße hinaufrannte, um mich sofort nach meiner Ankunft zu verhören, mit wem ich denn nun wo gewesen sei. Sie war mir mit der Zeit so peinlich, dass ich keine Freundinnen mehr mit nach Hause brachte – ganz zu schweigen von Jungs! Keine meiner Freundinnen war ihr jemals gut oder vertrauenswürdig genug und jede meiner Aktivitäten, abgesehen vom Klavierspielen, erschien ihr entweder nicht ladylike oder zu gefährlich.

»… Ihr dürft euch bemühen, wie sie zu sein,
aber versucht nicht, sie euch ähnlich zu machen …«

Obwohl ich mir meiner Power und meines Ehrgeizes voll bewusst war, die ich von meiner Mutter geerbt hatte, war ich doch schockiert, als Magnus mich darauf aufmerksam machte, wie dominant und gluckenhaft ich den Kindern gegenüber war. Ich ließ sie nicht einmal alleine zum Laden an der nächsten Ecke gehen, obwohl Cheyenne inzwischen elf Jahre alt war. Als Magnus die beiden kürzlich auf einen Rundflug in einem kleinen Flugzeug mitnehmen wollte, tat ich alles, um ihn davon zu überzeugen, es sein zu lassen. Als er mir einmal erzählte, dass er mit den Kindern in den Bergen gewesen war, und mir stolz Bilder präsentierte, die die Kinder in einer steilen Felswand zeigten, konnte ich nur mit größter Mühe einen Aufschrei unterdrücken.

»… denn das Leben läuft nicht rückwärts, noch verweilt es im Gestern …«

Wir lernen viele nützliche Dinge von unseren Eltern. Als Kinder halten wir sie für weise und perfekt und erst, wenn wir selbst erwachsen sind und uns mit den gleichen Themen und Dilemmas der Elternschaft herumschlagen müssen, erkennen und verstehen wir unsere Eltern und lieben sie für das, was sie wirklich sind: normale Menschen mit Makeln und Fehlern, Stärken und Schwächen und mit ihren eigenen Themen, die sie zweifellos teilweise wiederum von ihren Eltern übernommen haben. Ich hatte nicht nur angenehme Erinnerungen und daher war es wichtig für mich, Frieden mit meiner Mutter zu schließen und meinen Groll aus der Vergangenheit loszulassen.

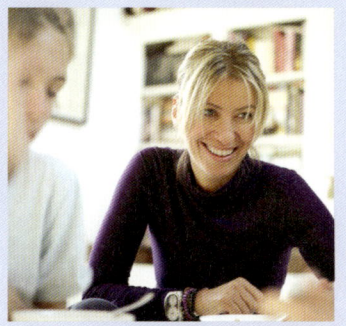

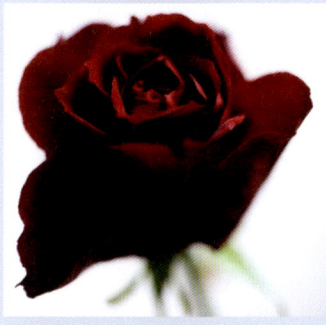

»... Ihr seid die Bogen, von denen eure Kinder als lebende Pfeile ausgeschickt werden.«

Daher lautet mein Mutter-Mantra: »Lass los und finde die Balance.« Unsere Kinder sind wie Vögel, die nur allzu früh das Nest verlassen, und wir dürfen ihnen nicht die Flügel stutzen oder sie aufhalten, wenn die Natur ihnen sagt, es sei Zeit davonzuschweben. Wir müssen uns in Bezug auf unsere Rolle als Matriarchin in Zurückhaltung üben und aufhören uns einzumischen. Vielmehr müssen wir anerkennen, dass unser Kind jetzt kein Baby mehr ist, sondern eine vollständig ausgeprägte Persönlichkeit. Und am besten lassen sich unsere elterliche Arbeit und Leistung daran messen, wie viel Unternehmungsgeist und gesunden Menschverstand unsere Kinder haben. Wenn wir ihnen helfen können, stabile moralische Vorstellungen und sittliche Werte zu entwickeln, Warnsignale zu erkennen und empathiefähig zu sein, sind sie gut auf die Welt vorbereitet.

(ZITATE AUS *DER PROPHET* VON KHALIL GIBRAN)

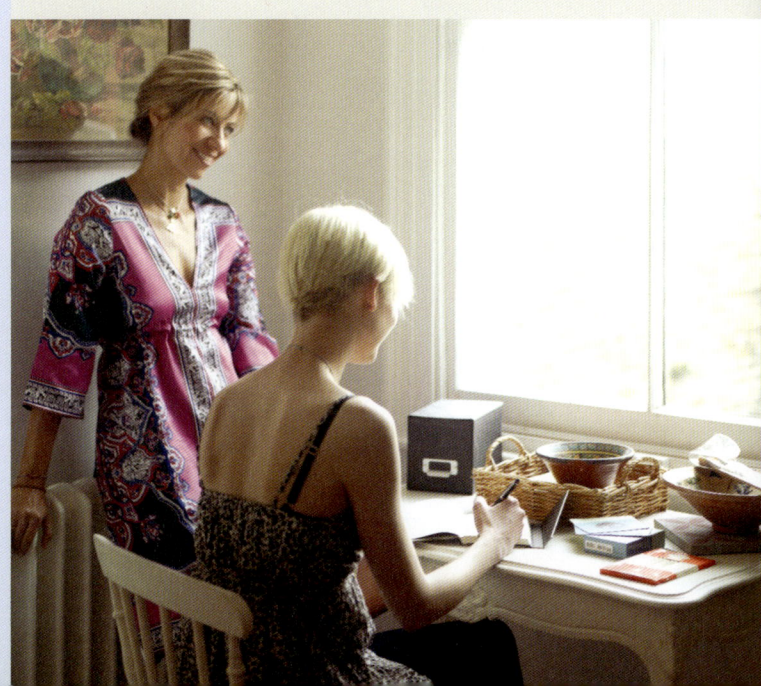

Diese trügerische Balance zwischen Arbeit und Leben

ALS EINE DER ERSTEN meiner besten Freunde brachte Pauline, eine begeisterte Windsurferin und fantastische Sportlerin, ein Baby zur Welt. Kurz nach der Geburt fuhren wir nach West Wittering in West Sussex, wo sie und ihr Freund den tollen Wind auf dem Surfbrett nutzen wollten. Pauline hatte sich die kleine India in einem Gestell vor die Brust geschnallt und surfte fröhlich vor sich hin. Es stimmt, dass Kinder uns nicht zwangsläufig davon abhalten müssen, das zu tun, was wir tun wollen. Aber Muttersein kann auch gut und gerne ein eigenständiger Beruf sein.

Wie wir uns auch entscheiden mögen immer fühlen wir uns irgendwie schuldig. Eltern sind oft regelrecht davon besessen, ganz bewusst Zeit mit ihren Kindern zu verbringen, was aber häufig darin mündet, dass sie den Bogen überspannen und unnötigen Kram kaufen oder Ausflüge und Spaßaktivitäten planen, wenn die Kinder nichts anderes wollen, als bei uns zu sein.

In meinem Leben kommen die Kinder an erster Stelle. Aber ich mache keinem großen Aufheben um sie oder bin rund um die Uhr als ihre persönliche Taxifahrerin, Sekretärin oder Haushaltshilfe verfügbar. Setzen Sie angemessene Prioritäten. Was ist für die Kinder wirklich wichtig? Liebe, Obdach, Unterstützung und eine Umgebung, die freiem und kritischem Denken Vorschub leistet.

So wird die Arbeit zum Spiel!

Spannen Sie die Kinder zum Beispiel ein, um die Hausarbeit gemeinsam zu erledigen. Die Wäsche mit einem Krabbelkind zusammen auszusortieren kann richtig Spaß machen, wenn man es nicht allzu eilig hat. Auch Putzen oder Staubwischen wird zum lustigen Spiel, wenn wir von unserer perfekten Vorstellung des Endergebnisses loslassen können. Natürlich kann sich die Essensvorbereitung quälend lange hinziehen, sobald ein Kind uns hilft, aber es kann uns auch die Verbindung bescheren, die wir uns so sehr ersehnen. Gerade bei Jungs besteht eine weitaus größere Wahrscheinlichkeit, sich zu öffnen und zu reden, wenn man etwas mit ihnen zusammen tut. Die Geduld, die wir hier in frühen Jahren investieren, zahlt sich später mit Sicherheit aus. Der zwölfjährige Sohn einer Freundin bereitet inzwischen mehrmals pro Woche das Abendessen für die gesamte Familie zu. Sein Selbstvertrauen ist durch seine wachsenden kulinarischen Fähigkeiten einerseits und durch den Beitrag, den er zum Familienleben leistet, andererseits unglaublich gewachsen und die von ihm zubereiteten Mahlzeiten sind mittlerweile tolle, festliche Events.

> Kinder können unsere Lehrmeister zum Thema Zeit sein. Ihnen hat noch niemand gesagt, dass in der modernen Welt ein Mangel daran herrscht.

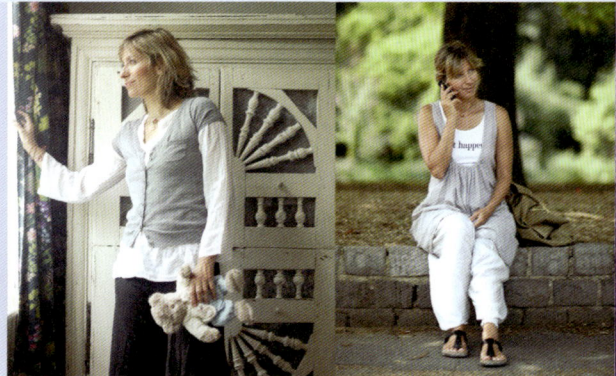

Kinder sind auch Lehrer

Jeder, der einmal versucht hat, mit einem Kleinkind schnell die Wohnung zu verlassen, kann bestätigen, dass ein Kind uns alles zu den Themen Geduld und Beherrschung beibringen kann. Je mehr man sie antreibt, desto langsamer scheinen sie zu werden. Aber Kinder können auch unsere Lehrmeister zum Thema Zeit sein. Ihnen hat noch niemand gesagt, dass in der modernen Welt ein Mangel daran herrscht, und so nehmen sie sich alle Zeit der Welt, um sich die Schuhe anzuziehen, ein Bild mit Fingerfarben zu malen oder einen Marienkäfer auf einem Blatt zu betrachten. Lassen Sie los, genießen Sie den Moment mit Ihrem Kind und geben Sie ihm so etwas weitaus Wertvolleres als ein neues Designer-Outfit oder ein neues Spielzeug es sein könnte. Lassen Sie sich von ihm leiten und Sie werden den Spaß wiederentdecken, den es macht, mit beiden Füßen in eine Pfütze zu springen, im Sommer einen Grashügel hinunterzukullern oder auf einer Decke zu liegen, um die Wolken und Vögel zu beobachten. Und wenn wirklich wenig Zeit ist, sind es die kleinen Dinge, um die es wirklich geht: sich abends ein paar Minuten zu nehmen und zu fragen, ob sie einen schönen Tag hatten – und dann wirklich zuzuhören. Oder aber vor dem Essen kurz mit jedem einzelnen Kind Augenkontakt herzustellen und jedem ein Lächeln zu schenken.

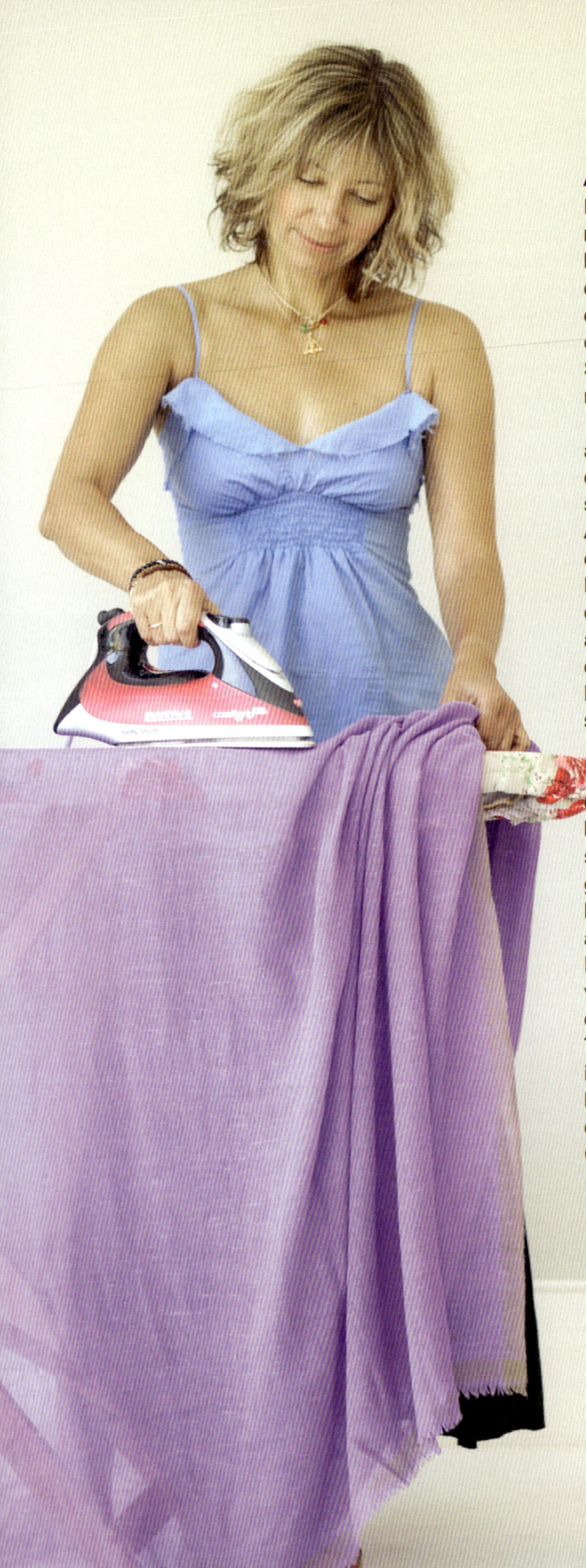

Aus Kindern werden Leute

Ich möchte, dass meine Töchter eine harmonischere und sorgenfreiere Kindheit erleben und sich ihre Potenziale mit der ihnen eigenen Geschwindigkeit erschließen. Wir eröffnen ihnen neue Möglichkeiten und wenn etwas Passendes für sie dabei ist – eine Sportart oder ein Instrument – dann motivieren und ermutigen wir sie.

Eltern können sowohl sich selbst als auch den Kindern zu viel zumuten, wenn sie den ganzen Tag mit Aktivitäten aller Art voll stopfen und niemandem mehr Platz zum Atmen bleibt. Überlassen wir die Kinder auch einmal sich selbst, finden sie alle möglichen Dinge, die sie tun können oder erfinden einfach neue Spiele. Vielleicht nehmen sie auch ein Buch zur Hand, denken sich irgendetwas aus, erholen sich einfach mal einen Moment oder tagträumen ein bisschen. Alles sehr sinnvolle Dinge!

Wenn ich Mantras chante oder meditiere, bitte ich vorher das Universum darum, mir zu helfen, als Mutter loslassen zu können und anzunehmen, dass die Dinge sich einfach dem großen Plan gemäß entwickeln werden. Ich bitte um Unterstützung, die Kinder auf dem schmalen Grat zwischen Disziplin und Freiheit so mit meiner vorbehaltlosen Liebe zu begleiten, dass ich ihnen gute Qualitäten und Tugenden beibringe, ohne sie in ihrem wesensgerechten Aufblühen einzuschränken. Ich bin immer dankbar für das wundervolle Geschenk des Mutterseins.

Yogaunterricht für Kinder

»Unsere Mutter hielt uns bei jeder Gelegenheit dazu an, ›nach den Sternen zu greifen‹. Es wäre zwar wenig wahrscheinlich, die Sterne zu erreichen, aber wir würden zumindest unseren Hintern hoch bekommen.« ZORA NEALE HURSTON (1891-1960)

MANCHE KINDER STEHEN AUF YOGA! Vor Kurzem traf ich Claire, eine Yogalehrerin aus Watford, und ihre sechsjährige Tochter Hazel auf einem spirituellen Festival. Hazel hatte mich irgendwann einmal im Fernsehen entdeckt und einfach die Übungen mitgemacht.

»Meine beiden Töchter sind mit Yoga aufgewachsen«, erklärte Claire. »Sobald ich meine Yogamatte ausrollte, legte sich Hazel schon als ganz kleines Kind an das eine Ende und sah mir zu. Manchmal machte sie auch ein bisschen mit, aber das überließ ich ihr, da ich damit die besten Erfahrungen gemacht habe. Ich gebe beispielsweise Yogaunterricht für Jugendliche und habe immer wieder gesehen, dass nur diejenigen dabei bleiben, die aus freien Stücken kommen – wer ›nur mal so‹ eine Freundin begleitet, kommt auch selten wieder.

Hazel nannte dich die ›Kundalini Lady‹ und machte alle Übungen mit. Ich nehme die Sendungen auf, wenn sie in der Schule ist, und es ist schon zum kleinen Ritual geworden. Eigentlich ist sie ein eher unruhiger Geist, der für alles und jedes kurzzeitig zu haben ist und am liebsten alles gleichzeitig macht. Nur wenn sie ihr Kundalini Yoga macht, blendet sie alles um sich herum aus. Diese Fokussierung auf eine Sache zeigt sie tatsächlich nur beim Yoga!«

Ich habe auch einmal ein zwölfjähriges Mädchen getroffen, das den schwarzen Gürtel in Karate hatte. Sie konnte durch Yoga eine tiefe Verbindung zu ihrem sechsjährigen Bruder aufbauen. Aber was mich wirklich berührt, sind Briefe, in denen mir Mütter schreiben, dass sie durch Yoga ihren pubertierenden Töchtern wieder nähergekommen seien. Die Kinder gehen in diesem Alter einfach ihrer eigenen Wege und Yoga kann zu der einen verbleibenden, gemeinsamen Unternehmung werden.

Ich erinnere mich sehr gut an einen wunderbaren Brief, in dem eine Mutter von ihrer rebellischen und zumeist ungehaltenen Tochter berichtete, mit der sie durch gemeinsames Yoga wieder zu alter Nähe gefunden hatte. Ihre Tochter verbesserte sich in der Schule, war im Allgemeinen ruhiger und glücklicher und fand zudem Freunde, die besser zu ihr passten.

Es ist ja inzwischen bekannt, dass Yoga während der Schwangerschaft einer natürlichen Geburt förderlich sein kann, aber es gibt auch eine stetig wachsende Zahl von Kursen, in denen junge Mütter mit ihren Babys Yoga praktizieren. Überdies gibt es mittlerweile auch vermehrt Kurse nur für Kinder. Einige machen enthusiastisch mit, aber es ist sicher besser, keinen Druck auszuüben. Und manchmal ist es auch schön, einfach mal die Türe zuzumachen und alleine Yoga zu machen!

Es gibt äußerst nützliche Fähigkeiten, die schon sehr kleine Kinder lernen können. Zum Beispiel, wie man sich mit einem tiefen Atemzug beruhigen kann – die meisten Kinder finden besonders die Übung *Ärger loslassen* auf Seite 106 mit ihren karateähnlichen Bewegungen und Lauten toll! Aber auch die Lymphdrainage-Übung auf Seite 105 ist sehr gut für Kinder.

Einmal wurde ich eingeladen, ein paar Tage an einer Schule zu unterrichten. Die Schüler waren zwischen neun und siebzehn und alle fünfundvierzig Minuten hatte ich eine andere Altersgruppe. Von einer bestimmten Klasse hieß es an der Schule, sie sei besonders aufsässig und ich solle mich nicht ärgern, wenn ich mit ihnen nicht zurande käme.

Zuerst alberten sie herum, aber als ich ihnen die Lymphdrainage-Übung zeigte, machten sie ernsthaft mit. Diese Übung bezieht den ganzen Körper mit ein und ich ließ sie fünf bis sechs Minuten damit arbeiten, was ziemlich anstrengend ist. Durch ihre wetteifernde Grundhaltung reagierten sie positiv auf meine Zurufe wie: »Ihr schafft das! Arbeitet daran! Glaubt daran!« Sie waren wirklich darauf aus durchzuhalten und kein Einziger ließ die Arme sinken! Sie fanden es toll! Nach dieser Übung ist die aufgestaute Energie aufgelöst, das Lymphsystem ist aufgeladen und reinigt sich und man spürt einen gewaltigen Energieschub. Wenn man aufhört, spürt man es wirklich. Also ging ich gleich zur Meditation über und alle schlossen wortlos die Augen. Die anderen Lehrer konnten es nicht glauben. Sie erkannten den Nutzen der Einführung von Yoga an der Schule, besonders vor Prüfungen. Es hilft den Schülern einfach, in die Ruhe zu kommen und klar im Kopf zu sein, und in der Folge verbesserten sich ihre Noten.

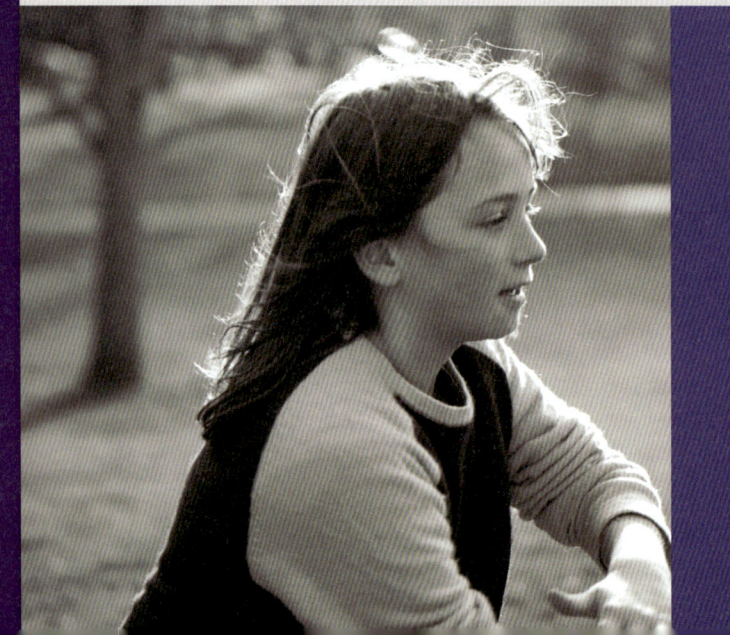

Über die Familie hinaus

»Wir bestreiten unseren Lebensunterhalt mit dem, was wir bekommen, und wir leben von dem, was wir geben.«
WINSTON CHURCHILL (1874-1965)

In seinen Lehren bezeichnet es Yogi Bhajan als grundlegend wichtig, unseren Mitmenschen etwas zurückgeben. Das beginnt schon zu Hause bei unseren Kindern – viel wichtiger als Spielzeug ist, dass wir ihnen unsere Zeit und Aufmerksamkeit schenken. Wir sind oft so sehr in der Geschäftigkeit des Lebens gefangen, dass wir manchmal vergessen, uns Zeit für sie zu nehmen. Etwas vorzulesen ist eine klassische Art, sich zu verbinden, aber ebenso schön ist es, wenn Sie ihnen von Ihrem Tag erzählen und fragen, wie der ihre war, sie zum Fußballtraining fahren und wieder abholen und jeden Samstagmorgen dann das Spiel ansehen – die Möglichkeiten, selbstlos für unsere Kinder da zu sein, sind endlos!

Wenn wir keine eigenen Kinder haben, können wir einigen der zahlreichen unterprivilegierten Kindern Gutes tun, indem wir ihnen Zeit widmen. Außerschulische Programme, die sich nach dem regulären Unterricht um Kinder kümmern, brauchen oft ehrenamtliche Mitarbeiter, die zum Beispiel bei den Hausaufgaben helfen. Ich habe eine Freundin, die ihre Liebe zur Kunst weitergibt, indem sie an einer Schule, die sich einen solchen ›Luxus‹ nicht leisten kann, wöchentlich Zeichen- und Malunterricht gibt. Sie sagt, dass ihr dies eine ebenso große Freude bereitet wie den Kindern. Wir können über eine Organisation wie *SAVE THE CHILDREN DEUTSCHLAND e.V.* ein Kind ›adoptieren‹ beziehungsweise finanziell unterstützen. Die Möglichkeiten, der Welt etwas zurückzugeben, sind so unterschiedlich wie zahlreich – fast überall gibt es entsprechende Freiwilligenprogramme.

Es ist gut, etwas zurückzugeben, wenn wir dazu in der Lage sind, aber es wird kaum darüber gesprochen, was für ein gutes Gefühl es einem selbst gibt!

Wir alle wissen, dass es gut ist, etwas zurückzugeben, wenn wir dazu in der Lage sind, aber es wird kaum darüber gesprochen, was für ein gutes Gefühl es einem selbst gibt! Ralph Waldo Emerson formulierte es einmal so: »Diene und dir wird gedient werden.« Widmen Sie einer Wohltätigkeitsorganisation Ihre Zeit oder finanzielle Unterstützung nicht, weil es Sie gut dastehen lässt, sondern weil Sie es wirklich wollen – dann beginnen Sie die Fülle, die Sie umgibt, wirklich zu erkennen. Sie stellen fest, dass Sie es sich leisten können, einen Lehrer in einem Entwicklungsland zu finanzieren, oder einem Dorf sauberes Wasser zu ermöglichen – dass Sie die Zeit haben, anderen zu helfen.

Wenn wir Barmherzigkeit und Mitgefühl in die Welt bringen, wird dies auf uns zurückfallen. Das ist das Prinzip von Ursache und Wirkung. Und manchmal genügt ein Lächeln oder ein Wort der Anerkennung.

TIPP

Alternativen zum Brüllen

WENN SIE SPÜREN, dass die Wut in Ihnen hochkocht, halten Sie kurz inne. Warten Sie einen Moment und denken Sie kurz nach: Mache ich es wie immer und erreiche damit dieselben Ergebnisse? Oder reagiere ich jetzt anders und sehe, ob nicht etwas Besseres dabei herauskommt? Wir wissen ja, dass Schreien und Wütendwerden nicht funktioniert. Also atmen Sie tief durch und probieren Sie etwas Neues aus.

Ich habe alle möglichen Wege erkundet. Wie bei den meisten begann ich mit Schreien, aber es hat nichts gebracht. Dann versuchte ich, ruhig und vernünftig zu bleiben. Aber manchmal funktionierte auch das nicht! Was in meiner Familie am besten klappt, ist einfach still zu sein. Niemand findet es toll, ignoriert zu werden. Dann dauert es nicht lange und ich höre ein: »Mama, du sagst ja gar nichts mehr! Was hab ich denn angestellt?«

Und mittlerweile sagen die Kinder: »Ich hasse das. Wenn das passiert, weiß ich, dass ich echt was verbockt habe!«

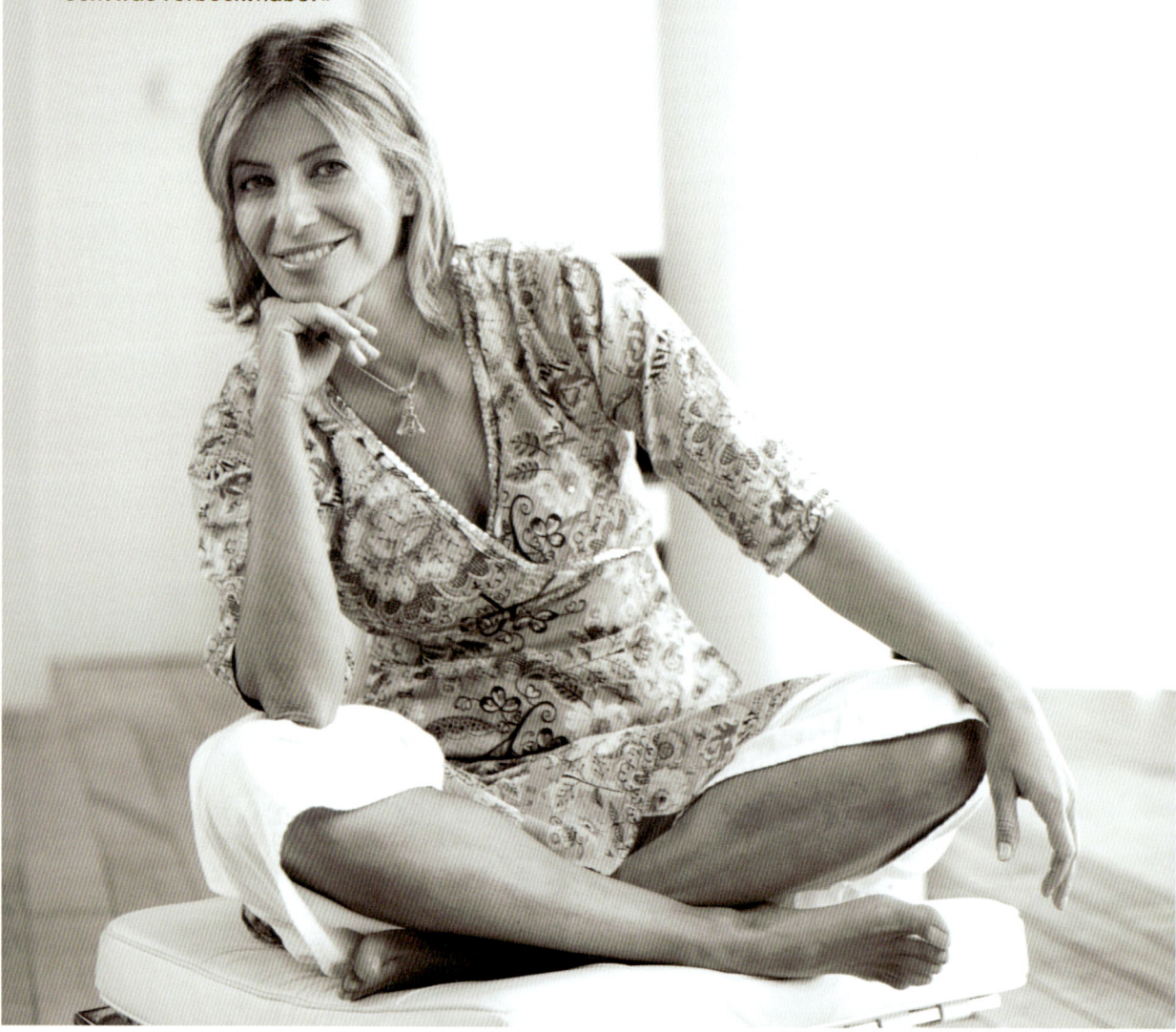

Jungbrunnen

Die Mango ist die Königin der Früchte, reich an Bioflavoniden, Mineralien, Antioxidantien, Ballaststoffen und Vitamin C. Dieser delikate Trank aktiviert die Lichtschwingung und hilft Ihnen in Kombination mit der Brombeere, einen erhabenen Geist zu erreichen. Leinöl ist die reichste Quelle an Omega-3-Fettsäuren und kann, neben anderen positiven Wirkungen, arthritische Symptome verbessern, Arteriosklerose (Fettablagerungen in den Adern, die bei vielen mit dem Älterwerden einhergehen) vorbeugen und die mentalen Funktionen bei Senioren verbessern. Meine Kinder lieben ihn, lassen aber lieber die Minze weg.

1 Mango, entkernt und in kleine Stücke gehackt
175 Gramm frische oder gefrorene Brombeeren
250 ml gutes Wasser
1 Esslöffel frische gehackte Minze
1 Esslöffel Leinöl

Alles in den Mixer geben und pürieren.

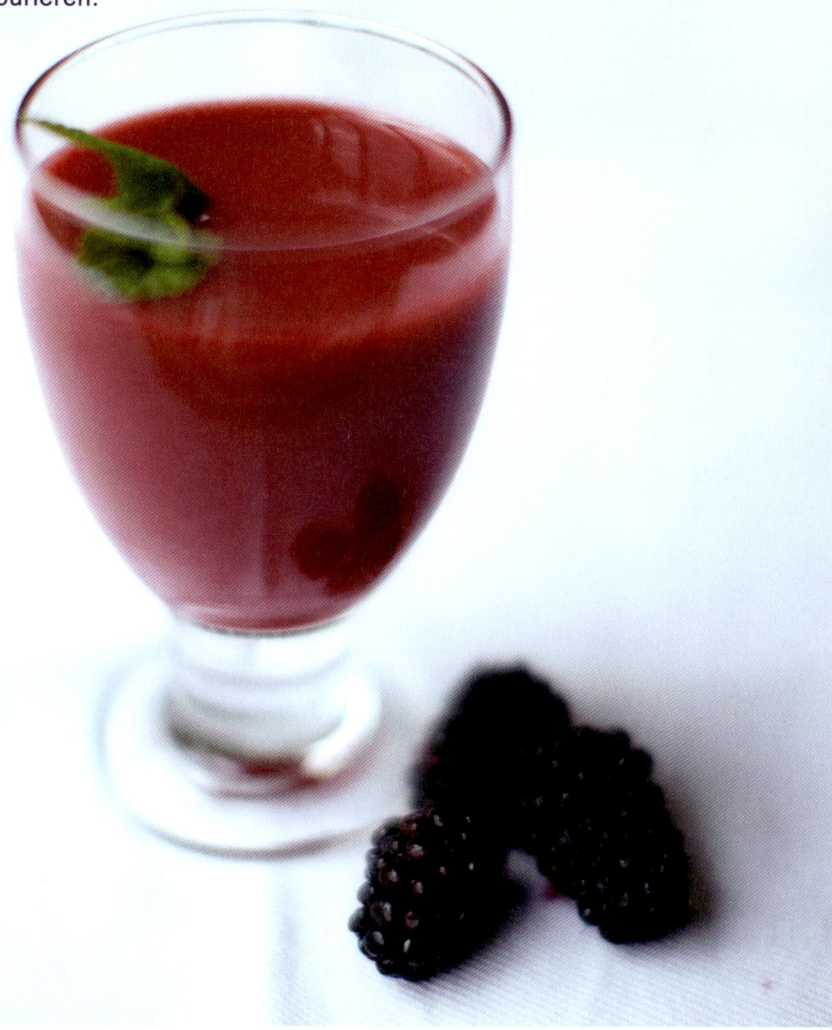

ÜBUNGEN

Streckung des Lebensnervs während der Schwangerschaft

Diese Übung streckt die Rückseite der Beine, die Leistengegend und den unteren Rücken und erhöht dort sowohl Blutzufuhr als auch Beweglichkeit. Sie hilft dabei, den Rücken während der Schwangerschaft stark zu halten, erleichtert bei Verstopfung und Blähungen und entspannt die Nerven. Im Yoga nennen wir den Ischias, der von der Hüfte herunter an den Rückseiten der Beine entlangläuft, aufgrund der Auswirkungen, die er auf das gesamte Nervensystem hat, den Lebensnerv. Wenn wir diesen Bereich beweglich halten, entspannen wir nicht nur den gesamten Körper, sondern auch unseren Geist sehr tief und schlafen besser. (Guter Schlaf während der Schwangerschaft ist besonders wichtig, da wir nach der Geburt herzlich wenig davon bekommen!)

Zur Warnung sei Folgendes gesagt: Falls Sie unter einer Entzündung des Ischias leiden sollten, dürfen Sie diese Übung nicht ausführen, bis sie wieder komplett schmerzfrei sind!

Setzen Sie sich aufrecht auf den Boden und spreizen Sie die gestreckten Beine sechzig bis neunzig Zentimeter – oder so weit, wie es für Sie machbar ist – weit auseinander. Strecken Sie dann mit gerader Wirbelsäule die Arme gerade und parallel zum Boden nach vorne. Bewegen Sie sich dann drei Minuten lang rhythmisch vor und zurück, während Sie mental beim Einatmen »Sat« und beim Ausatmen »Nam« (Naaam) chanten.

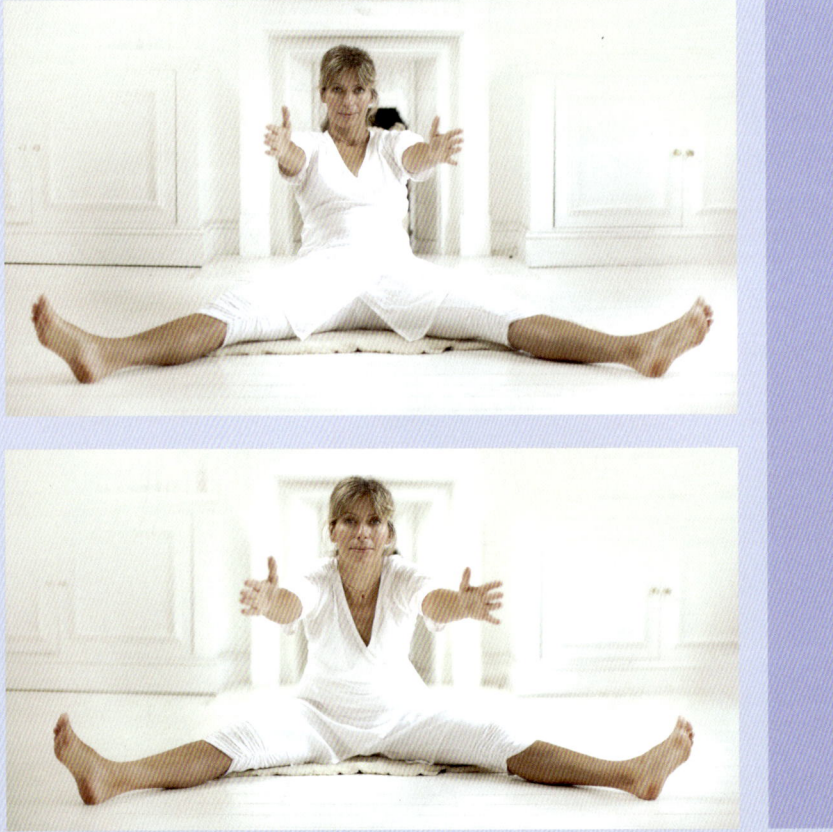

Die Hockstellung (zur Geburtsvorbereitung)

Die Hockstellung bereitet uns während der Schwangerschaft wunderbar auf die Geburt vor. Viele Frauen auf der ganzen Welt gebären ihre Kinder in dieser Haltung, sitzen so zum kleinen Plausch beisammen oder warten einfach auf den Bus! Es heißt, dass Frauen, die diese Haltung ihr Leben lang trainieren, es mit der Geburt bedeutend leichter haben, da sie die Blutzufuhr und Beweglichkeit des Beckenbereichs erhöht und die Rückseite der Beine stärkt und streckt. Sie können in die Hocke gehen, um etwas vom Boden aufzuheben – wichtig vor allem bei schweren Lasten! – oder um mit Kindern zu spielen. Die Hockstellung hilft auch bei der Ausscheidung und beugt Verstopfung und Hämorrhoiden vor.

Warnung: Die Hockstellung darf nicht eingenommen werden, wenn der Muttermund weich oder gar vollständig geöffnet ist!

Beginnen Sie mit dem Rücken an der Wand oder stellen Sie einen stabilen Stuhl als Stütze vor sich. Gehen Sie in die Hocke und halten Sie die Stellung, solange Sie können. Am Anfang genügt mehrmals pro Tag eine Minute. Steigern Sie sich langsam! Atmen Sie tief ein und aus, um den Körper zu entspannen. Es ist in Ordnung, wenn Sie sich am Stuhl festhalten und zusätzlich eine zusammengefaltete Decke unter die Fersen legen.

Erheben Sie sich langsam, um ein Schwindelgefühl zu vermeiden. Sie können die Übung auch beenden, indem Sie sich auf den Boden setzen. Entspannen Sie im Sitzen oder stehen Sie aus dem Sitzen auf, ohne Druck auf den Knien zu haben.

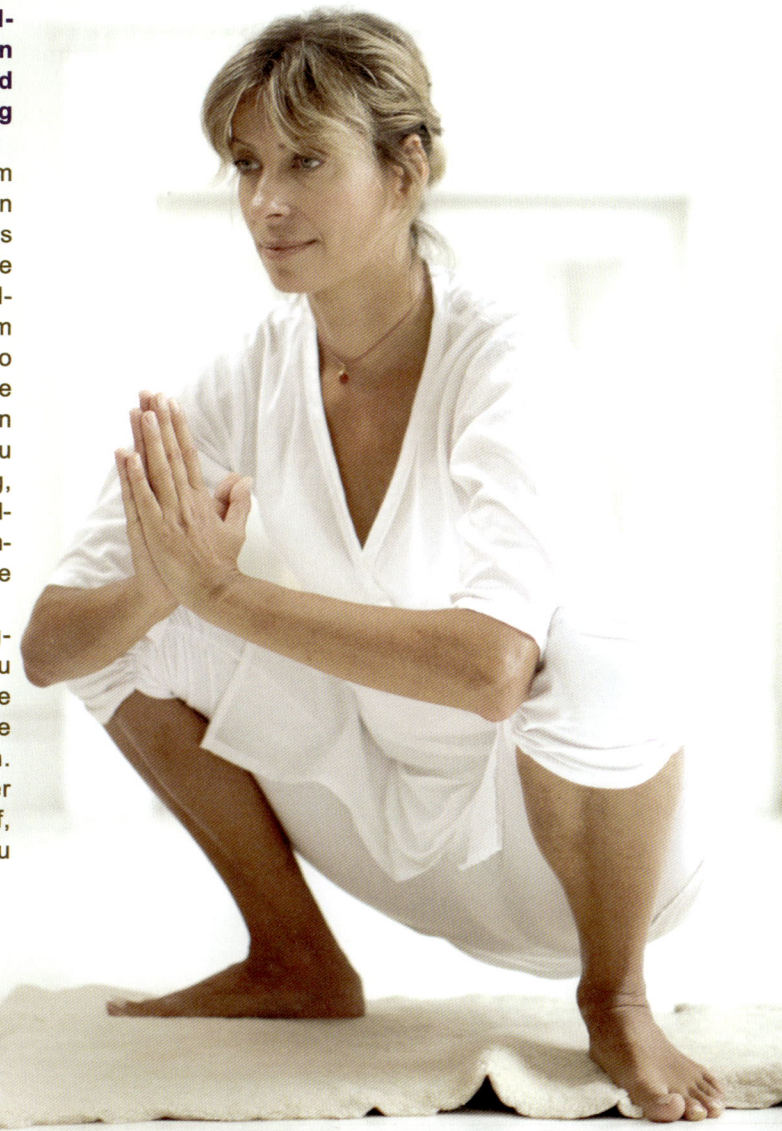

ÜBUNGEN

Beckenbodenstärkung

Diese einfachen Übungen helfen während der Schwangerschaft und sind danach unverzichtbar. Jede Frau sollte sie regelmäßig durchführen, denn sie stärken die Beckenbodenmuskulatur sehr effektiv, wenn wir älter werden. Unliebsame Erscheinungen wie der versehentliche Verlust von Urin beim Husten oder Niesen werden dadurch verhindert. Unterschätzen Sie diese verbreiteten und einfachen Übungen nicht. Viele Frauen haben schon nach kurzer Zeit das Gefühl, bedeutend stärker zu sein, auch wenn sie die Übung nur etwa fünfzig Mal pro Tag durchführen.

Die Beckenbodenstärkung kann man jederzeit machen, da es niemand mitbekommt. Machen Sie es sich zur Gewohnheit, sie in bestimmten Situationen durchzuführen, beispielsweise wenn Sie auf den Bus warten oder an der Kasse anstehen.

Üben Sie zunächst im Sitzen und atmen Sie entspannt. Spannen Sie die Blasenmuskulatur an, so als wollten Sie den Urinfluss stoppen. Halten Sie die Kontraktion einen Moment und lassen sie dann allmählich los. Stellen Sie sich diese Bewegung wie einen Aufzug vor. Ziehen Sie die Muskelspannung hoch ins obere Stockwerk, halten Sie sie dort etwa zehn Sekunden lang, lassen dann langsam wieder los und bringen Sie den Fahrstuhl allmählich wieder hinunter ins untere Stockwerk. Machen Sie diese Übung so oft Sie wollen. Üben Sie, nachdem Sie auf der Toilette waren.

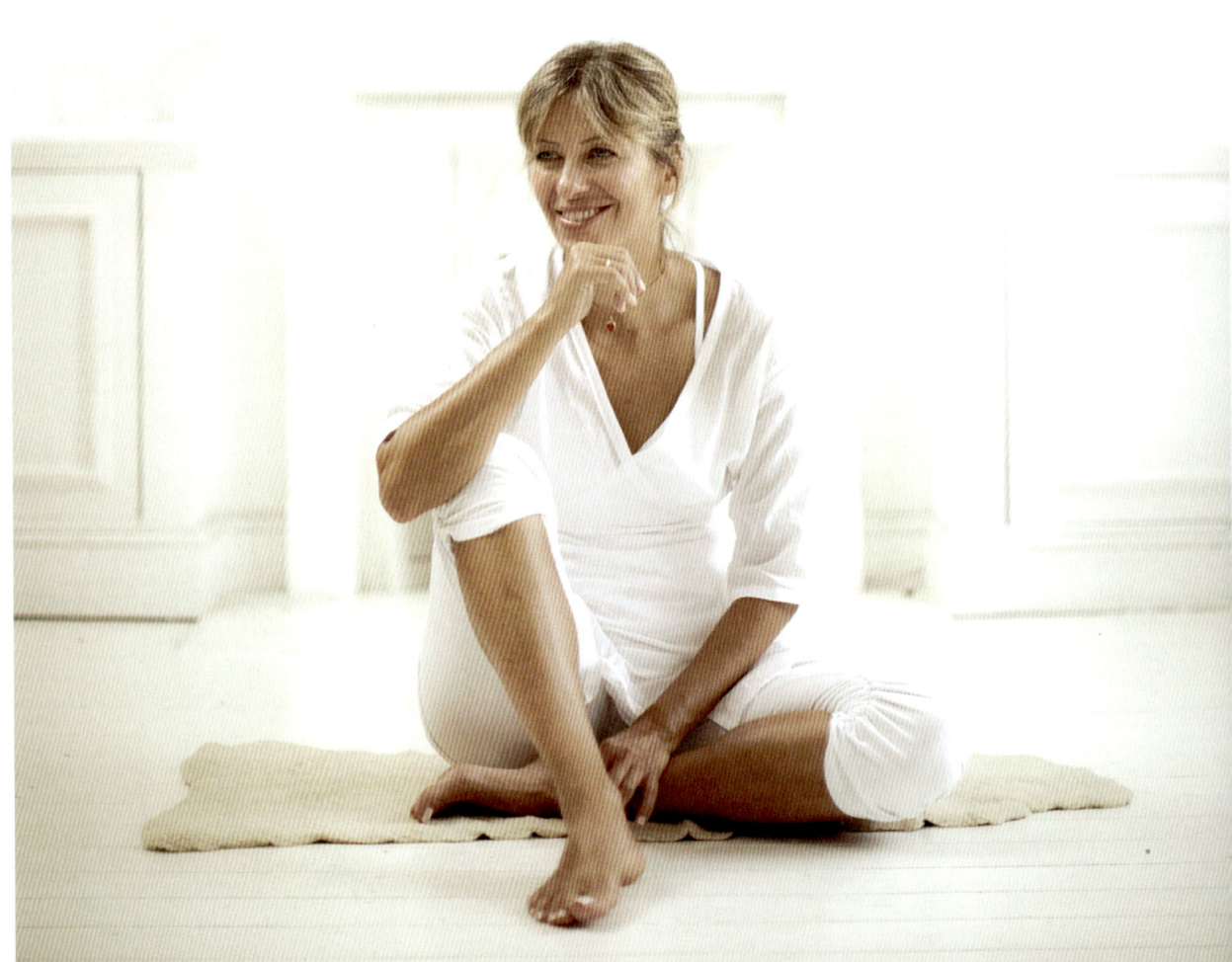

Hüftrotation

Diese Übung streckt und lockert die Hüften, um den Geburtsvorgang zu erleichtern. Zusätzlich entspannt sie den unteren Rücken, der während der Schwangerschaft sehr stark belastet wird – vor allem in den letzten drei Monaten.

Gehen Sie in den Vierfüßlerstand und drehen Sie die Hüfte im Kreis. Zuerst etwa ein bis drei Minuten in einer Richtung und nach einer kurzen Pause in der Gegenrichtung. Entspannen Sie anschließend in der Kindhaltung (siehe Seite 178).

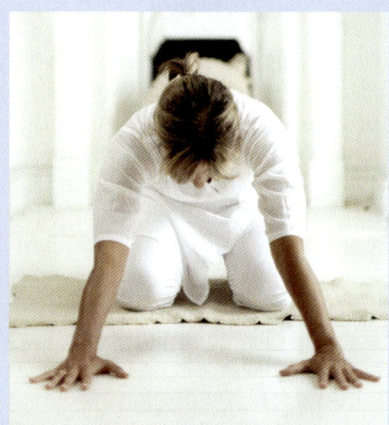

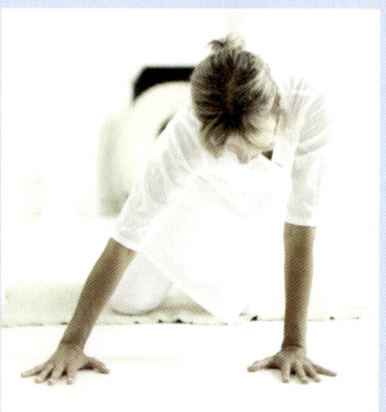

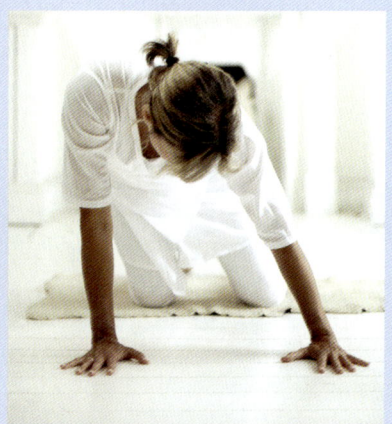

Kindhaltung

Da diese Haltung stark an die Stellung erinnert, die wir in der Gebärmutter eingenommen haben, hat sie diesen Namen erhalten. Sie stimuliert die Hypophyse und hilft uns, vollständig zu entspannen.

Setzen Sie sich auf die Fersen und spreizen Sie die Knie ein wenig, um Platz für den Bauch zu schaffen. Beugen Sie sich nach vorne und legen Sie den Kopf auf dem Boden ab. Sollte das nicht entspannt möglich sein, legen Sie ein Buch unter. Wichtig ist dabei, das Gewicht des Kopfes komplett auf dem Boden abzulegen, ohne ihn aus dem Nacken heraus zu stützen. Die Arme liegen dabei entspannt am Körper und die Handflächen zeigen nach oben. Atmen Sie entspannt und konzentrieren Sie sich auf den Punkt zwischen den Augenbrauen. Sollten Sie das Gefühl haben, Ihr Blutdruck würde steigen oder sinken beziehungsweise ein Schwindelgefühl wahrnehmen, legen Sie den Kopf bitte auf eine zusammengerollte Matte oder in die Hände, sodass er nicht tiefer als da Herz liegt. Verbleiben Sie drei bis fünf Minuten lang in dieser Haltung. Kommen Sie dann langsam aus der Haltung und entspannen Sie einen Moment.

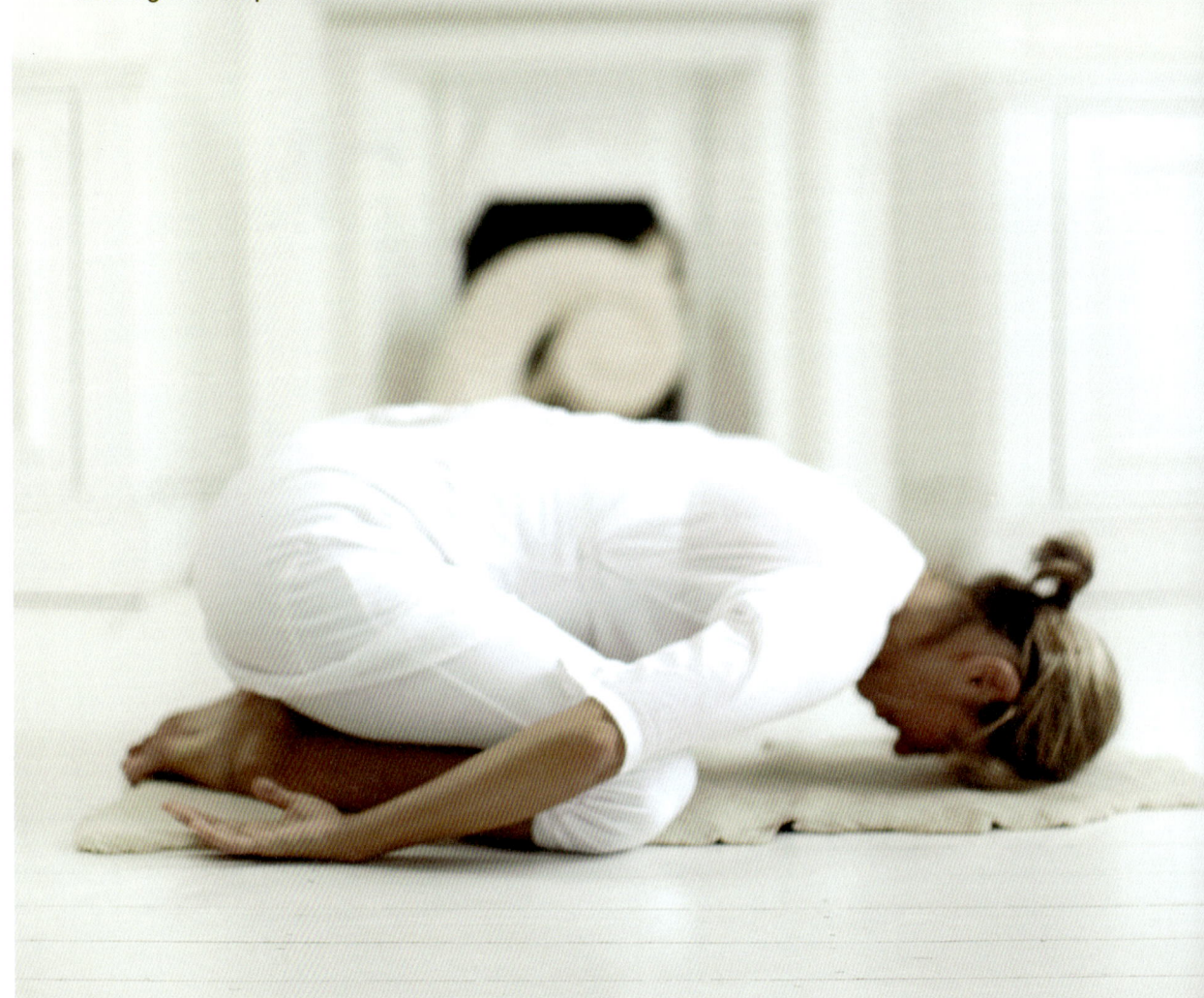

Meditation zur Entspannung Ihres Babys

Mit dieser Meditation können Sie sich wunderbar gemeinsam mit Ihrem Baby entspannen. Es ist, als hätte man ein spirituelles Gespräch mit seinem Kind.

Setzen Sie sich in eine bequeme Meditationshaltung. Halten Sie die Hände so, dass der Daumen der rechten Hand in der Handfläche der linken ruht. Der linke Daumen liegt gekreuzt über dem rechten. Die Ellbogen liegen entspannt am Körper und die Hände befinden sich auf Höhe des Brustbeins. Schließen Sie die Augen und atmen Sie lange und tief ein. Chanten Sie mit dem Ausatmen ein langes »Saaaaat«. Ganz zum Schluss, wenn Sie schon beinahe keinen Atem mehr zur Verfügung haben, chanten Sie ein kurzes »Nam« und pressen damit den letzten Rest Luft heraus. Versuchen Sie dabei, den Laut »Sat« fünfunddreißigmal so lange zu halten wie den Laut »Nam«   also »saaaaaaaaaaaaaaaaaaaaaaaat nam«. Atmen Sie erneut ein und wiederholen Sie den Chant, wobei der Atem langsam ausströmen sollte.

Gehen Sie ganz in dem Klang auf. Kämpfen Sie nicht – lassen Sie den Ton einfach kommen. Diese Übung dauert zwischen drei und einunddreißig Minuten. Abschließend atmen Sie ein, halten den Atem kurz an, atmen aus und entspannen sich. Schon nach kurzer Zeit werden Sie nur noch vier- bis sechsmal pro Minute atmen müssen, anstelle der üblichen zwölf- bis fünfzehnmal.

Durch das lange, stimmhafte Ausatmen kann sich die Atemgeschwindigkeit verringern. Diese reduzierte Geschwindigkeit sendet Körper und Geist die Botschaft der Ruhe, sodass Sie und das Baby entspannen können. Sie beide werden sich in den Klang Ihrer Stimme verlieben! Dennoch ist diese Meditation nicht nur für junge Mütter geeignet. Sie kann jederzeit durchgeführt werden, um ins Gleichgewicht zurückzufinden oder Spannung abzubauen. Sie kann Ihnen auch helfen, sich Ihre Träume zu erfüllen: Visualisieren Sie einfach Ihre Wünsche während der Meditation.

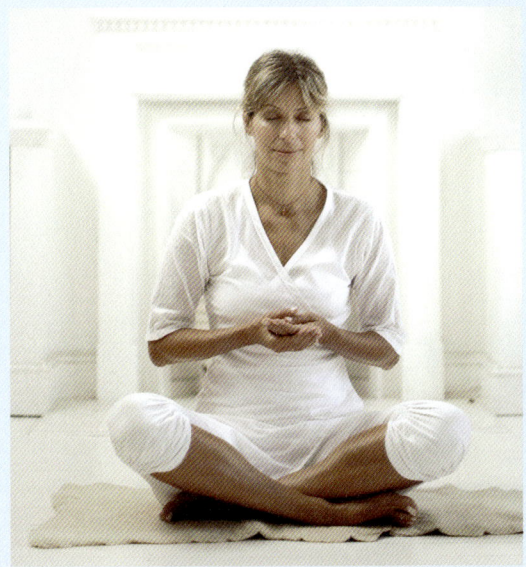
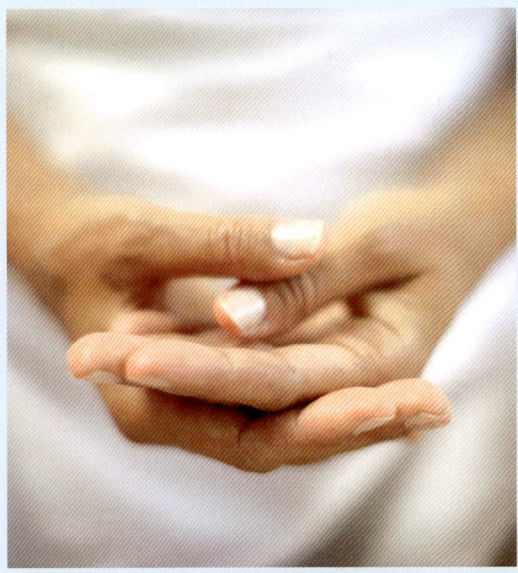

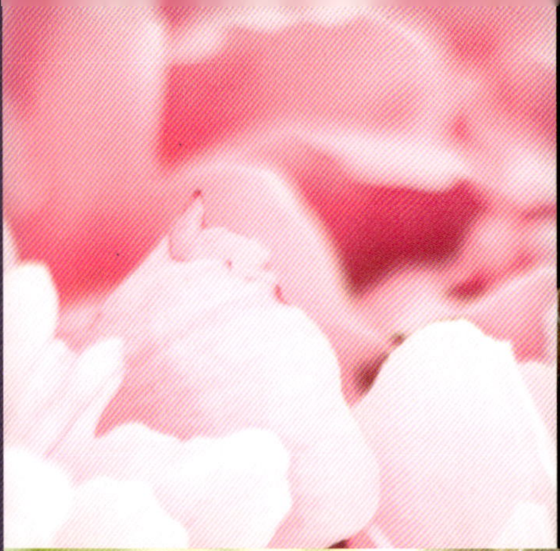

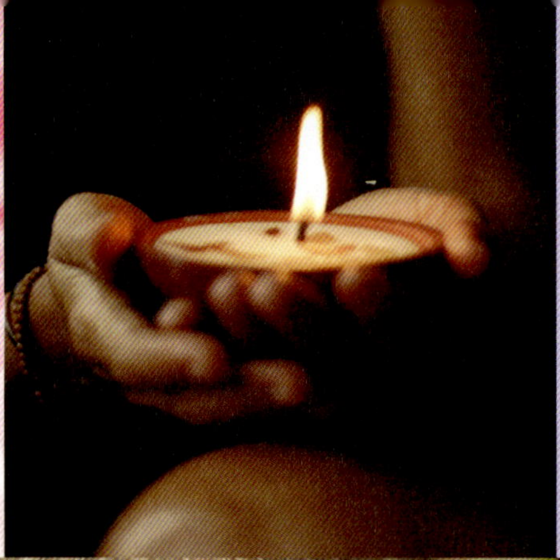

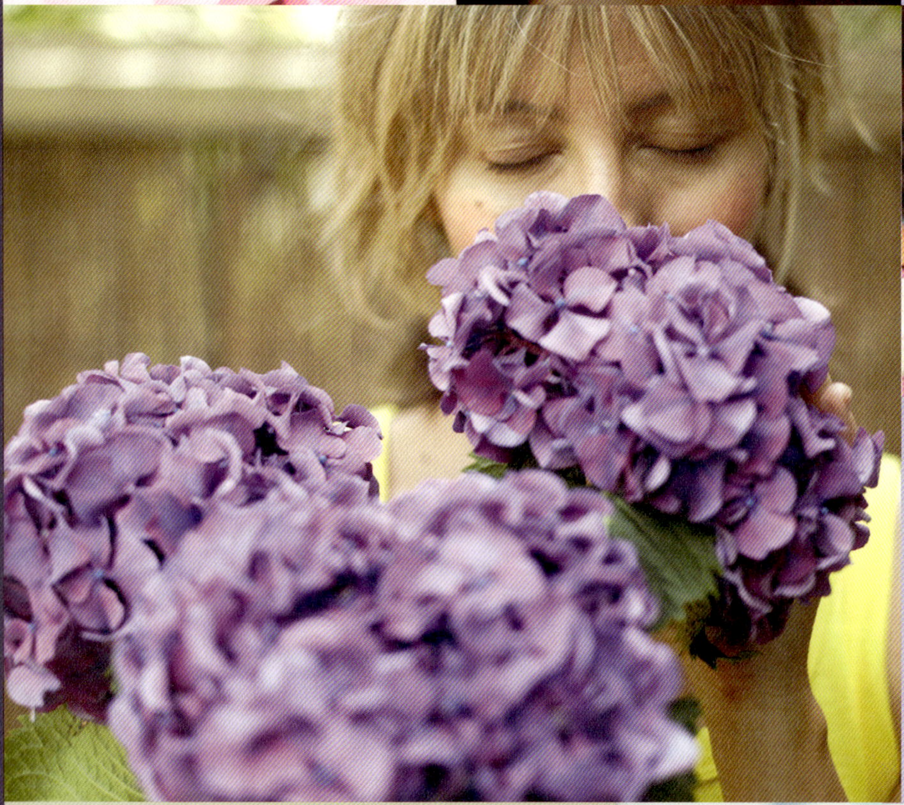

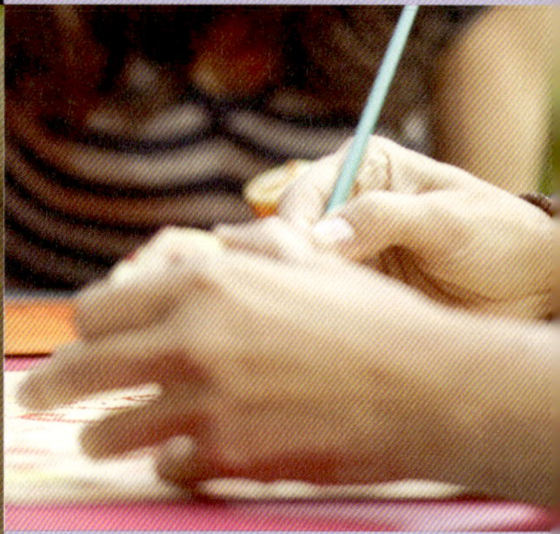

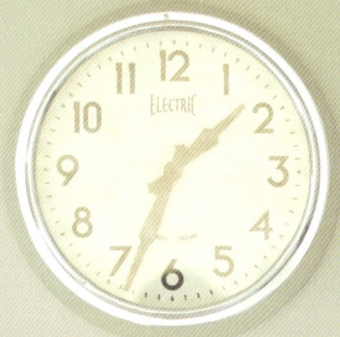
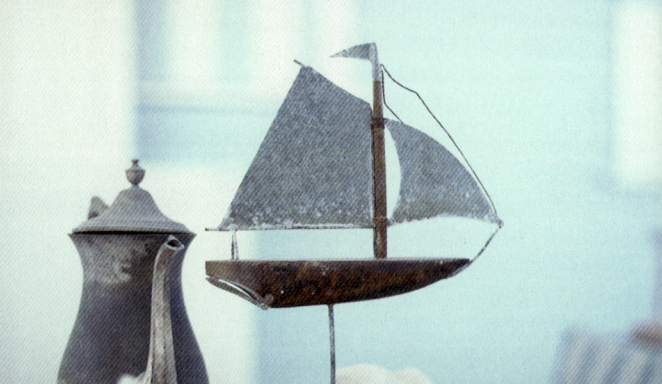

Freude

finden

KRONENCHAKRA

AM SCHEITELPUNKT DES KOPFES befindet sich das siebte Chakra, das allgemein als das Zentrum des reinen Bewusstseins betrachtet wird. Es ist zum einen verbunden mit der Hypophyse, die Hormone ausschüttet, die mit dem übrigen endokrinen System kommunizieren, und zum anderen über den Hypothalamus auch mit dem zentralen Nervensystem. Dem Thalamus, der auch als ›Tor zum Bewusstsein‹ bezeichnet wird, kommt eine Schlüsselrolle in Bezug auf die Sinneswahrnehmung zu. Dieses Energiezentrum hat mit innerer Weisheit zu tun, mit unserer Verbundenheit zu einer höheren Macht, zum Universum oder zu unserem höheren Selbst.

Es gibt auch ein achtes Chakra, die Aura, das elektromagnetische Feld, das uns wie ein Heiligenschein umgibt. Es ist wichtig, dass uns dies klar ist, denn die Aura ist unsere Verbindung zu den höheren Sphären, und alles, was in unserem Leben geschieht, geschieht über und durch die Aura. Wenn die Aura stark ist, sind auch wir stark. Wir sind emotional, mental und physisch gesund und unser Immunsystem arbeitet besser. Schließen Sie die Augen und stellen Sie sich einen Schild aus weißem oder blauem Licht vor, der sie umgibt. Begeben Sie sich visuell in diesen Raum.

LEITBILD:	SCHATTENEMOTIONEN:	FARBE:	SYMBOL:	ELEMENT:
Grenzenlosigkeit, Verbindung	Trauer, Kummer, Leid, Betrübnis,	Blau	Ein Lotus, mit 1.000 Blüten- blättern	Keines

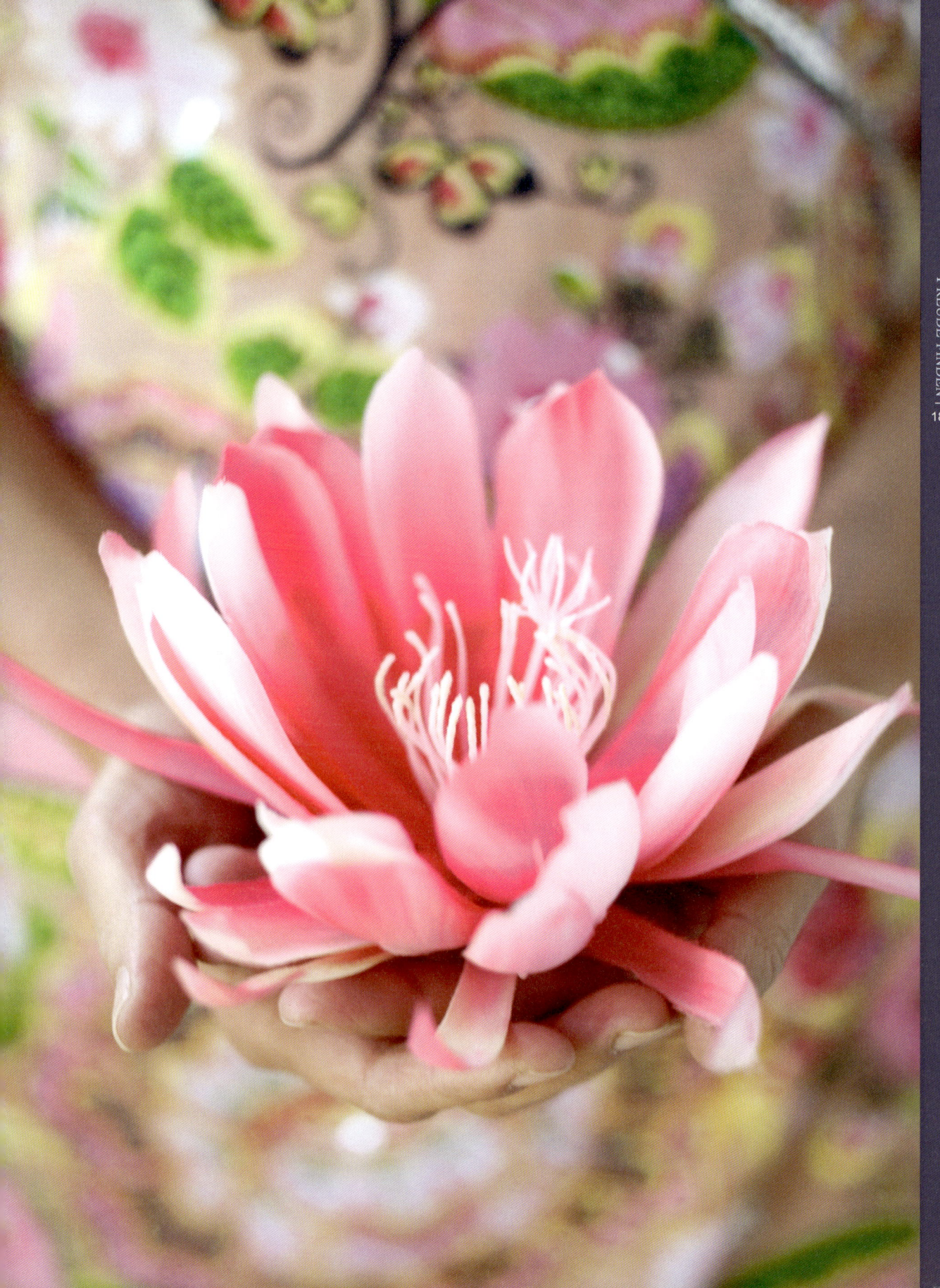

Tiefer gehen

»Geh nach innen und höre auf deine innere Stimme. Auf jede Frage gibt es eine Antwort. Deine Seele ist voller Weisheit und kennt den Weg.«
YOGI BHAJAN (1929-2004)

MANCHMAL VERGLEICHE ICH KUNDALINI YOGA mit dem Schälen einer Zwiebel. Eine Schicht nach der anderen wird entblättert, während wir dem Kern unseres Wesens, unserem authentischen Ich, immer näherkommen. Sie entscheiden, wie weit Sie gehen wollen, und ich bin nicht sicher, ob man je am Ende anlangt – wir lernen bis zu unserem Tod immerfort hinzu. Aber Sie werden sanfte Veränderungen feststellen, wenn Sie diese Schichten wegschälen. Ihre Nahrung, Ihre Kleidung, Ihr Kommunikationsverhalten, Ihre Reaktionen, Ihre Erwartungen an das Leben – alles wird sich verändern. Zunächst vielleicht kaum merklich.

Meine Schülerinnen und Schüler teilen mir immer wieder solche Erfahrungen mit. Sie stellen fest, dass sie nach einem wirklich genossenen Glas Wein aufhören können, statt eine ganze Flasche zu leeren. Sie stellen fest, dass sie einfach keine Zigaretten mehr wollen. Oder dass ihnen Junkfood keine Freude mehr macht und dass sie alleine die Vorstellung abstößt, in der lärmerfüllten Plastikumgebung eines Fast-Food-Restaurants zu sitzen. »Wenn ich jetzt Gelüste verspüre«, sagt Jackie, für die der Verzehr von zwei Big Macs bislang das Größte war, »dann vielleicht auf See-teufel oder Meeresfrüchte-Risotto. Ich esse einfach keine industriell verarbeiteten Lebensmittel mehr und lasse auch das ganze Koffein weg.«

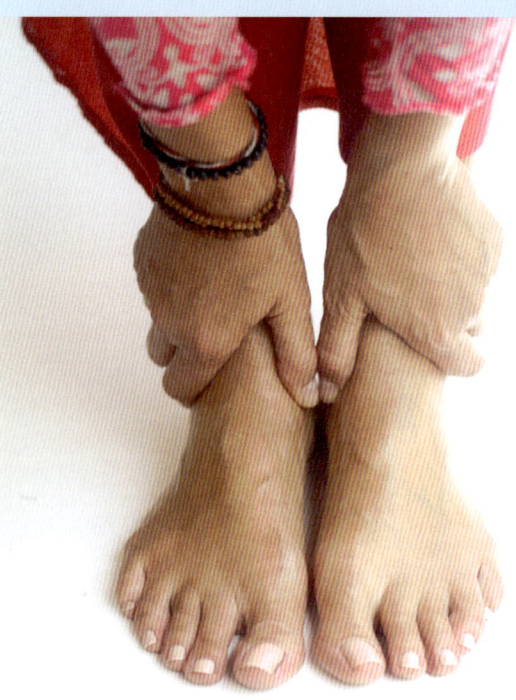

Sie mögen feststellen, dass Sie mit Klatsch nichts mehr anfangen können oder dass Sie der Teeküche fernbleiben, wenn sich dort Menschen versammeln, um sich mal wieder über alles und jeden zu beklagen. Vielleicht bemerken Sie plötzlich, dass Freunde, die eher negativ eingestellt waren, Sie nicht mehr aufsuchen und dass Sie dafür neue Freunde anziehen, die über ihre Ideen und Pläne reden, die gerne Neues ausprobieren, durch die Sie sich lebendig fühlen.

Es kann sein, wenn Sie eines Morgens gereizt reagieren, dass Ihre Kinder sagen: »Mama, hast du diese Woche kein Yoga gemacht?« Ganz bestimmt aber werden Sie Ihr Tempo drosseln, die Dinge ohne Stress und Eile tun – und dann überrascht feststellen, dass Sie mehr erreichen.

Ich habe eine Schülerin, die sich als »Disco-Girl« beschrieb, die selbst mit über vierzig noch bis vier Uhr in der Früh tanzend unterwegs war. Nach einigen Monaten

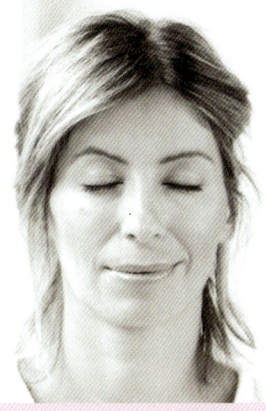

Kundalini lässt ihre Haut erstrahlen. Schmerzen und andere Beschwerden werden kein Problem mehr sein.

Kundalini Yoga, nahm sie Abschied von den langen Nächten auf klebrigen Tanzflächen und zog es vor, sich mit Freunden zum Mittagessen zu treffen, mit ihnen spazieren zu gehen, und entwickelte Interesse an Kunst. Andere hingegen erinnern sich wieder daran, wie gern sie einst getanzt hatten, sind wieder nächtelang unterwegs und erfreuen sich an ihrer neu entdeckten Energie und Lebenslust. Es gibt hier keinen richtigen oder falschen Weg. Yoga ist eine Lebensweise, bei der es darum geht, tief in sich hineinzuschauen und dort selbst die Antworten zu finden. Es gibt keine festen Regeln. Sie allein entscheiden.

Wenn Sie mit Kundalini am Ball bleiben, können Sie sicher sein, dass Ihre Haut zu strahlen beginnt, dass Schmerzen und andere Beschwerden kein Problem mehr darstellen, dass Sie ruhiger, gesünder und glücklicher werden. In unserem Körper ist die Medizin, die wir brauchen, schon vorhanden – wir müssen nur lernen, sie zu nutzen. Selbst Menschen mit schwerwiegenden Gesundheitsproblemen können eine bessere Lebensqualität erreichen, indem sie mit Atmung und Meditation arbeiten.

Sie sind der Guru – weitere Gedanken zur Meditation

»Du wirst, was du denkst.« MAHATMA GANDHI (1869-1948)

Wir bemerken zunehmend starke Veränderungen in unserer Gesellschaft. Die Wirtschaft bricht zusammen, wir alle leiden unter der riesigen Informationsflut, das Leben scheint immer schneller abzulaufen. Yogi Bhajan sagte voraus, dass dies im Westen im Vorfeld von 2012 geschehen wird. Veränderungen erfolgen immer schneller und es ist wichtig, dass wir lernen, flexibel zu sein, dass wir fähig sind, uns anzupassen.

Wie Computer können auch unsere Gehirne ›abstürzen‹. Viele Menschen leiden an Depressionen und den verschiedensten mentalen Problemen, denn wir erhalten ein Übermaß an Informationen und wissen nicht, wie wir damit umgehen sollen – außer wir nutzen die Werkzeuge, die uns Yoga gibt. Wir müssen uns nach innen wenden, in die Meditation. Diese fünf bis zehn Minuten, in denen wir in Stille dasitzen, ohne dass im Gehirn etwas abläuft, bewirken ungeheuer viel. Setzen Sie die Gedanken mal für eine Weile vor die Tür und lassen Sie Ihr Gehirn ein bisschen ausruhen. Sie sind wie ein Computer – wenn Sie diesen nicht regelmäßig aufräumen, müllt die Festplatte allmählich zu, der Computer wird langsam, verweigert den Dienst und stürzt schließlich ab.

Lassen Sie die leise Stimme tief in Ihrem Inneren sprechen und Sie erhalten klare Informationen, klares Wissen. Sie tragen die Antworten in sich.

Viele Leute tun alles, um nicht allein zu sein, um nicht zehn Minuten still sitzen zu müssen. Sie bekommen Angst, fühlen sich einsam, verfallen in Panik. Die Menschen stopfen ihr Leben mit allen möglichen unnötigen Dingen voll, um Stille zu vermeiden.

Es ist aber wichtig anzuerkennen, dass wir allein geboren werden und allein sterben werden. Nur mit sich selbst zu sein, ist wunderschön. Finden Sie die Zeit, den Ort, seien Sie beharrlich, und Sie werden schließlich zu jenem offenen, weiten Ort gelangen, an dem Sie Ihre Verbindung zum Universum, zur Lebenskraft, zu Gott oder Göttin oder Ihrem höheren Selbst klar erkennen. Wie wir diesen Ort benennen, ist uns überlassen. Aber es ist ein Ort großen Friedens und wahrhaftiger Freude. Dies ist es vor allem anderen, was ich Ihnen allen wünsche, die dieses Buch lesen und die Werkzeuge darin nutzen.

Wenn Sie bereit sind, in Ihren Meditationsübungen tiefer zu gehen, finden Sie hier einige Hinweise. So viel ich auch von Yogi Bhajan und anderen weisen Denkern, Heilern und Lebensberatern gelernt habe, fand ich es doch nie notwendig, mich der Ideologie einer Person anzuschließen oder mit Verbissenheit einem sogenannten Guru zu folgen. Es gibt den alten Spruch: »Folge keinem Guru – du selbst bist der Guru.« Dass sage ich meinen Schülerinnen und Schülern auch immer. »Nimm, was wertvoll ist, lerne den Umgang mit den Werkzeugen, dann gib sie weiter. Verpflichte dich nicht der Person, die dir das Wissen vermittelt hat, sondern immer nur dem Wissen selbst.«

Wir dürfen nie vergessen, dem Instinkt der Seele zu vertrauen. Sobald wir unsere Identität als Schaf in der Herde eines anderen suchen, verlieren wir den Blick auf genau die Essenz, die wir zu erhellen suchen – unseren menschlichen Geist. Leuchte aus Deiner Mitte heraus!

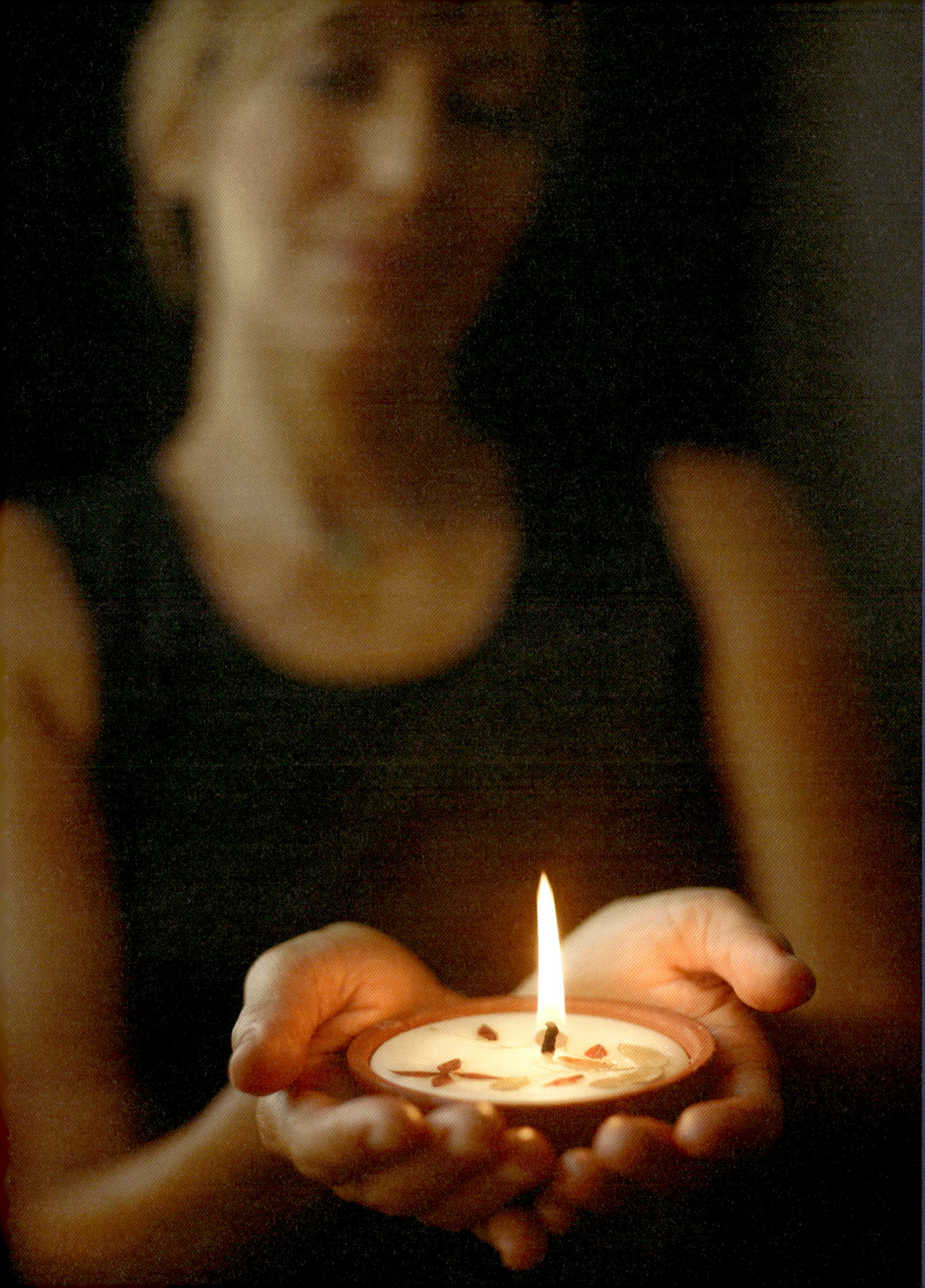

Kleidung

MAN SAGT, DASS DAS TRAGEN FREUNDLICHER FARBEN die Aura größer und stärker macht. Das Weiß der Kleidung, die wir normalerweise für Kundalini tragen, enthält alle andere Farben und symbolisiert Reinheit. Es ist Ihnen überlassen, ob sie das tun wollen: Wichtig ist zuerst einmal die Methode, nicht unbedingt die zugehörigen Werkzeuge.

Wenn Sie aber zu den Yogastunden die gleichen Kleider tragen wie zu den Sitzungen zu Hause, dann werden sie quasi zu einer Uniform, die mit Yoga-Energie aufgeladen ist. Deshalb tragen einige ganz bestimmte Kundalini-Gewänder – schon wenn man diese Kleidung anzieht, erinnert diese an Yoga und man fühlt sich anders, ruhiger. Im Prinzip ist es wie mit jeder anderen Kleidung auch – wenn man sexy Kleider trägt, fühlt man sich sexy und benimmt sich entsprechend.

Ich schwebe nicht die ganze Zeit in Weiß herum. Ich besitze viele Kleidungsstücke, die ich mag und an denen ich mich erfreue! Wir tragen viele Charaktere in uns, unsere Persönlichkeit hat viele Aspekte und diese müssen zusammen leben. Mein erster Kundalini-Lehrer Shiv hingegen legte das Kundalini-Gewand an und legte es nie mehr ab. Es erinnert ihn daran, dass dies der Weg ist, den er lebt, und für ihn ist es wichtig, die ganze Zeit daran erinnert zu werden.

Ihr Meditationsraum

ICH HÄTTE SEHR GERNE MEINEN EIGENEN MEDITATIONSRAUM und wenn Sie den entsprechenden Platz haben, dann richten Sie sich einen ein! Für die meisten von uns hingegen ist dies ein nicht erschwinglicher Luxus. Ausreichend aber ist auch eine Ecke im Schafzimmer oder einem anderen Zimmer, wo sich ein ruhiges, freies Plätzchen findet. Wenn Ihr Wohnraum sehr klein ist, dann legen Sie sich einfach auf Ihre Yogamatte oder benutzen ein Meditationskissen. Wenn man täglich zum selben Ort zurückkehrt, hilft es dem Geist, schneller in den tiefen Zustand der Meditation zu kommen, denn das ganze System weiß, dass es jetzt und hier um Meditation geht.

Rituale helfen ebenfalls. Vielleicht zünden Sie eine Kerze oder ein Räucherstäbchen an. Manche legen sich einen Schal um die Schulter, um sich selbst zu signalisieren, dass sie sich jetzt in einen besonderen mentalen Raum begeben – das ist aber auch nützlich, wenn die Ecke kühl ist!

Sie können auch einen kleinen Altar auf einem Regal oder Tischchen einrichten. Sammeln Sie Stücke, die Sie lieben und inspirierend finden und die Ihnen Frieden vermitteln. Das kann beispielsweise ein Buddha sein oder eine anderes religiöses Symbol. Ein Bild Ihres Gurus, von Familienmitgliedern oder von sich selbst, eine Blume, Kieselsteine oder Muscheln vom Strand, eine Frucht oder ein Glas mit Wasser – einfach etwas, das ausdrückt: »Diese Zeit gehört nur mir. In dieser Stunde oder diesen fünf bis zehn Minuten tue ich dies hier ganz alleine für mich selbst.«

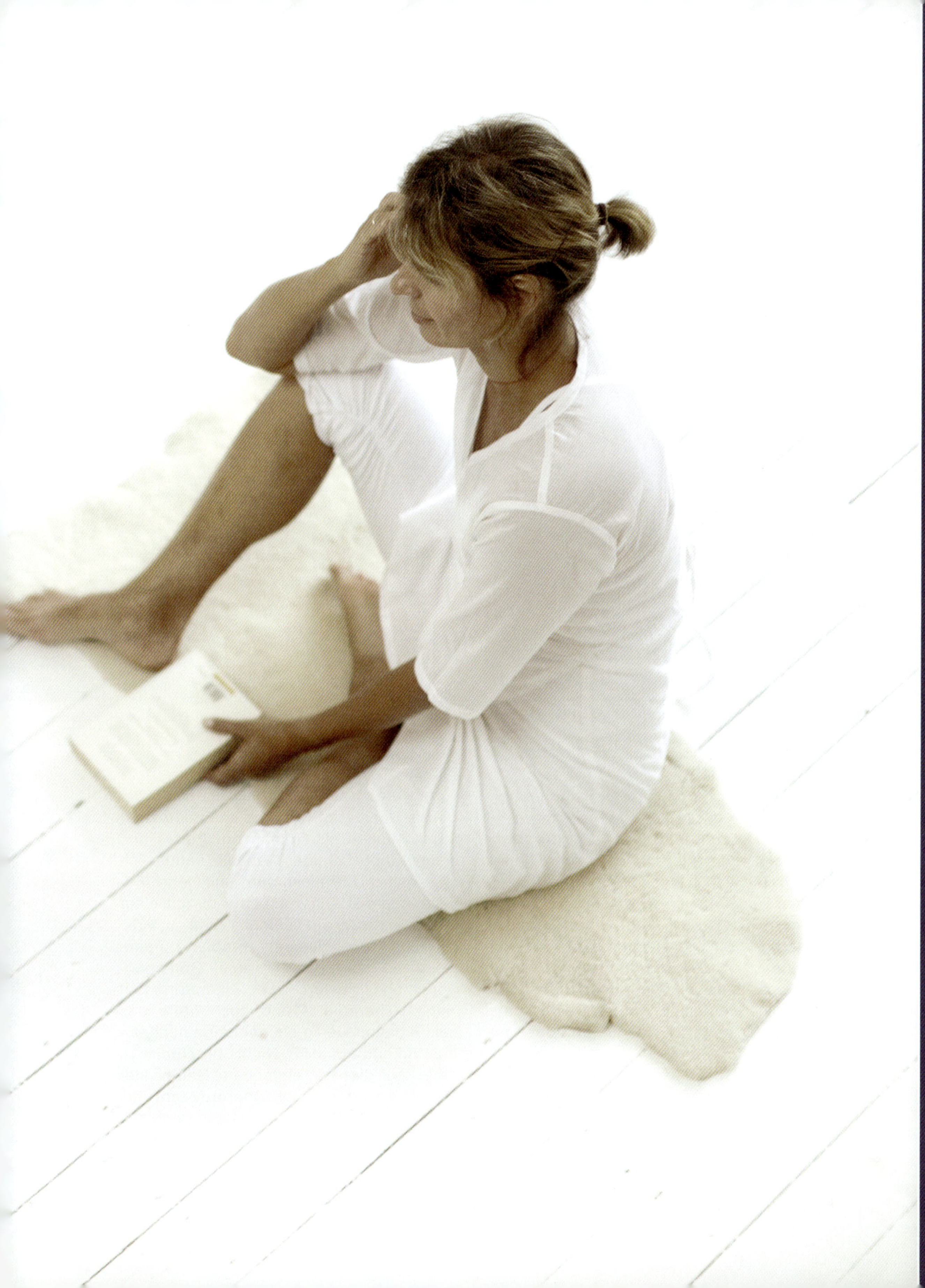

Die Suche nach der Freude

Von klein auf habe ich immer große Fragen gestellt, die weder meine Eltern noch die Lehrer interessierten. Logischerweise nahm sich deshalb auch niemand die Zeit, sie zu beantworten. Wo kommen wir her? Warum sind wir hier? Hat das Leben eine tiefere Bedeutung als Schule, Arbeit, Heirat, Babys und ein ruhiges Alter? Wenn das alles sein sollte, beeindruckte mich das nicht im Geringsten.

»Glücklich zu sein
ist unser
Geburtsrecht.«
YOGI BHAJAN (1929-2004)

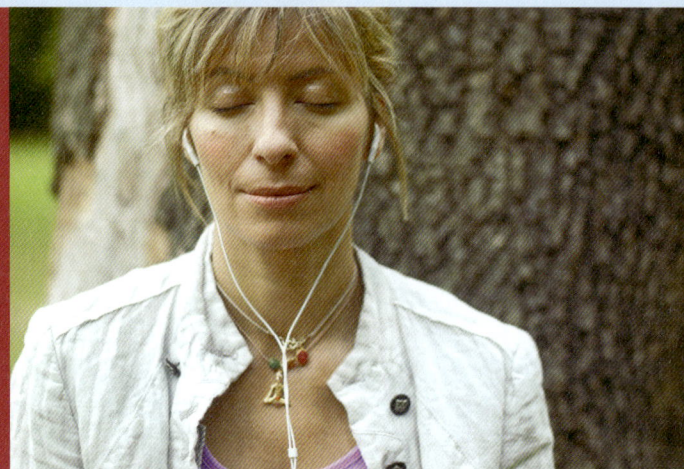

Das Leben muss doch mehr zu bieten haben …

Ich wuchs am Rande von Skopje in einem kastenförmigen grauen Mietsblock einer typisch kommunistischen Plattenbausiedlung auf. Alles schien sehr banal. Nachts blickte ich zum von Sternen überzogenen Himmel auf und war mir sicher, die Gegenwart einer wohlwollenden und liebevollen Energie zu spüren, die auf mich heruntersah. Wann immer ich mich schwach, ängstlich oder allein fühlte, teilte ich meine Gedanken laut mit dem Himmel und immer hatte ich das Gefühl, dass mir auch zugehört wurde.

Die Suche, die mit diesen Gesprächen mit den Sternen begann, begleitete mich bis ins Erwachsenenalter. Ich interessierte mich für fast alles auf dem New-Age-Markt, immer in der Hoffnung, dass ich die Antworten, die ich suchte, endlich finden würde. Ich war überzeugt, dass es im Leben mehr geben musste als Romanzen, Partys und Jimmy Choo-Schuhe. Deshalb saugte ich jede östliche Philosophie und jede Fitnessmode auf. Ich versuchte es mit einer Metallpyramide auf meinem Kopf, um die Energien auszugleichen, probierte Familienstellen aus, Ozontherapie, Göttinnen-Workshops, Fasten, NLP, Eigenurin- und Delphin-Therapie – und doch hatte das meiste davon wenig bis gar keine nachhaltige Wirkung auf mich. Nichts brachte mich näher zu diesem einfachen Gefühl der Verbundenheit mit einer höheren Macht, das ich schon als Kind in ersten Ansätzen gespürt hatte.

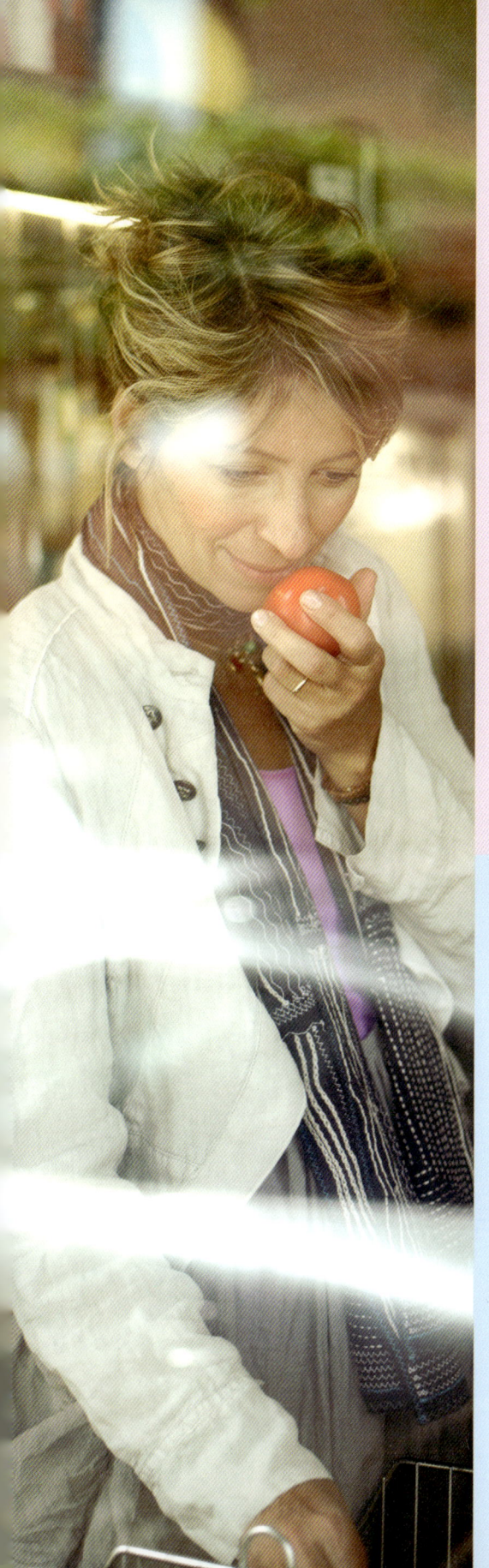

Meine Aufgeschlossenheit wurde immer durch eine typisch slawische, geradlinige Mentalität kompensiert. Meine Mutter dachte natürlich, ich sei verrückt. Als sie mich in London besuchen kam, machte sie sich zunehmend Sorgen. »Hast du dich einer Sekte angeschlossen, Liebes?«, fragte sie mich, als ich mit Salbeizweigen durch die Wohnung wirbelte, um negative Energie abzuwehren. »Mir kommt das alles vor wie Voodoo!«

Ich begann mit fünfundzwanzig, Yoga zu praktizieren. Zu Beginn war es Hatha Yoga, dann Ashtanga und Iyengar. Ich schwitze in Bikram-Zelten und tanzte bis zur Erschöpfung zu Hip-Hop-Yoga. Obwohl ich von allen viel gelernt habe, waren sie nur Stufen auf dem Weg zur Mutter allen Yogas – Kundalini.

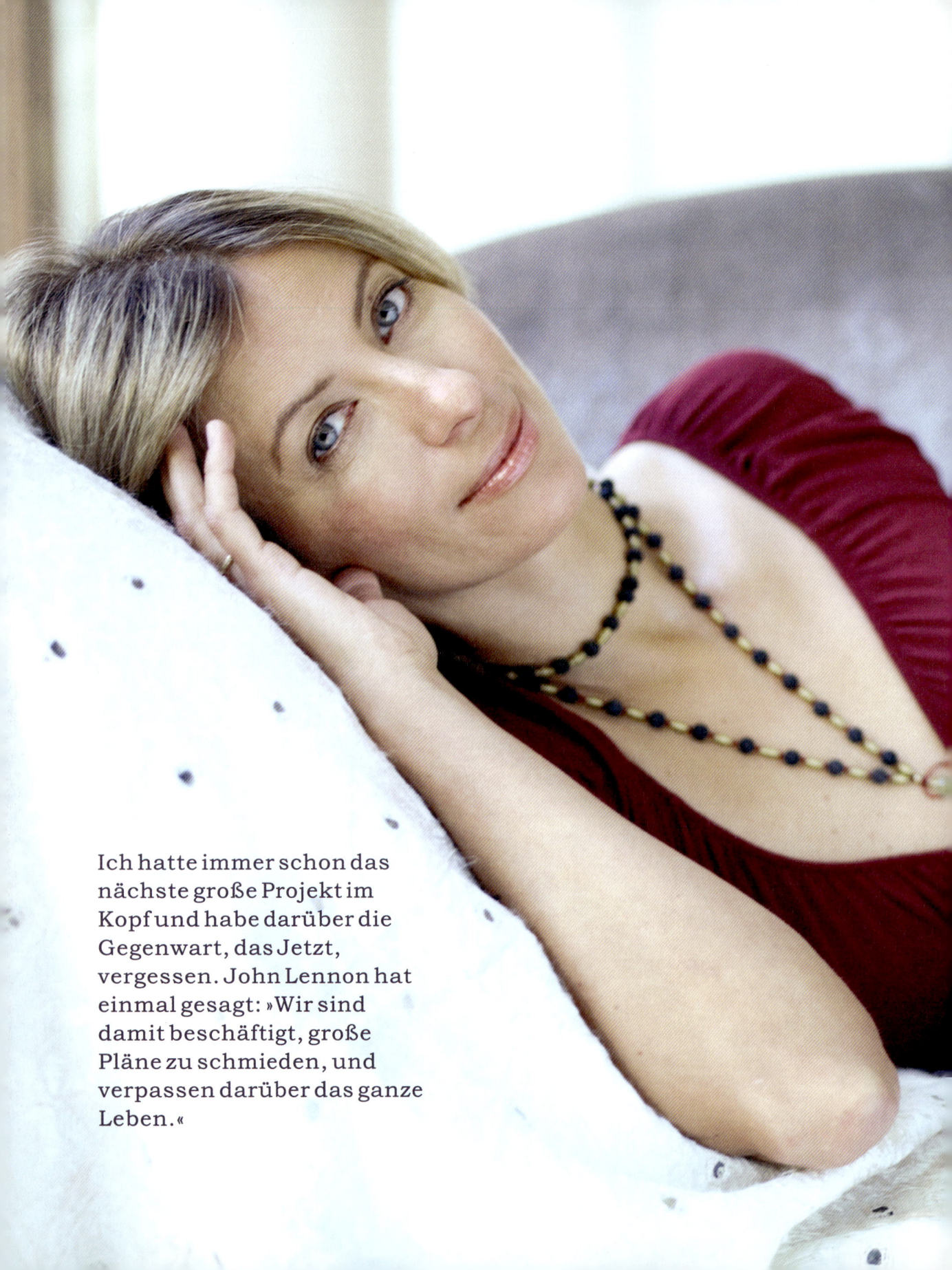

Ich hatte immer schon das nächste große Projekt im Kopf und habe darüber die Gegenwart, das Jetzt, vergessen. John Lennon hat einmal gesagt: »Wir sind damit beschäftigt, große Pläne zu schmieden, und verpassen darüber das ganze Leben.«

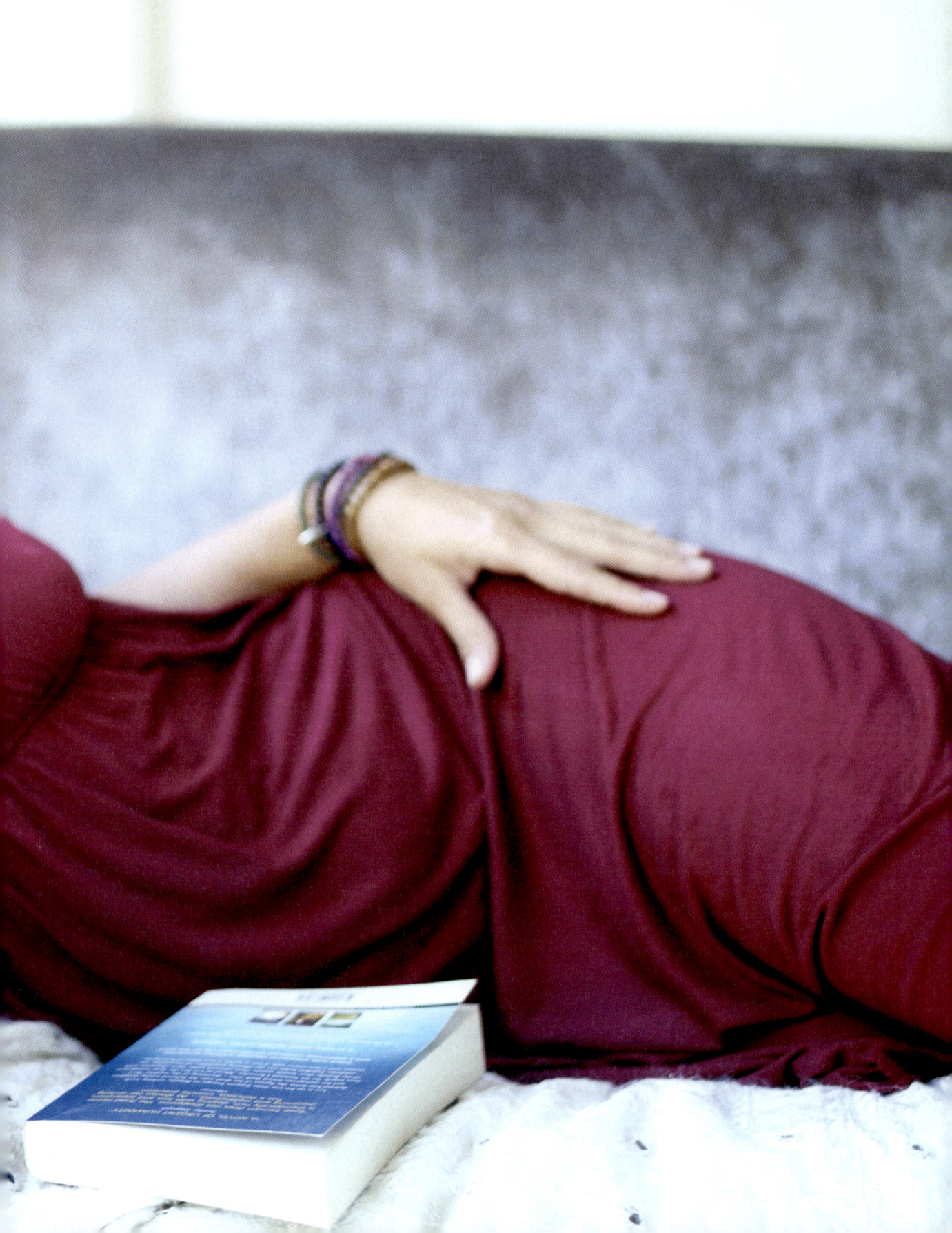

Einen Guru finden

Ein Freund meines Mannes kam zu Besuch. Sean war praktizierender Buddhist, ein Toningenieur, der sich von der Musikindustrie abgewandt hatte. Er wollte nur ein paar Wochen bei uns verbringen, blieb aber dann ein ganzes Jahr, half im Haushalt mit und bekam von unseren Töchtern bald den Spitznamen ›Babysitter-Buddha‹. Sean spürte das Unbehagen, das innerlich an mir nagte. Eines Tages sagte er: »Komm, ich stelle dir Shiv vor. Er ist weder Therapeut noch Guru – einfach jemand, der einen richtig guten spirituellen Zugang hat, zuhört und mit Weisheit Rat erteilt.«

Also fuhr ich los, um Shiv über eine wackelige Treppe in einem heruntergekommenen Haus in einem unmodischen Teil des total unmodischen East Finchley in seiner schmuddeligen Einzimmerwohnung aufzusuchen. Er war ein ehemaliger Drogenabhängiger aus Glasgow, der Gewand und Turban der Sikh-Religion trug. Dünn wie ein Skelett, mit einem strähnigen Bart, sah er aus, als ob er eben aus einer Höhle im Himalaya käme. Er war kein glamouröser Guru, aber er las in mir wie in einem offenen Buch und seine Worte berührten mich. Kundalini war seine Philosophie und sein Lebensinhalt und auf seinen Rat hin begann ich, Unterricht zu nehmen.

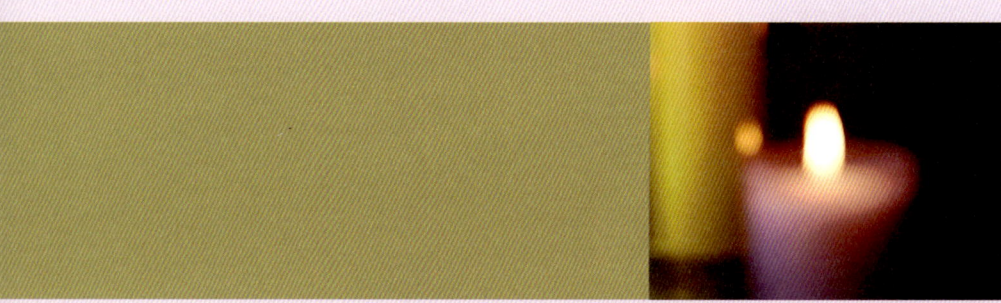

Zuerst kam mir alles ein wenig sonderbar vor. Der Lehrer sprach von einer in uns aufgerollten Schlange, die zu befreien und uns nutzbar zu machen eine unglaublich stärkende Wirkung haben würde. Wenn meine Mutter mich jetzt sehen könnte, dachte ich, während ich in einem Raum voller fremder Menschen in Turbanen und weißen Roben, die wie Statisten aus *Die Geschichte der Dienerin* oder *Rosemary's Baby* aussahen, ›Wahe guru‹ chantete! Ich fand die sich wiederholenden Übungen und die Konzentration auf den Atem und das Chanten seltsam; sie machten mich schwindlig und meine Glieder schmerzten wie verrückt, als ich mich durch eine elf-minütige Übung quälte, die vor allem daraus bestand, meine Arme wie wahnsinnig an meiner Seite flattern zu lassen wie ein bedauernswerter Vogel, der nie zum Fliegen ausersehen war.

Aber ich hatte doch etwas aus der ersten Stunde mitgenommen. Es war derart direkt, derart kraftvoll, dass ich es sofort spürte. Als Musikerin gefiel mir die Verwendung von Ton und Klang, Gongs, Gebetsschalen und Mantras. Also machte ich weiter. Ich begann, mir Raum und Zeit zu nehmen, und stellte zum ersten Mal fest, wie sehr ich das brauchte.

Dann, in meiner dritten Stunde, ging es richtig los. Ich spürte, wie mein Geist und die innere Stimme viel deutlicher zu mir sprachen. Wir chanteten, wir schwitzten und mir war vom tiefen Atmen derart schwindlig, dass ich fast ohnmächtig wurde. Es ist, als hätte man Marihuana geraucht, und die Endorphine durchströmen den ganzen Körper. Und dann wurde mein Verstand still. Für ein paar kurze Momente störte kein einziger Gedanke meine Ruhe. Ich war still. Und ich erfuhr die Stille und wie sie mich beruhigte und entspannte. In dem Moment erkannte ich: »Wow! Jetzt erschließt sich mir das Gesamtbild. Das schenkt mir wirklichen Frieden.«

Es war ein sehr emotionaler Augenblick und ich wusste sofort, dass dies der Weg war, den das Universum für mich ausgewählt hatte. Sean zog weiter, aber ich besuchte weiterhin die Kundalini-Kurse.

Im Jahre 2003 begann ich die Ausbildung zur Kundalini-Lehrerin. Nachdem ich mich zwei Jahre lang jedes Wochenende morgens um vier aus dem Bett geschleppt hatte, um bei der Fünf-Uhr-Meditation dabei zu sein, die jeden Tag des Kundalini-Studiums einleitete, erhielt ich mein Diplom und meinen spirituellen Namen Harbajan, was ›Preise den Namen des Herrn mit Klängen‹ bedeutet.

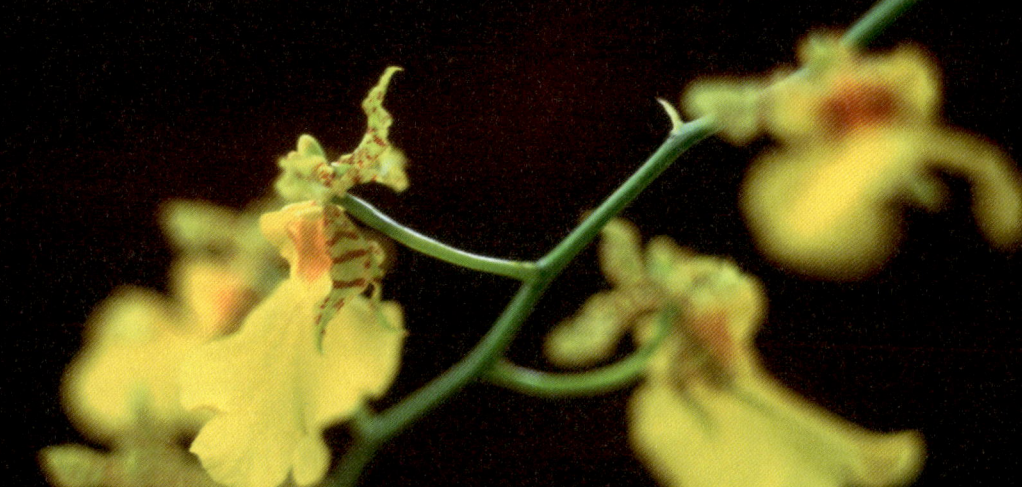

Im Herzen der Lehre von Yogi Bhajan stehen die Lektion der Selbstlosigkeit und die Wichtigkeit, dem Universum alles zurückzugeben, was du von ihm bekommst.

Der Schüler wird zum Lehrer

Vor zwanzig Jahren war nichts weiter von mir entfernt als das Unterrichten! Selbst nachdem ich mit dem Kundalini-Studium begonnen hatte, verschwendete ich noch keinen Gedanken daran. Mich faszinierte diese Mischung aus körperlicher Übung, mystischen Lehren und Wissenschaft und ich war zufrieden, selbst den Nutzen daraus zu ziehen. Aber im Herzen der Lehre von Yogi Bhajan stehen die Lektion der Selbstlosigkeit und die Wichtigkeit, dem Universum alles zurückzugeben, was du von ihm bekommst. Als er aus Indien kommend in Kalifornien gelandet war sagte er: »Ich bin nicht gekommen, um Schüler zu erschaffen, sondern Lehrer.«

Einige abschließende Gedanken …

Ich habe das Gefühl, heute ein vollkommen anderer Mensch zu sein, als die karrieresüchtige Person, die ich vor zwanzig Jahren war. Man kann sich ein Leben lang im Spiegel betrachten, ohne je tiefer zu blicken. Doch dann sieht man nur die Form, nicht den Inhalt. Ob man es die Seele nennt oder den Geist, Gott, das höhere Selbst, das innere Kind – wir alle haben in unserem Inneren eine Signatur versteckt. Sie ist wie ein tief vergrabener Diamant – wir müssen den Schmutz entfernen und ihn wieder und wieder reinigen, bis er vollkommen glitzert und strahlt.

Es gibt viele Möglichkeiten, einen Blick auf unsere Geistseelen zu erhaschen: wenn wir einem Lebenspartner oder Seelenverwandten begegnen und wir eine besondere Verbindung spüren; wenn ein Kind zu Welt kommt und wir in Ehrfurcht vor dem Sinn des Lebens erstarren; wenn ein naher Freund oder ein Angehöriger stirbt und wir dessen Geist noch unter uns wahrnehmen. Musik, Gemeinschaft, ein wundervoller Sonnenuntergang – all das gibt uns eine flüchtige Empfindung dieses großartigen Gefühls. Aber diesen flüchtigen Blick des Göttlichen in unseren Herzen zu behalten, ist wie das Fangen eines Schmetterlings ohne Netz – oder, um mit den Worten der Mutteroberin in *The Sound of Music* zu sprechen, wie der Versuch, einen Mondstrahl in der Hand zu halten.

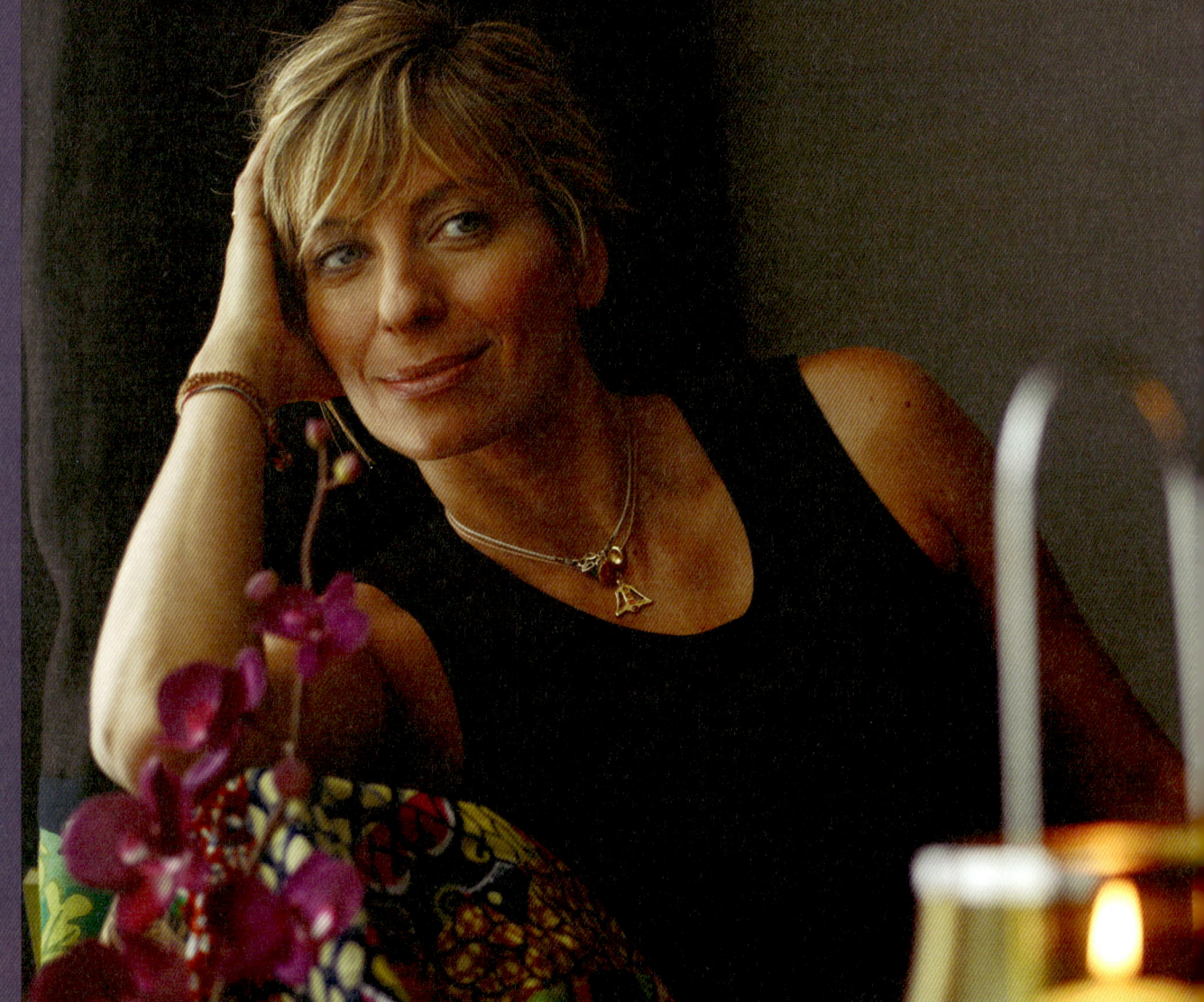

... und ein ganzes neues Kapitel.

Die Freude, die ich durch Yoga gefunden habe, ist etwas sehr Beständiges, etwas, das mir tief drinnen stets erhalten bleibt. Im Grunde geht es um die Freude, diese Verbindung in und zu mir selbst gefunden zu haben. Wenn wir in diesen Sphären sind, brauchen wir niemanden sonst. Wir sind dann mit unserer Umgebung und mit allem, was uns umgibt, zufrieden. Schließlich erreichen wir einen Punkt, an dem nichts mehr wichtig ist. Wir streben nach nichts, wir drängen in keine Richtung, es ist einfach in Ordnung. Bei der inneren Freude geht es darum, loszulassen und zufrieden zu sein mit dem, was wir sind, und mit allem, was uns umgibt.

Alle haben wir unsere eigene Geschichte, unsere eigenen Träume, Sehnsüchte, Mängel und Fehlschläge. Und wir alle machen in diesem Streben nach Freude unsere ganz persönlichen Erfahrungen. Beginnen wir also damit, uns unseres Körpers bewusst zu werden und ihn als das Gefäß, das uns durch das Leben trägt, zu achten und zu schätzen. Ob wir im Rollstuhl sitzen oder sportlich sind, wir sind es uns schuldig zu verstehen, wie der Körper funktioniert und wie wir ihn sinnvoll nähren und pflegen. Wenn Sie durch Botox oder Fettabsaugen selbstbewusster werden, ist das in Ordnung, aber vergessen Sie nicht, dass es sich um eine kurzfristige Lösung handelt. Sie dient dem Ego, nicht der Seele.

Lass dem Leben seinen Lauf. Lass den Sonnenschein herein, lass die Seele aufblühen, lass los – lass Gott zu! Das ist Freude.

Befreien wir uns von jedem Stigma unseren sozialen Status oder unseren Besitz betreffend. Das Geschenk des Lebens erhalten zu haben, ist an sich schon außergewöhnlich genug, und wir sollten dankbar und bescheiden sein. Wir sollten uns nicht schämen, uns zu bedanken, ungeachtet unserer religiösen Ausrichtung. Sobald wir uns nicht mehr als Zentrum des Universums sehen (und das ist hart, ich weiß!) und dankbar anerkennen, dass wir gesegnet sind, weil wir leben, ist das der Moment, in dem wir uns befreien.

Lasst uns lernen, unsere Kinder, unsere Freunde und die Familie bedingungslos zu lieben, nicht zu bewerten und zu urteilen, zu kontrollieren oder zu manipulieren, sondern mit fairem Mitgefühl und Vernunft zu agieren. Alle, die wir kennen, sind wie wir selbst Vögel im Flug, manchmal verirrt, oft schutzbedürftig, aber immer nach der eigenen Wahrheit suchend.

Übernehmen wir Verantwortung für die Welt, die uns umgibt. Wir sind alle zusammen hier und je mehr wir anderen unsere Dienste anbieten, desto reicher werden wir uns fühlen. Auch noch im Kleinsten umweltbewusst zu sein, macht sich im großen Ganzen bemerkbar. Seien wir informiert, nicht gleichgültig. Und lasst uns Gefälligkeiten zurückgeben, wann immer wir können. Vom einfachen Angebot an einen überarbeiteten Nachbarn, die Kinder zur Schule zu bringen, bis zur Organisation eines Wohltätigkeitsbasars oder Freiwilligenarbeit im Altersheim vor Ort.

Und lasst uns schließlich selbst die Kontrolle aufgeben. Beruhigen wir unseren geschäftigen Geist durch Meditation, Mantras oder einen Spaziergang querfeldein, lasst uns die Zeit finden, nachzudenken und in der Schönheit der Natur zu schwelgen. Lass dem Leben seinen Lauf. Lass den Sonnenschein herein, lass die Seele aufblühen, lass los – lass Gott zu! Das ist Freude.

REZEPT

Eins mit Gott

Dieser leichte, süße, erfrischende Trank verbindet
uns mit unserem höheren Selbst.

¼ Ananas
175 Gramm frische oder gefrorene Brombeeren
125 ml frischer Orangensaft
1 Teelöffel frischer Ingwer
2 Teelöffel Honig
ein Spritzer frischer Zitronensaft
eine Prise Cayennepfeffer

Geben Sie alle Zutaten in den Mixer und pürieren Sie alles.
Servieren Sie den Zaubertrank mit einem »Wahe guru«!

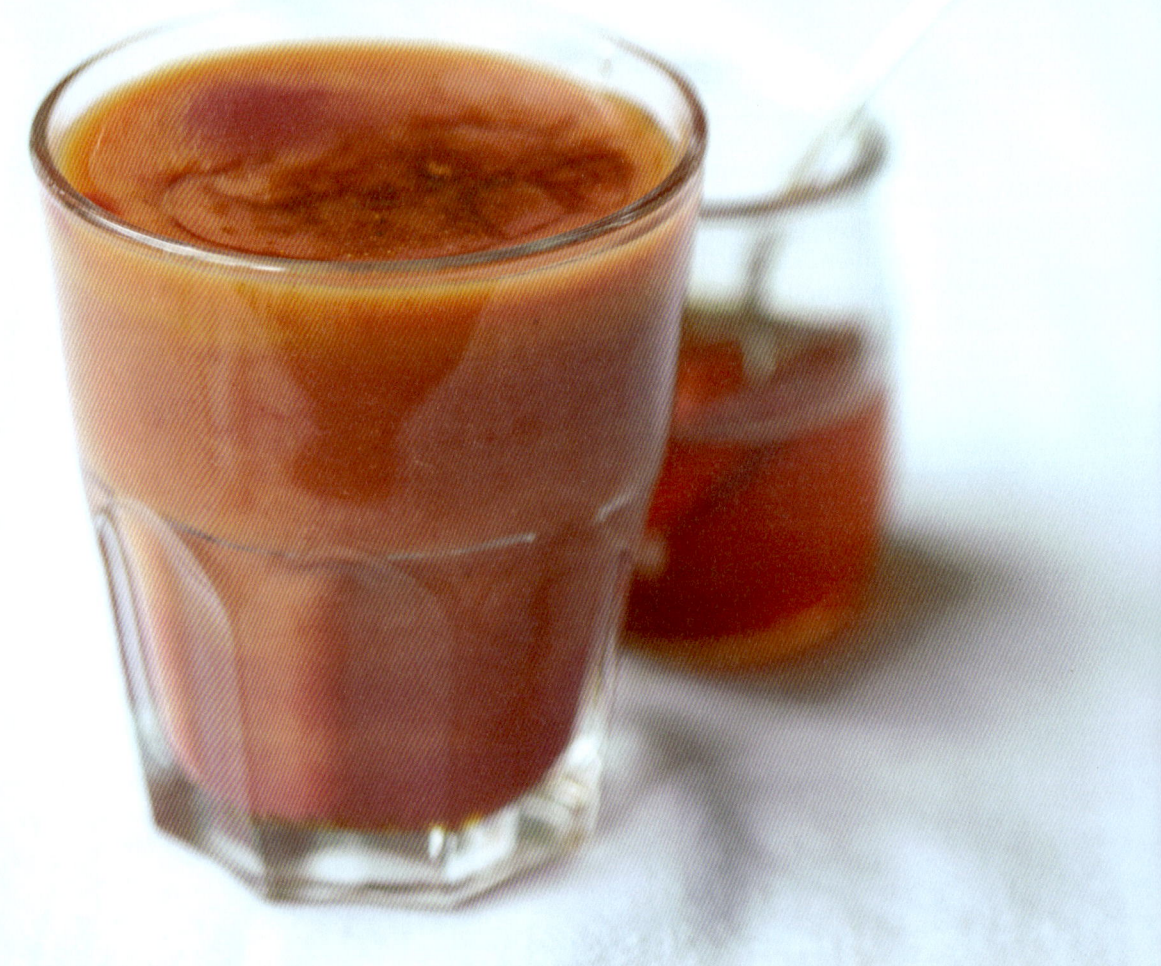

ÜBUNGEN

Die folgenden Übungen helfen Ihnen, offener für den Nutzen zu werden, den Ihnen die Meditation bringen kann. Probieren Sie einfach jeweils verschiedene Möglichkeiten aus oder finden Sie diejenige, die Ihnen am meisten behagt, und bleiben Sie dabei.

Bewegtes Yoga Mudra

Sitzen Sie auch hier im Schneidersitz und verschränken Sie die Hände hinter dem Rücken. Atmen Sie im Feueratem (siehe Seite 76) und neigen Sie sich nach vorn ins Yoga Mudra, indem Sie die Arme nach oben bringen und mit dem Kopf den Boden berühren. Bringen Sie dann den Kopf wieder nach oben. Beugen Sie sich anschließend in gleichmäßigem Tempo und regelmäßigem Atem wieder nach vorn und so weiter. Führen Sie diese Übung zwei Minuten lang durch. Lösen Sie die Hände nach Abschluss der Übung und entspannen Sie sich. Sollte es Ihnen zu anstrengend sein, die Hände hinten zu halten, legen Sie sie vor sich auf den Boden und bewegen Sie sich dann wie oben beschrieben. Atmen Sie aus, wenn Sie sich nach vorn beugen, und ein, wenn Sie wieder nach oben kommen. Legen Sie ein Kissen unter die Knie, falls Ihnen das helfen sollte.

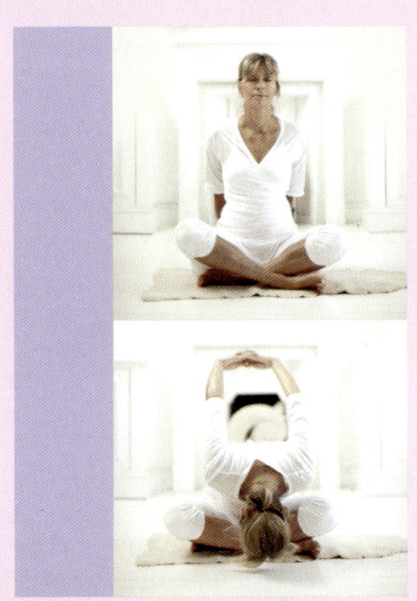

Gedanken reinigen

Dies ist ein kleines, lockeres Warm-up zur Meditation.
Sitzen Sie auch hier im Schneidersitz (siehe Seite 18) und verschränken Sie die Hände im Nacken. Bewegen Sie die Arme drei Minuten lang schnell hoch und runter und atmen Sie dabei kraftvoll durch die Nase ein und aus. Dabei werden die Hauptarterien zum Gehirn trainiert, was Sie tiefer in die Meditation bringt. Sobald Sie frei von störenden Gedanken sind, können Sie die innere Weite spüren, die einfach pure Freude und Glückseligkeit ist. Nehmen Sie zum Abschluss die Hände entspannt nach unten und verweilen Sie einen Moment.

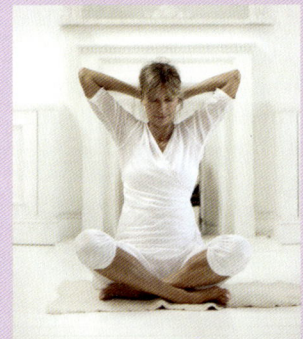

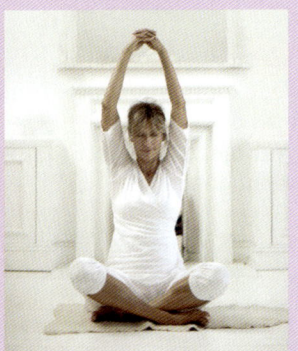

ÜBUNGEN

Yogi Liegestütz

Gehen Sie in den Vierfüßerstand und legen Sie die Handflächen flach auf dem Boden ab. Die Finger sind gespreizt, mit den Zehen stützen Sie sich auf dem Boden ab. Drücken Sie nun mit gestreckten Armen und Beinen die Hüfte nach oben. Das Gewicht bleibt dabei gleichmäßig auf Hände und Füße verteilt.

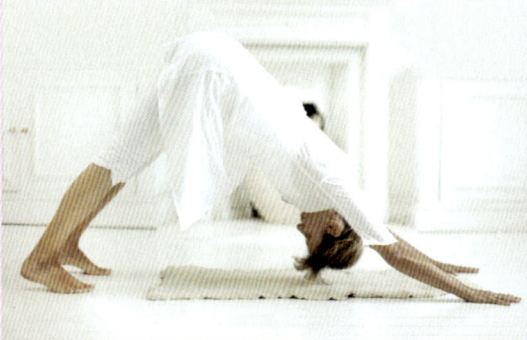

Ihr Körper sollte jetzt eine umgekehrte V-Form aufweisen. Man nennt diese Haltung ›Dreiecks-Haltung‹ oder auch ›Hund‹. Mit dem Einatmen heben Sie nun das linke Bein gestreckt nach oben. Mit dem Ausatmen beugen Sie die Arme und berühren mit dem Kopf den Boden. Atmen Sie wieder ein und kommen Sie zurück in die Ursprungshaltung. Üben Sie eine Minute mit dem linken Bein, bevor sie zum rechten wechseln und auch hier eine Minute lang üben.

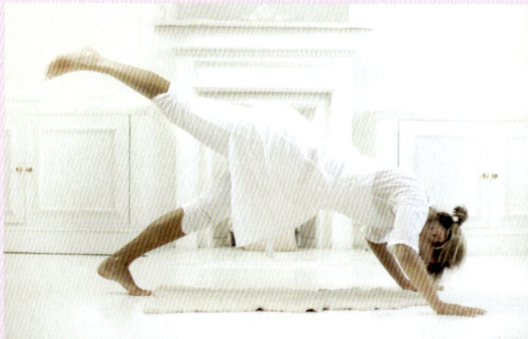

Der Yogi Liegestütz ist anstrengend, stärkt aber sehr effektiv Ihre Kronenchakra-Energie und öffnet das obere Zentrum für die Verbindung mit der höheren Macht. Es ist, als würden wir unsere Antenne auf diese höhere Frequenz einstellen, um eine wirklich starke und erleuchtende Meditation zu ermöglichen.
Setzen Sie sich danach in den Schneidersitz und lassen Sie den Atem zur Ruhe kommen.

ÜBUNGEN

Löwenpranke

Stehen Sie mit geschlossenen Augen. Öffnen Sie den Mund, als wollten Sie den Buchstaben ›O‹ intonieren, und atmen Sie geräuschvoll, wobei auch vom Klang her beinahe ein ›O‹ entsteht. Formen Sie mit den Händen eine Löwenpranke, indem Sie die Finger leicht krümmen, und bringen Sie die Hände mit dem Einatmen über den Kopf. Mit dem Herunterbringen atmen Sie wieder geräuschvoll aus. Sie beschreiben mit den Händen einen stärkenden Bogen um Ihre Aura herum. Die Übung sollte eine bis drei Minuten ausgeführt werden.

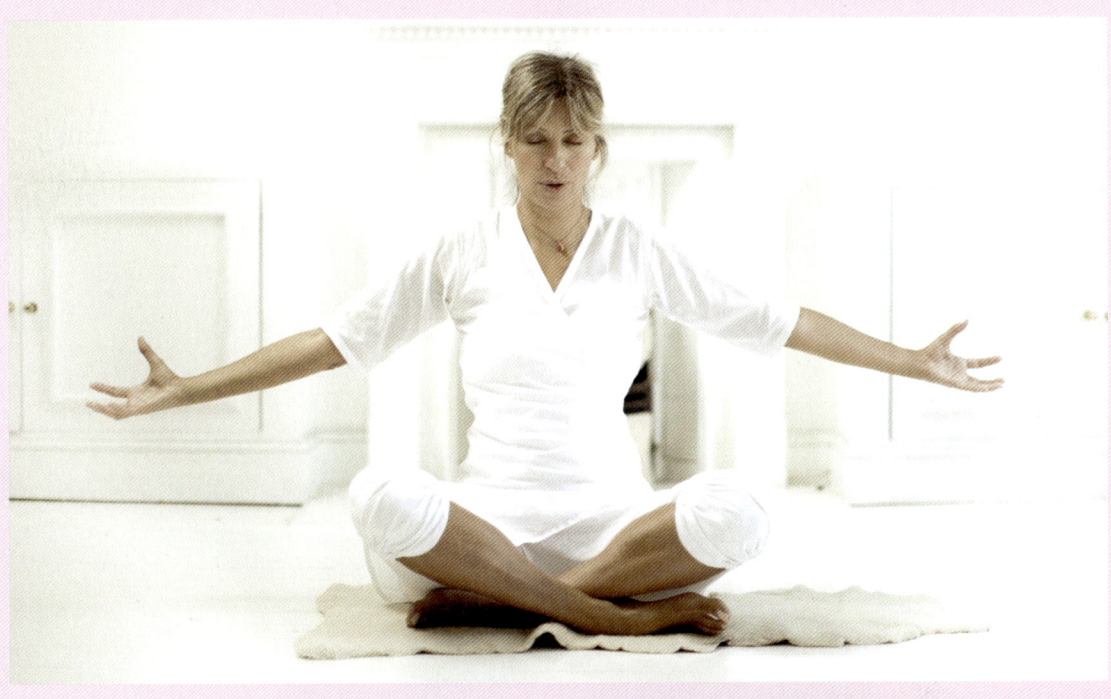

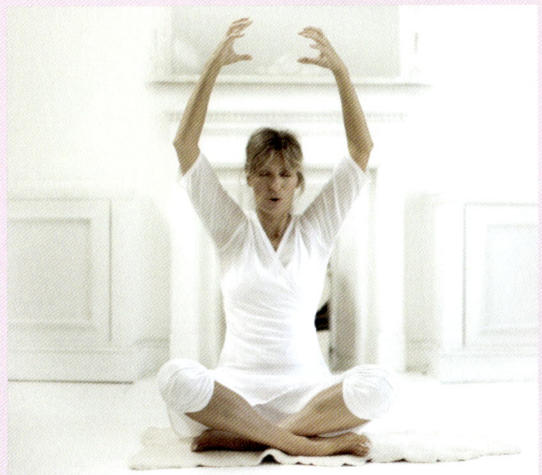

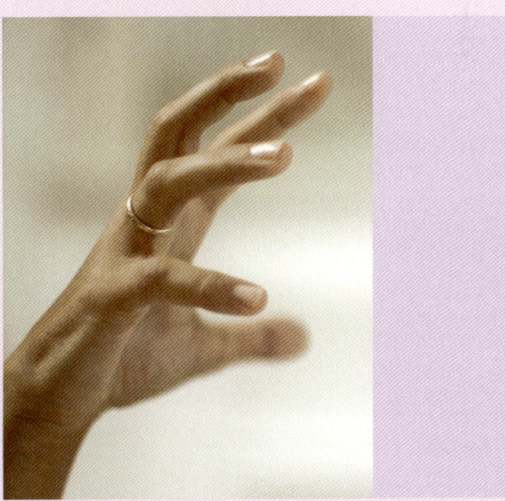

Bitte um Führung

Schließen Sie die Augen, bringen Sie die Ellbogen nah an den Körper und öffnen Sie Ihre Hände – die Handflächen zeigen nach oben – im Winkel von sechzig Grad, um Ihrer Bereitschaft, Führung, Segnungen und Schutz vom Universum zu empfangen, Ausdruck zu verleihen. Spüren Sie die Energie in den Handflächen, so als lauschten Sie auf die Antworten der Unendlichkeit. Die Meditation dauert mindestens sechs Minuten.

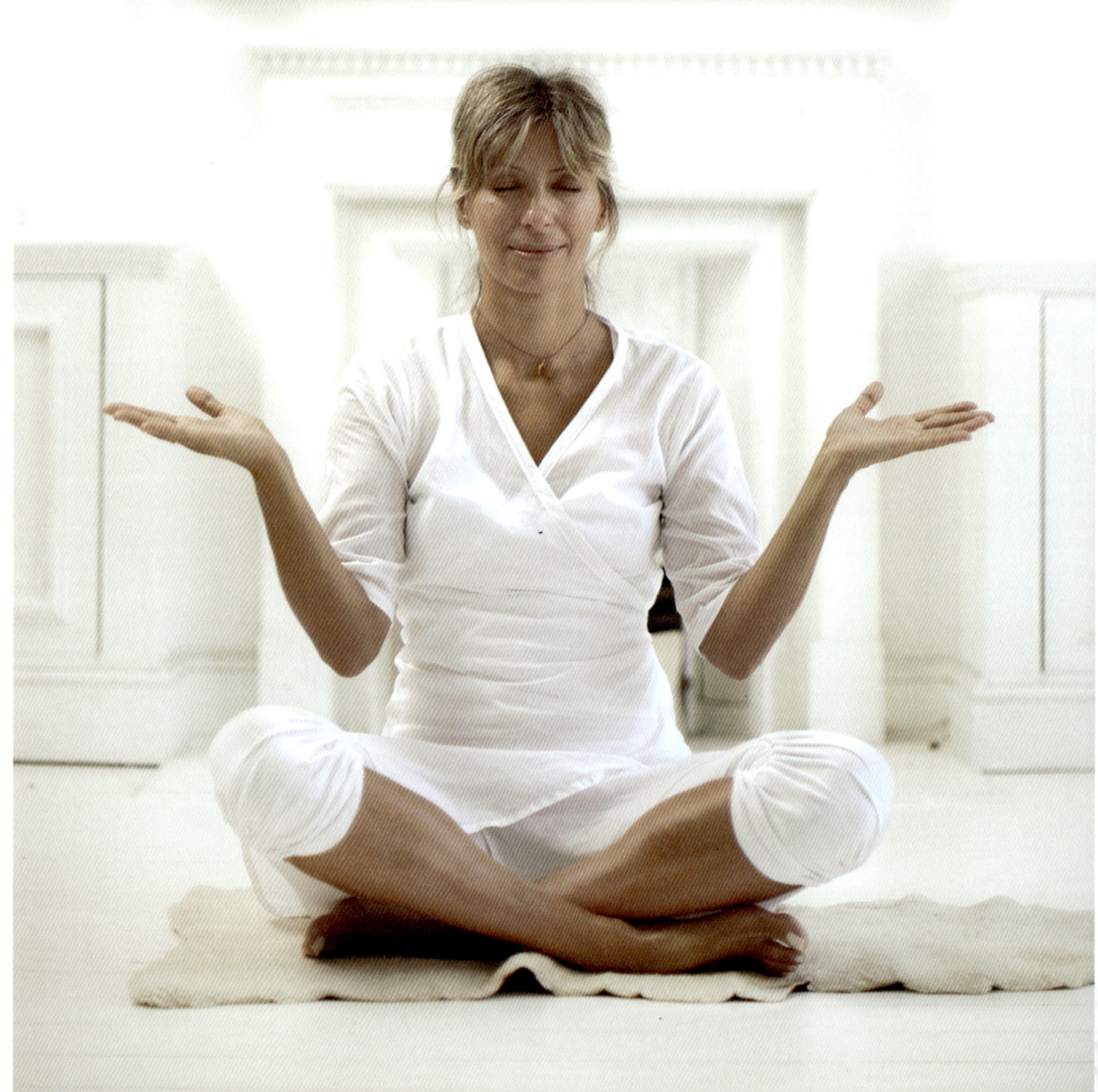

Meditation für Fülle und Überfluss

Sitzen Sie mit geschlossenen Augen im Schneidersitz (siehe Seite 18). Öffnen Sie die Augen einen winzigen Spalt und nehmen Sie Ihre Nasenspitze ins Visier. Halten Sie die Arme nah am Körper und die Hände schalenförmig vor den Körper. Meditieren Sie so lange, wie Sie wollen.

Sie mögen herausfinden, dass es nicht ganz leicht ist, die Nasenspitze zu fixieren. Vielleicht stellt sich sogar ein leichtes Schwindelgefühl ein. In diesem Fall schließen Sie einfach die Augen und meditieren weiter. Die Anspannung lässt mit regelmäßiger Meditationspraxis nach. Diese Übung stimuliert den Sehnerv, die Zirbeldrüse und den vorderen Hirnlappen – Sie üben buchstäblich Kontrolle über den Verstand aus, werden ruhiger und entwickeln und fördern Ihre Intuition. Sehr schnell werden die innere Ruhe und Stille so laut sein, dass Sie um sich herum nichts anderes mehr wahrnehmen werden. Sie empfinden einen tiefen inneren Frieden und eine große innere Freude. Stellen Sie sich vor, dass Ihre Hände für die Segnungen des Himmels geöffnet sind: Gesundheit, Wohlstand, Glück und Freude. Stellen Sie sich vor, wie all das und mehr im Überfluss in Ihre Hände fließt. Stellen Sie sich alles vor, was Sie sich wünschen, und vertrauen Sie darauf, dass Sie es empfangen werden.

Sie haben die Tore geöffnet und Ihre Reise in die Transformation begonnen – Sie haben sich die höchste Freude als Belohnung verdient!

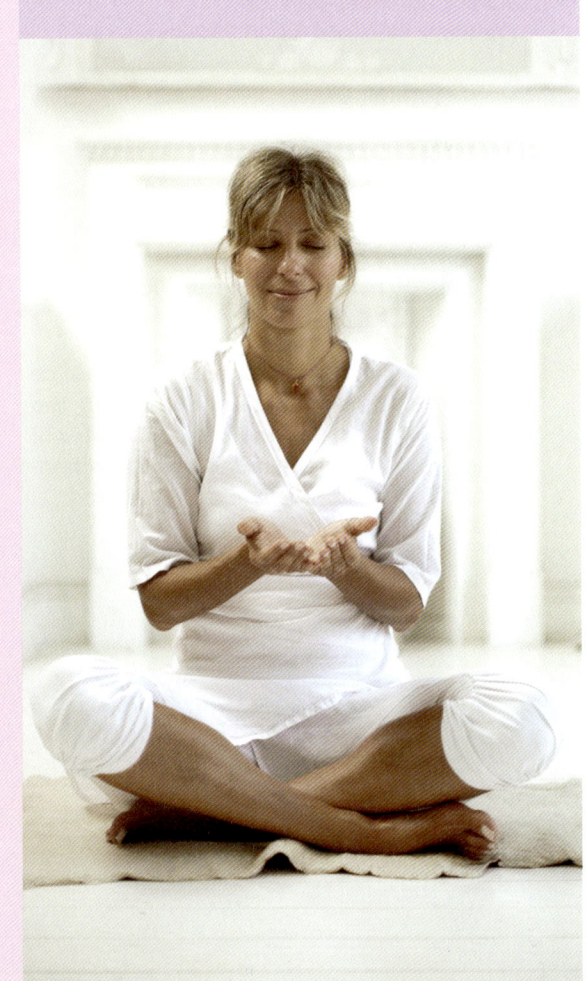

Wie geht es weiter?

Unterricht

Einzelheiten zu Mayas Workshops und Seminaren finden Sie unter www.mayaspace.com.

Die Vereinigung der Kundalini Yogalehrer in Großbritannien hat folgende Webseite: www.kundaliniyoga.org.uk

Kundalini Yogaunterricht in Deutschland finden Sie unter www.3ho.de

Informationen zu Mayas Seminaren in Deutschland finden Sie unter:
www.echnaton-verlag.de
www.graeflicher-park.de
(Telefon: +49 (0)5253/95 23 251)

Mayas erster Lehrer in London war Shiv Charan Singh: www.karamkriya.com

Maya empfiehlt in London ganz besonders den Unterricht in folgendem Yogastudio: Alchemy Yoga and Meditation Studio, Chalk Farm Road, London, NW1 8AH, (Telefon: +44 - 20 - 7267 6188)

Lachyoga-Clubs und Lehrer (einschließlich Telefon- und Skypeunterricht!) finden Sie hier: www.laughteryoga.com. Zuerst auf ,Find Clubs' und dann auf das entsprechende Land (Austria, Germany, Switzerland ...) klicken.

Fachhändler

Devotion ist eine tolle Webseite für weiße Yogakleidung und natürlich Matten, Mantra-CDs, Bücher und allerlei wunderschöne Dinge: www.devotion.co.uk

Maya nutzt eine Yogamatte aus Kork. Kork ist natürlich und hat antibakterielle Eigenschaften, die der Hygiene dienlich sind. Erhältlich sind Korkmatten hier: www.stilelibero.co.uk

Maya ist begeistert von der natürlichen italienischen Aromatherapie-Duschgelserie LOVE. Es handelt sich um vier verschiedene Düfte auf Aromaölbasis, die Sie je nach Stimmung verwenden können. Sie können über folgende Webseite bezogen werden: www.officinadetornabuoni.com

Maya zieht sich sehr gerne in die COMO Shambhala Hotels zurück. Sollte es Ihnen jedoch nicht möglich sein, nach Bali oder Bhutan zu reisen, können Sie ihre wundervollen Wellnessprodukte und auch weiße Yogakleidung über folgende Webseite ordern: www.comoshambhala.como.bz

Auch das Carlisle Bay Hotel auf Antigua, in dem sie regelmäßig Workshops anbietet, möchte Maya wärmstens empfehlen: www.carlisle-bay.com

DVDs

Kundalini Yoga to Detox and De-stress with Maya Fiennes (Acacia)

Kundalini Yoga with Maya Fiennes, A Journey through the Chakras. Courage, Creativity and Willpower (Body in Balance) Set bestehend aus drei DVDs, die sich thematisch mit dem unteren Dreieck, den unteren drei Chakras, auseinandersetzen. (Englisch)

Kundalini Yoga with Maya Fiennes, A Journey through the Chakras. Love and Truth (Body in Balance) Set bestehend aus zwei DVDs, die sich thematisch mit dem Herz- und Kehlchakra auseinandersetzen. (Englisch)

Kundalini Yoga with Maya Fiennes, A Journey through the Chakras. Wisdom and Bliss (Body in Balance) Set bestehend aus zwei DVDs, die sich thematisch mit den beiden oberen Chakras auseinandersetzen. (Englisch)

CDs

MayaSpace, *Mood Mantras*
Maya Fiennes, *MayaSpace*.
Maya Fiennes, *Kundalini Mantras*.

Alle CDs von Maya Fiennes sind über ihre Webseite zu beziehen:
www.mayaspace.com

Die Fans von Mayas Musik finden möglicherweise auch Gefallen an der Musik der amerikanischen Sängerin und Kundalini-Yogini Snatam Kaur. Informationen unter: www.snatamkaur.com

Buchempfehlungen

Deepak Chopra, *Kama Sutra – Die spirituellen Gesetze der Liebe* (Ariston Verlag 2007)
Ein wundervoll illustriertes Buch mit übersetzten Auszügen aus dem Klassiker der indischen Literatur über Sex und Sinnlichkeit. Dazu Chopras *Sieben Spirituelle Gesetze der Liebe*.

Thich Naht Hanh, *Ich pflanze ein Lächeln* (Goldmann Arkana, 2007)
Eine Sammlung kurzer Reden und Schriften buddhistischer Weisheit des vietnamesischen Mönchs und Lehrers, die uns zu Achtsamkeit im täglichen Leben ermutigen vom Keks- oder Orangenessen übers Autofahren bis hin zum Telefonieren.

Joseph Michael Levry, *The Divine Doctor* (Rootlight, 1993).
Das Buch enthält Yogahaltungen, die bei verschiedenen Krankheiten helfen. Es ist auf Englisch – möglicherweise noch über www.amazon.com erhältlich.

Rumi, *The illustrated Rumi* (Harper San Francisco, 2000)
Alternative: Rumi, *Von Allem und vom Einen* (Diederichs Gelbe Reihe, 2008)
Die Worte des Sufi-Mystikers und Dichters haben auch 700 Jahre nach ihrer Entstehung nichts an Wahrheit und Inspirationskraft eingebüßt.

Eckhart Tolle, *JETZT! Die Kraft der Gegenwart – Ein Leitfaden zum spirituellen Erwachen* (Kamphausen, 2000)
Herausragender Leitfaden zum Thema gegenwärtig sein und im Moment leben.

Glossar

Asana Sanskrit-Begriff für eine Yogahaltung. Jedes Asana hilft dem Übenden, sich seines Körpers, seines Geistes und seiner Umwelt immer bewusster zu werden.

Aura Die Aura ist unser Schutz, unser Schild. Sie ist das elektromagnetische Feld, das den Körper umgibt.

Brücke Setzen Sie sich mit ausgestreckten Beinen auf den Boden und stützen Sie sich mit den Handflächen hinter dem Körper fest ab. Heben Sie dann mit dem Einatmen den Po an, sodass der Körper sich parallel zum Boden befindet. Hände und Füße bleiben dabei flach auf dem Boden. Lassen Sie nun den Kopf nach hinten gleiten.

Chakras Energiezentren, die Lebenskraft aus dem Universum aufnehmen und diese an unser Nerven-, Hormon- und Kreislaufsystem weitergeben.

Das Dritte Auge Der unsichtbare Punkt in der Mitte zwischen den Augenbrauen.

Dreieckshaltung oder **Hund** Stellen Sie sich hin und nehmen Sie die Füße etwa hüftbreit auseinander. Lehnen Sie sich nach vorn, bis Ihre Hände den Boden berühren (etwa schulterbreit). Drücken Sie die Hüfte nach oben, bis Ihr Körper ein Dreieck beziehungsweise umgekehrtes V bildet und spreizen Sie die Finger. Das Gewicht lastet gleichmäßig auf Händen und Füßen. Kopf und Hals sind locker und entspannt. Die Arme tragen die ganze Spannung.

Fels Setzen Sie sich auf die Fersen und nehmen Sie die Hände auf die Oberschenkel.

Feueratem Atmen Sie schnell durch beide Nasenlöcher ein und aus – ähnlich wie beim Schnüffeln. Der Feueratem ist **der** Entgiftungsatem schlechthin. Die Bezeichnung leitet sich her aus der reinigenden Hitze, die

in den Nasenlöchern durch die schnelle Luftbewegung entsteht.

Frosch Gehen Sie auf den Zehen und mit vom Boden abgehobenen und sich berührenden Fersen in die Hocke. Die Beine sind dabei wie bei einem Frosch nach außen gespreizt. Legen Sie mit geschlossenen Augen die Hände auf den Boden und richten Sie Ihre Aufmerksamkeit auf das Dritte Auge, indem Sie Ihren Blick hinter den geschlossenen Lidern auf den Punkt zwischen den Augenbrauen richten. Strecken Sie nun mit dem Einatmen die Beine aus, sodass der Po sich nach oben hebt. Die Hände bleiben dabei auf dem Boden, die Fersen bleiben in der Luft. Gehen Sie mit dem Ausatmen wieder in die Hocke.

Guru Der innere Lehrer, der uns hilft, aus der Dunkelheit ins Licht zu finden.

Gyan Mudra Eine Handhaltung, bei der sich Zeigefinger und Daumen berühren, um göttliche Weisheit zu empfangen.

Kanonenatem Formen Sie mit dem Mund ein stabiles O. Atmen Sie nun laut durch den Mund gleich lang ein und aus, wie beim Feueratem. Die Bezeichnung ›Kanonenatem‹ weist auf den Ton hin, der beim Atmen entstehen sollte.

Karma Karma ist im Hinduismus und Buddhismus das Prinzip, das besagt, dass unser gegenwärtiges Leben von früheren Taten abhängt.

Katze-Kuh-Übung Gehen Sie in den Vierfüßlerstand, sodass sich Ihre Knie direkt unter den Hüftknochen und die Hände unter den Schultern befinden. Die Zeigefinger deuten nach vorne. Sie dürfen gerne eine Matte, eine zusammengefaltete Decke oder auch ein Kissen benutzen, falls Ihre Knie sonst schmerzen sollten. Beugen Sie mit dem Einatmen Ihre Wirbelsäule in Richtung

Boden, nehmen Sie den Kopf nach hinten und schauen Sie zum Himmel. Mit dem Ausatmen drücken Sie die Wirbelsäule in entgegengesetzter Richtung gen Himmel, lassen den Kopf entspannt nach unten hängen und schauen in Richtung Bauchnabel.

Kind- oder Babyhaltung Eine sehr entspannende Haltung, die einem Baby in der Gebärmutter gleicht. Setzen Sie sich auf die Fersen und legen Sie den Kopf auf dem Boden ab.

Kobrahaltung Legen Sie sich auf den Bauch und heben Sie sich mithilfe der Hände vom Boden ab, wobei die Handflächen auf dem Boden liegen. Heben Sie den Brustkorb und nehmen Sie den Kopf nach hinten.

Körperheber Setzen Sie sich in den Schneidersitz (siehe unten) oder mit ausgestreckten Beinen auf den Boden – wie es Ihnen angenehmer ist. Ballen Sie die Hände zu Fäusten und drücken Sie sich mit dem Einatmen vom Boden ab. Lassen Sie dann den Körper mit dem Ausatmen wieder fallen.

Krähe Gehen Sie mit leicht gespreizten Beinen in die Hocke.

Kriya Eine Abfolge von Haltungen, Atem und Tönen.

Mantra Ein Mantra ist der Klang und die rhythmische Wiederholung heiliger Worte der (Selbst-) Stärkung, die unser Bewusstsein anheben.

Mula Bandha (Beckenbodenschloss) Ziehen Sie den Nabel ein und alle Muskeln im gesamten Bauch- und Dammbereich sowie im Bereich der Sexualorgane nach oben, um damit die Kundalini-Energie am unteren Ende der Wirbelsäule zu wecken.

Prana Lebenskraft, die Energie, die wir einatmen.

Sat Kriya Setzen Sie sich auf die Fersen, in den Schneidersitz, falls Ihnen der Fersensitz zu schwierig erscheint, oder auf einen Stuhl. Strecken Sie die Arme am Kopf entlang gerade nach oben und berühren Sie dabei die Ohren. Die Hände sind gefaltet und die Mittelfinger zeigen nach oben. Schließen Sie die Augen und richten Sie Ihre Aufmerksamkeit auf das Dritte Auge, den unsichtbaren Punkt zwischen den Augenbrauen. Lassen Sie die Schultern immer tief und entspannt, auch wenn die Arme nach oben gerichtet sind, um Verspannungen vorzubeugen. Chanten Sie laut und scharf das Wort »Sat« während Sie mit einer ruckartigen Bewegung den Nabel einziehen. Dann chanten Sie ein längeres, weicheres »Nam« (naaaaaam) mit dem Loslassen des Nabels. Wiederholen Sie die Übung so lange Sie können.

Schneidersitz Setzen Sie sich mit gekreuzten Beinen und geradem Rücken auf den Boden.

Shavasana (Todesstille) Die tiefste Entspannung. Legen Sie sich auf den Rücken. Die Arme liegen am Körper, die Handflächen zeigen nach oben. Die Beine sind leicht gespreizt und die Füße fallen entspannt nach außen. Entspannen Sie.

Venusschloss Falten Sie die Hände. Bei Frauen sollte der linke Daumen über dem rechten liegen, bei Männern umgekehrt.

Yantra Ein Yantra ist ein visueller Ausdruck Ihres Lebens.

Yoga Mudra Sitzen Sie auch hier im Schneidersitz und verschränken Sie die Hände hinter dem Rücken. Atmen Sie im Feueratem und neigen Sie sich nach vorn ins Yoga Mudra, indem Sie die Arme nach oben bringen und mit dem Kopf den Boden berühren. Bringen Sie den Kopf wieder nach oben. Beugen Sie sich dann in gleichmäßigem Tempo und mit regelmäßigem Atem wieder nach vorn und so weiter.

Vielen Dank!

Ich durfte sowohl durch Yoga als auch durch die Musik so vielen wunderbaren und inspirierenden Menschen begegnen, die mich entweder auf meinem Weg unterstützt haben oder die mich auf die eine oder andere Weise beeinflusst oder mitgeprägt haben. Ich möchte allen an dieser Stelle für ihren im Überfluss gewährten und magischen Beitrag zu meinem Leben danken, der dieses Buch bereichert hat.

Ein besonderer Dank geht an Camilla Richards für ihre Geduld, ihren unerschütterlichen Glauben, ihr Engagement und dafür, dass sie mir die Möglichkeit eröffnet hat, dieses Buch zu schreiben. Meinem Verleger Toby Mundy dafür, dass er es vom ersten Tag an verstanden hat. Meinen Lektorinnen Caroline Knight und Sarah Castleton, die mir durch ihren Input geholfen haben, die den Traum von diesem Buch zu nähren und als wunderbare Hebammen seine Geburt sanft und schmerzlos machten. Sheryl Garratt für ihren unermüdlichen Einsatz bis zur letzten Minute und ihren geübten Blick. Chris Shamwana für sein inspiriertes Layout. David Loftus dafür, dass er es schafft, in seinen Fotos die Essenz einzufangen.

Meinen Lehrern, im Besonderen Shiv Charan Singh, der die tiefsten Wahrheiten in großer Demut vermittelt. Meinen Schülerinnen und Schülern für ihre Unterstützung und ihr Feedback, besonders jenen, deren Geschichten in diesem Buch verwendet werde durften. Natürlich Deepak Chopra für seine Weisheit, seinen Weitblick und dafür, dass er mir das Selbstvertrauen gegeben hat, meine Gedanken zu Papier zu bringen.

Meinen Töchtern Cheyenne und Shanti, die mir ihre kostbare Zeit gewidmet haben, wenn es notwendig war, und für ihr Verständnis für »auch das geht vorbei«. Ab jetzt können wir wieder so richtig Spaß haben! Abschließend gilt mein besonderer Dank Magnus dafür, dass er mich bedingungslos unterstützt und versteht und mit seinen Ideen meine Quelle der Inspiration ist.